較動物的各種睡姿

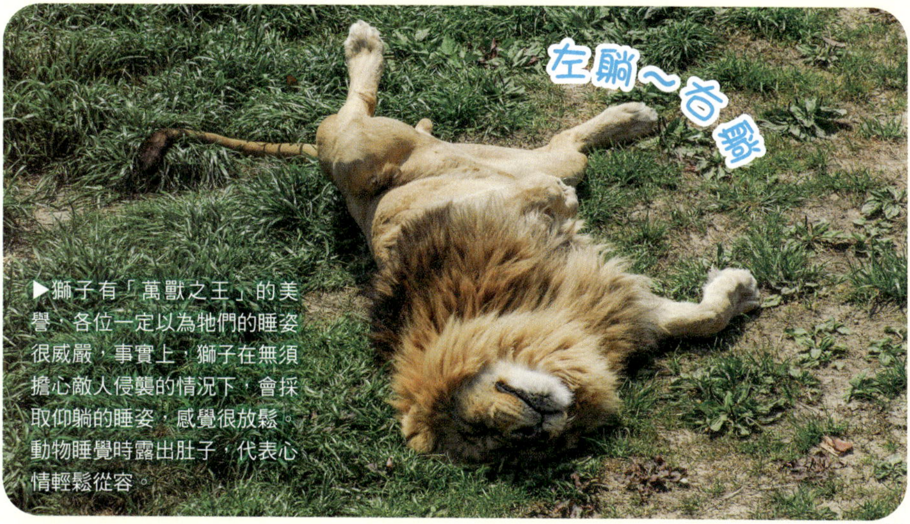

▶獅子有「萬獸之王」的美譽，各位一定以為牠們的睡姿很威嚴，事實上，獅子在無須擔心敵人侵襲的情況下，會採取仰躺的睡姿，感覺很放鬆。動物睡覺時露出肚子，代表心情輕鬆從容。

© PIXTA

◀ 馬通常站著睡覺，但小馬有時躺著睡。此時，小馬的爸爸媽媽會在一旁守護，讓孩子安心睡覺。

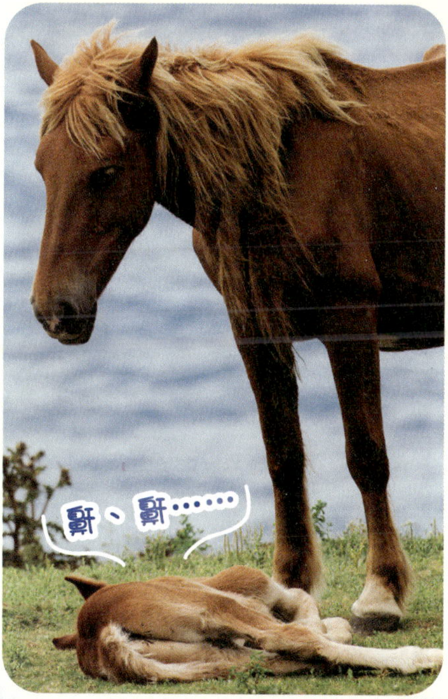

© PIXTA

影像來源 / marneejill/Flickr

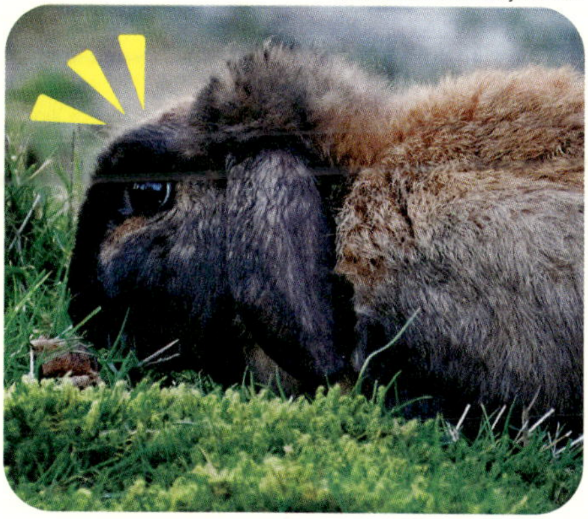

▲兔子可以睜大眼睛睡覺，敵人來襲就能立刻逃跑。兔子不會熟睡，而且睡眠時間很短，每天睡好幾次。

陸生動物

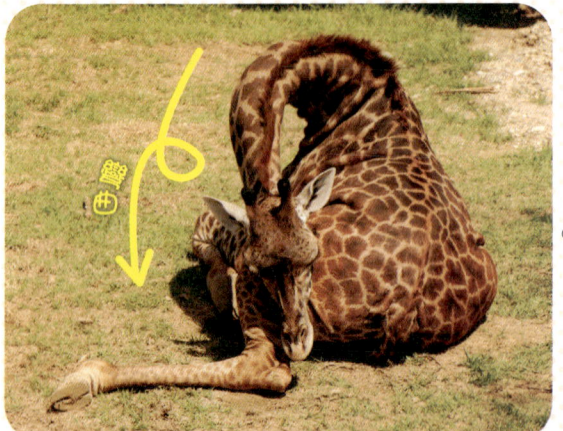

◀長頸鹿通常站著睡，熟睡時會彎曲脖子，蜷著身體。

© Shutterstock

© PIXTA

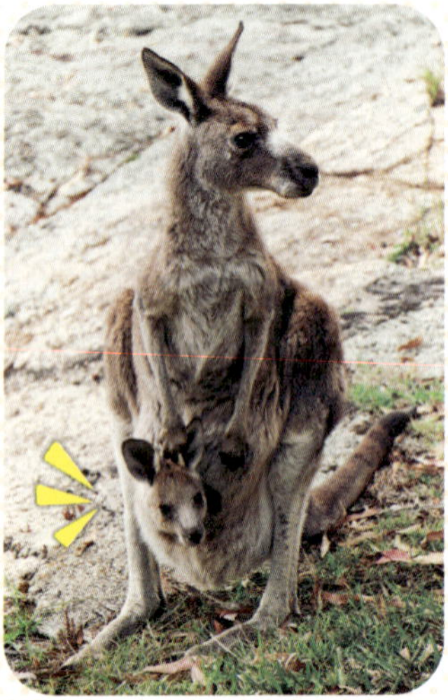

© PIXTA

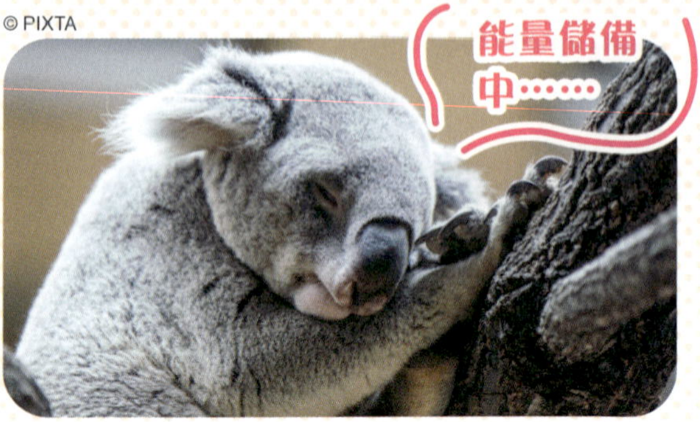

▲無尾熊幾乎一整天都在睡。無尾熊的主食尤加利葉具有強烈毒性，睡覺是為了儲備分解毒性的能量。

▲袋鼠寶寶在出生後的半年內，幾乎都在媽媽的育兒袋內睡覺度過。

© PIXTA

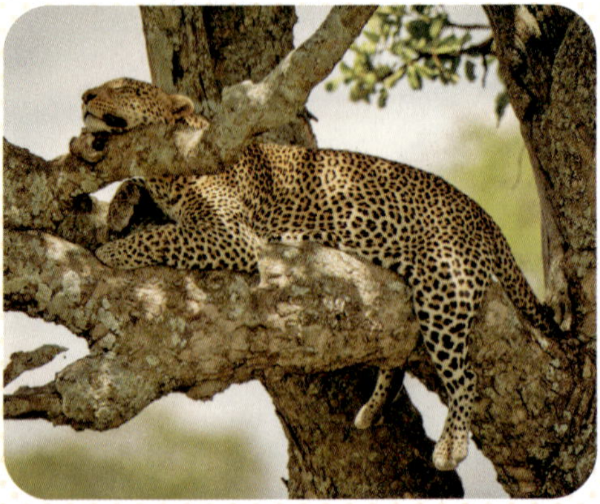

影像來源 / Hugh/Flickr

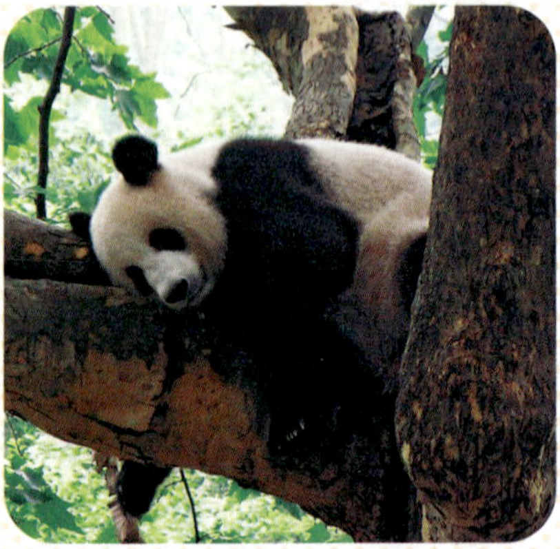

▲獵豹基本上是單獨行動的動物，為了保護自己，通常在樹上睡覺。

▲在動物園這類安全的地方，熊貓的睡姿特別輕鬆。有時會像這樣趴在樹上睡。

水生動物

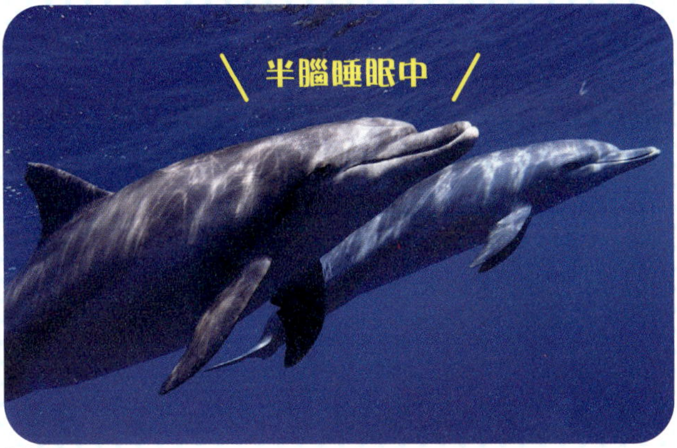

© PIXTA

◀海豚需要將鼻子露出水面呼吸，因此在水中睡覺時，會讓大腦左右兩邊輪流運作，一半的大腦會記得要浮上水面呼吸，另一半則安穩睡覺，稱為「半腦睡眠（Unihemispheric sleep）」。半腦睡眠期間，與清醒腦相反邊的眼睛會睜開。

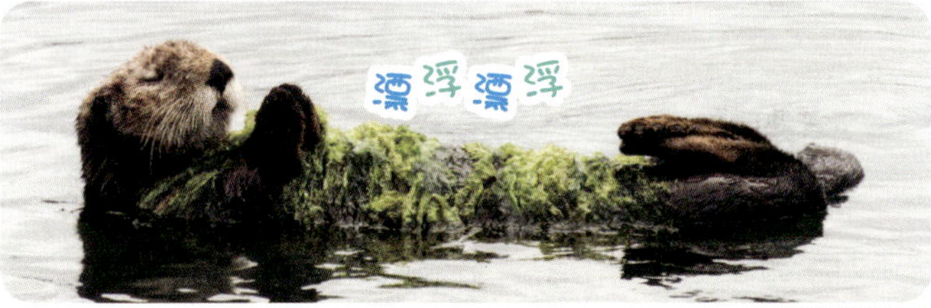

▶為了避免被水流帶走，海獺睡覺時會纏著海藻。有時還會與同伴手牽著手（前腳牽著前腳）睡。

© Shutterstock

昆蟲

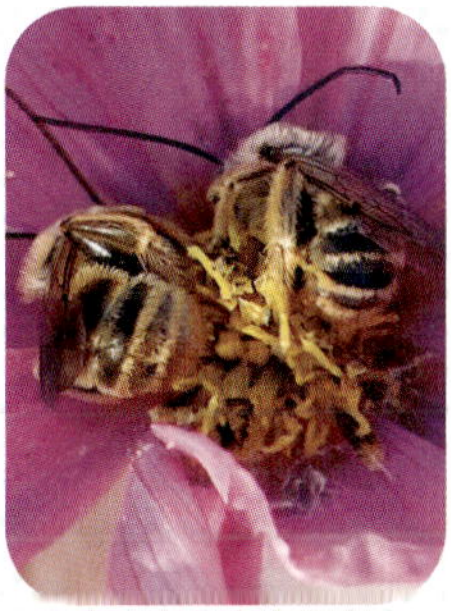

▶蜜蜂感到疲累時，會趁著採蜜空檔窩在花朵裡打瞌睡。

影像來源 / Jengod via Wikimedia Commons

© PIXTA

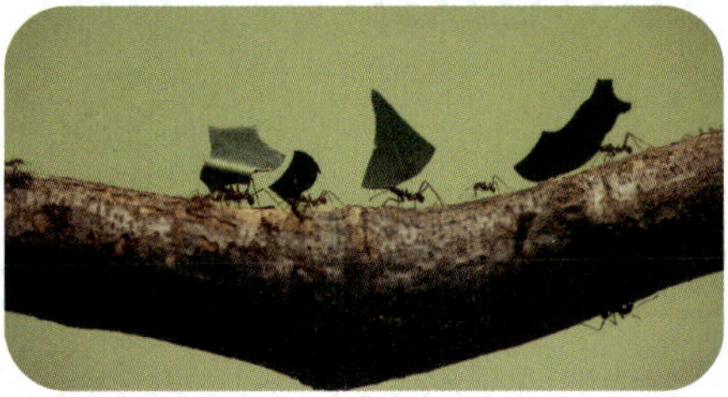

▲工蟻一天會小睡多達 250 次左右，蟻后則可以一次睡足 9 小時。照片為切葉蟻。

鳥類

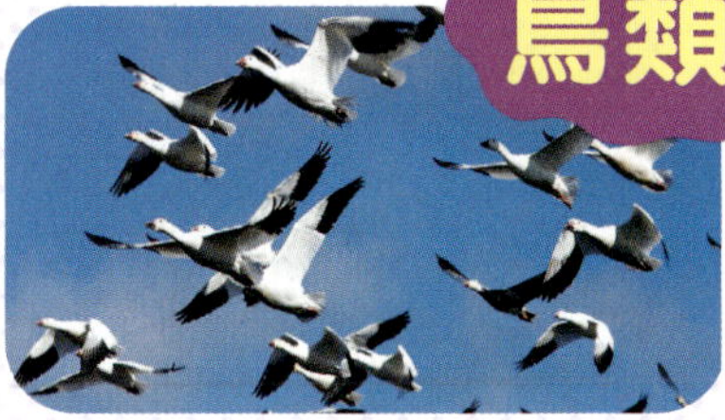

▲候鳥在長距離遷徙時，會讓半邊的大腦輪流休息。

影像來源 / nophun201 via Wikimedia Commons

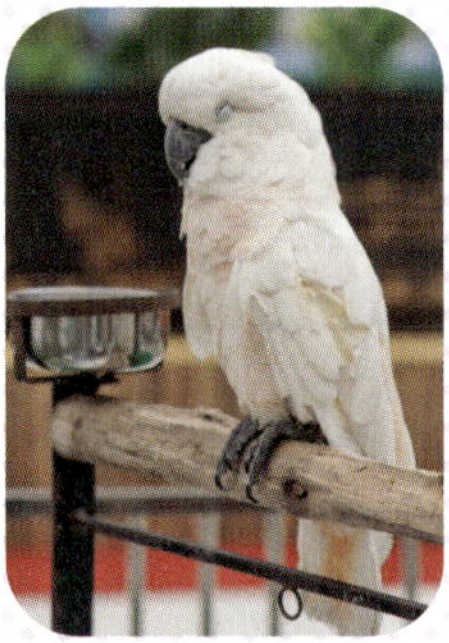

▶鸚鵡睡覺的時候會以爪子抓住木桿，腳趾無須出力也能抓牢。

© PIXTA

睡眠時間排行榜

人類與動物都需要睡眠才能活動，棲息在樹上的動物與肉食性動物的睡眠時間比較長，大型草食性動物的睡眠時間比較短。

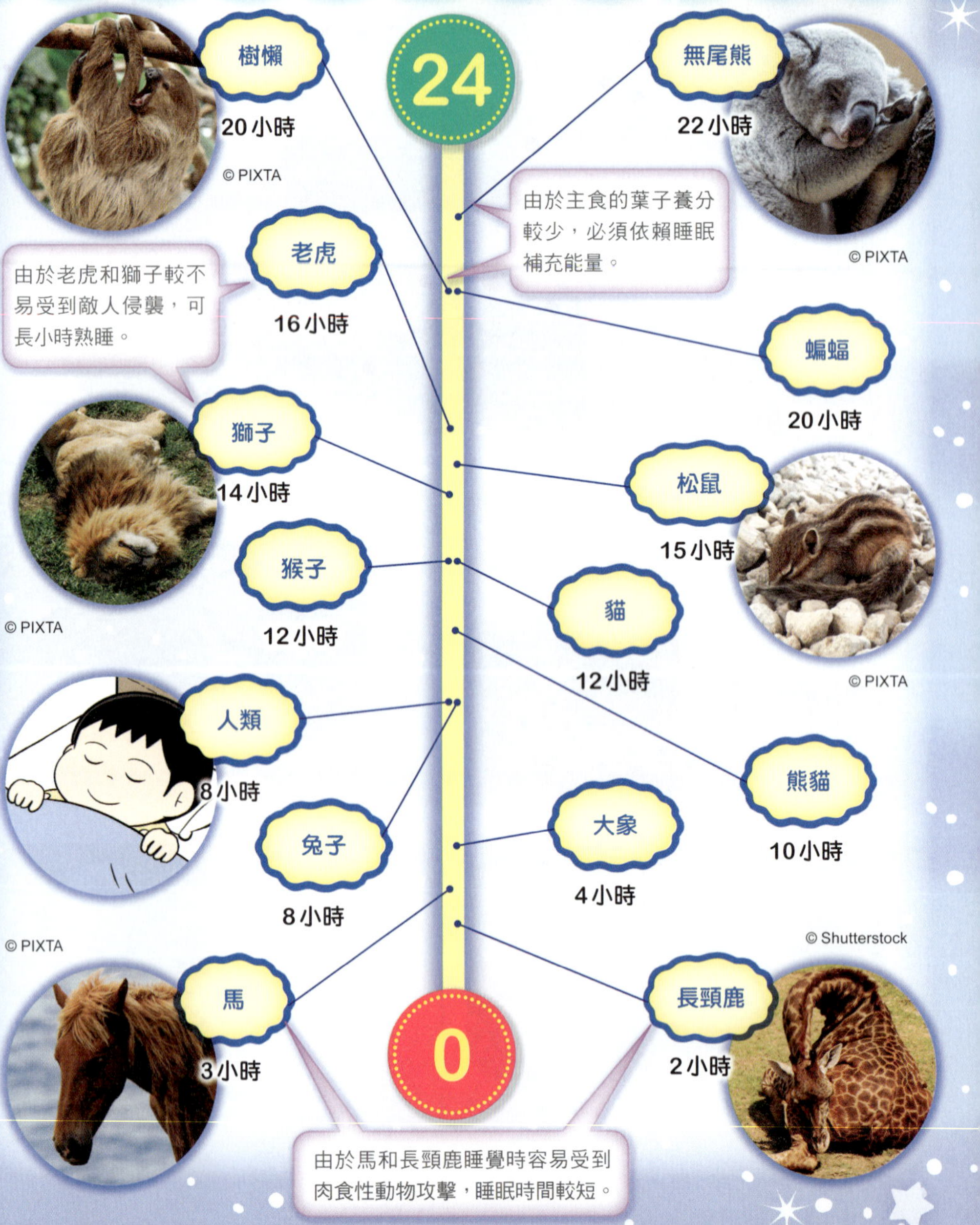

哆啦A夢
DORAEMON

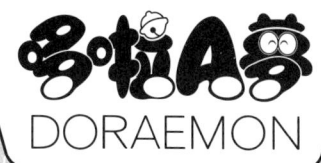

知識大探索

KNOWLEDGE WORLD

睡覺天才夢遊盒

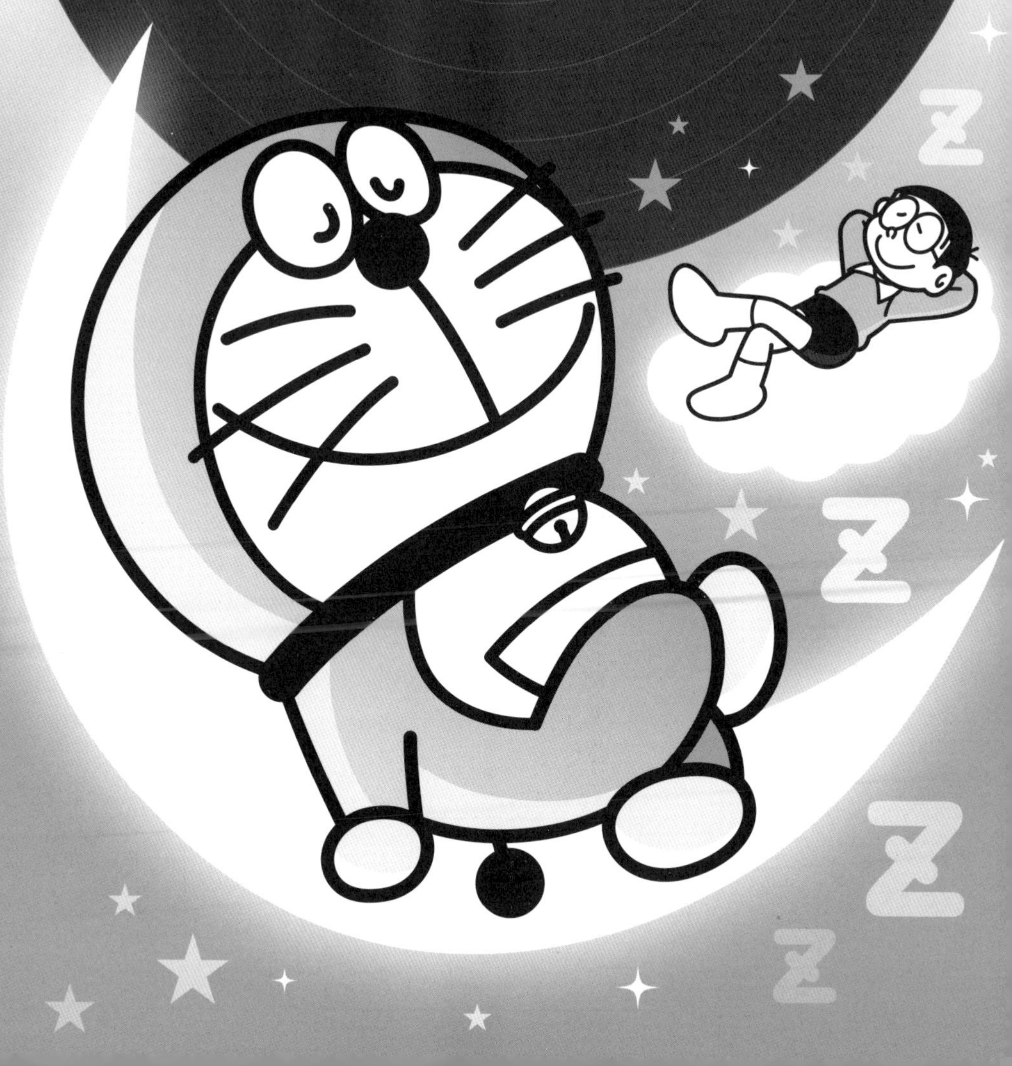

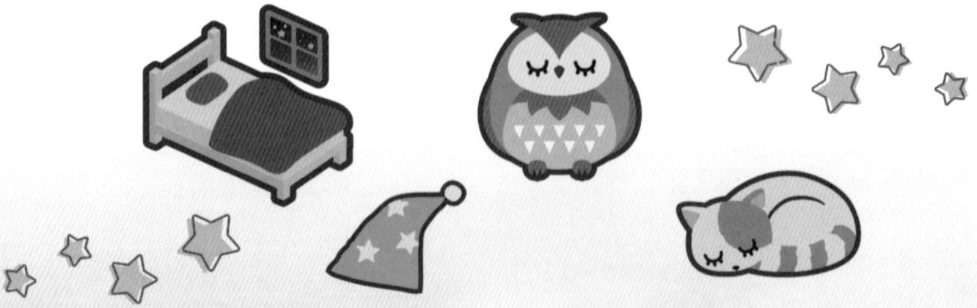

前言

你每天睡得好嗎？比起睡久一點，你是否覺得將時間拿去運動、讀書、做功課還比較有用？當你打電玩打得正起勁，是否也曾想過「把時間拿去睡覺太浪費了」？

運動、唸書、和同學玩耍、做自己有興趣的事，這些時間當然很重要，但無論身體與心理，各位目前都是從小孩成長為大人的時期，晚上好好的睡對你們來說是最重要的事。

原因很簡單，各位的身體和大腦在睡眠期間仍然在持續運作並成長。

由於睡眠期間的成長狀況並不明顯，很難實際感受到，也看不出來，但本書將聚焦於身體和大腦在睡眠期間暗中運作的狀況，從最新的「睡眠科學」為各位詳細解說。

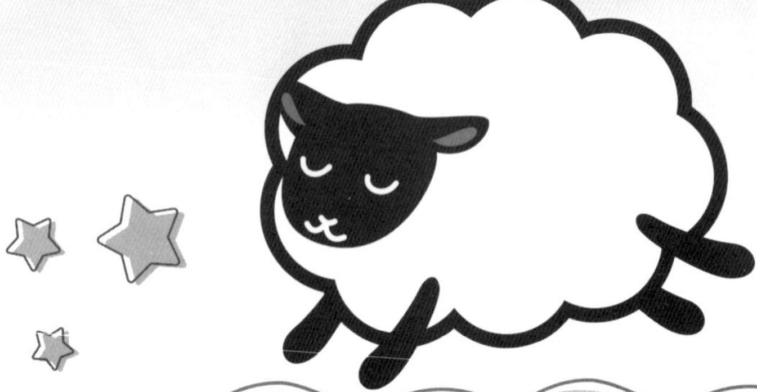

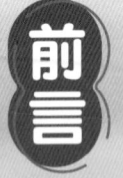

最近的研究發現，優質睡眠不只能讓身體健康成長，還能統整記憶，清除腦中不好的記憶。記憶整理清楚，內心也能更加強健。

話說回來，大雄最擅長的就是「睡覺」。據說他只要一躺在床上，零點九三秒就能夠睡著，可說是「睡覺天才」。或許正因如此，大雄即使遭遇無數挫折，或是與哆啦A夢吵架，也不會悶悶不樂，反而每天都過得很開心。

各位正值成長期，身體與大腦一天比一天成熟，希望各位都能養成好好睡覺、醒來後神清氣爽的習慣。為此，本書介紹了許多這方面的祕訣，希望能幫助各位養成良好的睡眠習慣，夢到許多好夢，度過美好的每一天。而要達成這個目標的通關密語就是「目標是成為睡覺天才」！

目錄

哆啦A夢知識大探索

睡覺天才夢遊盒

刊頭頁

第1章 人為什麼要睡覺呢？

第4章 睡眠期間的秘密！

第2章 睡眠可保身心健康

第3章 黃金90分鐘讓你變聰明！

第5章 神奇的夢境

第6章 何謂催眠與冬眠？

★本書未特別載明的數據資料，皆為2022年11月10日的資訊。

睡覺天才大雄

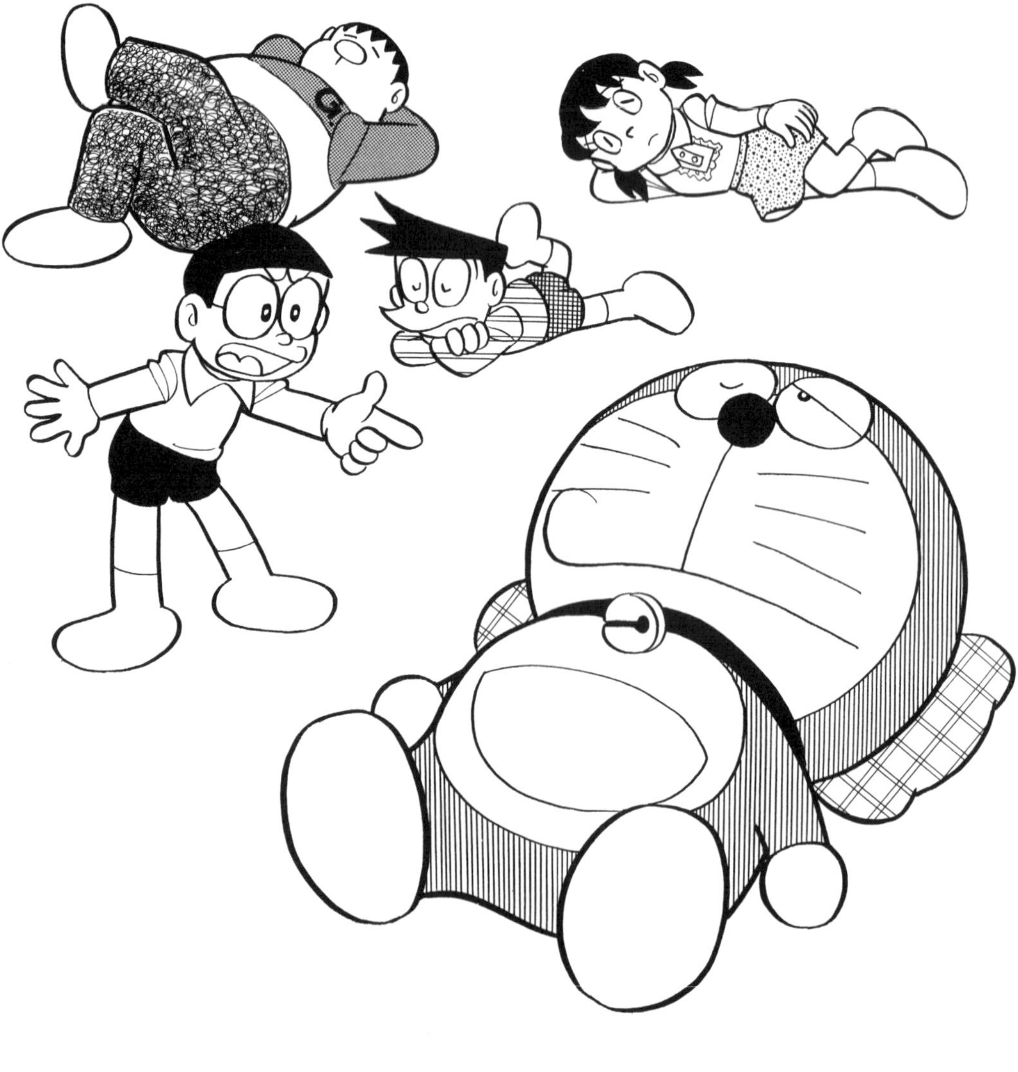

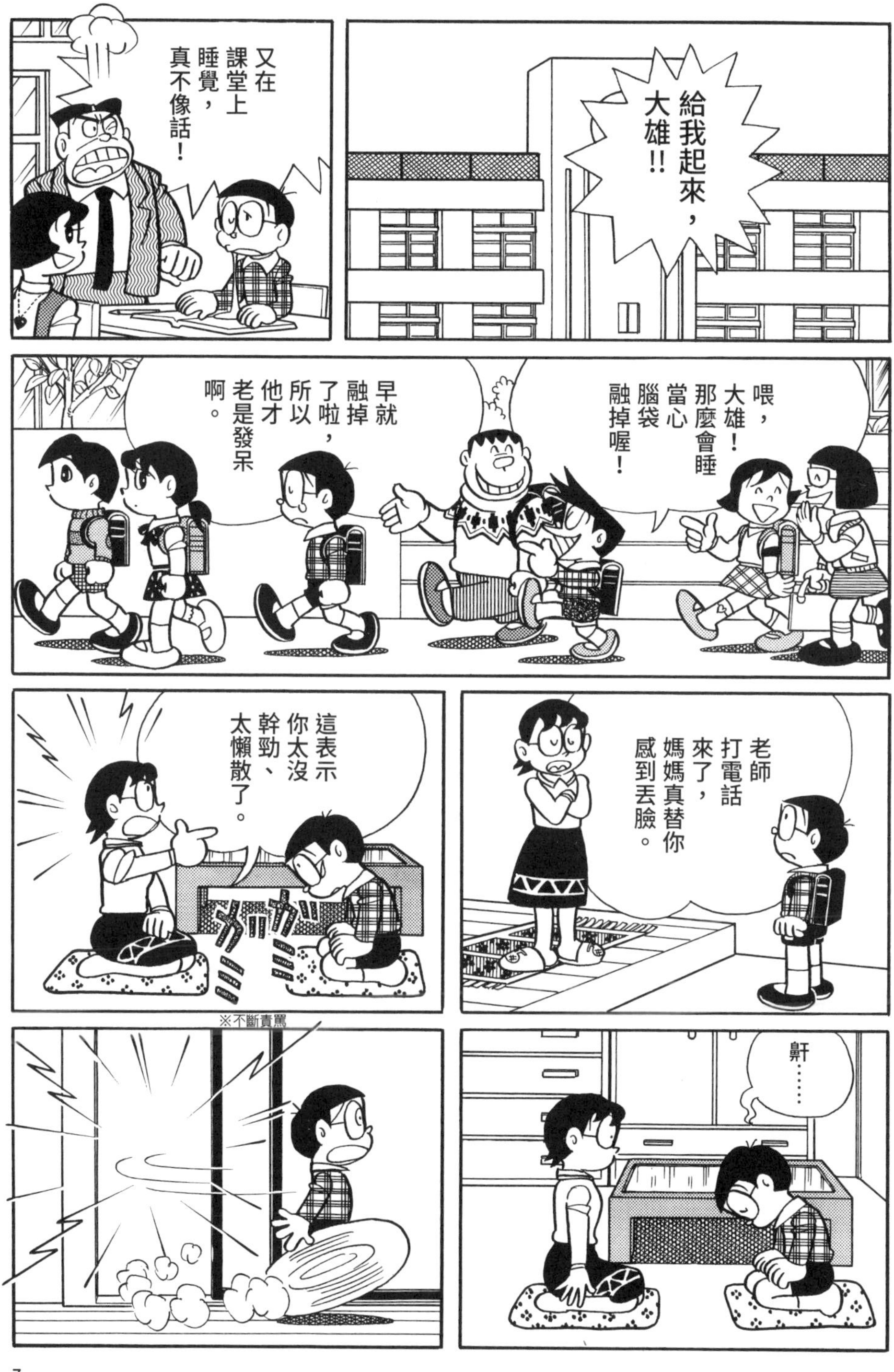
給我起來，大雄!!
又在課堂上睡覺，真不像話！
喂，大雄！那麼會睡當心腦袋融掉喔！
早就融掉了啦，所以他才老是發呆啊。
老師打電話來了，媽媽真替你感到丟臉。
這表示你太沒幹勁、太懶散了。
ガミガミ
※不斷責罵
鼾……

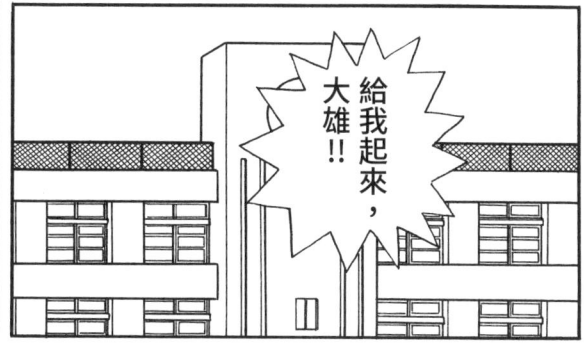

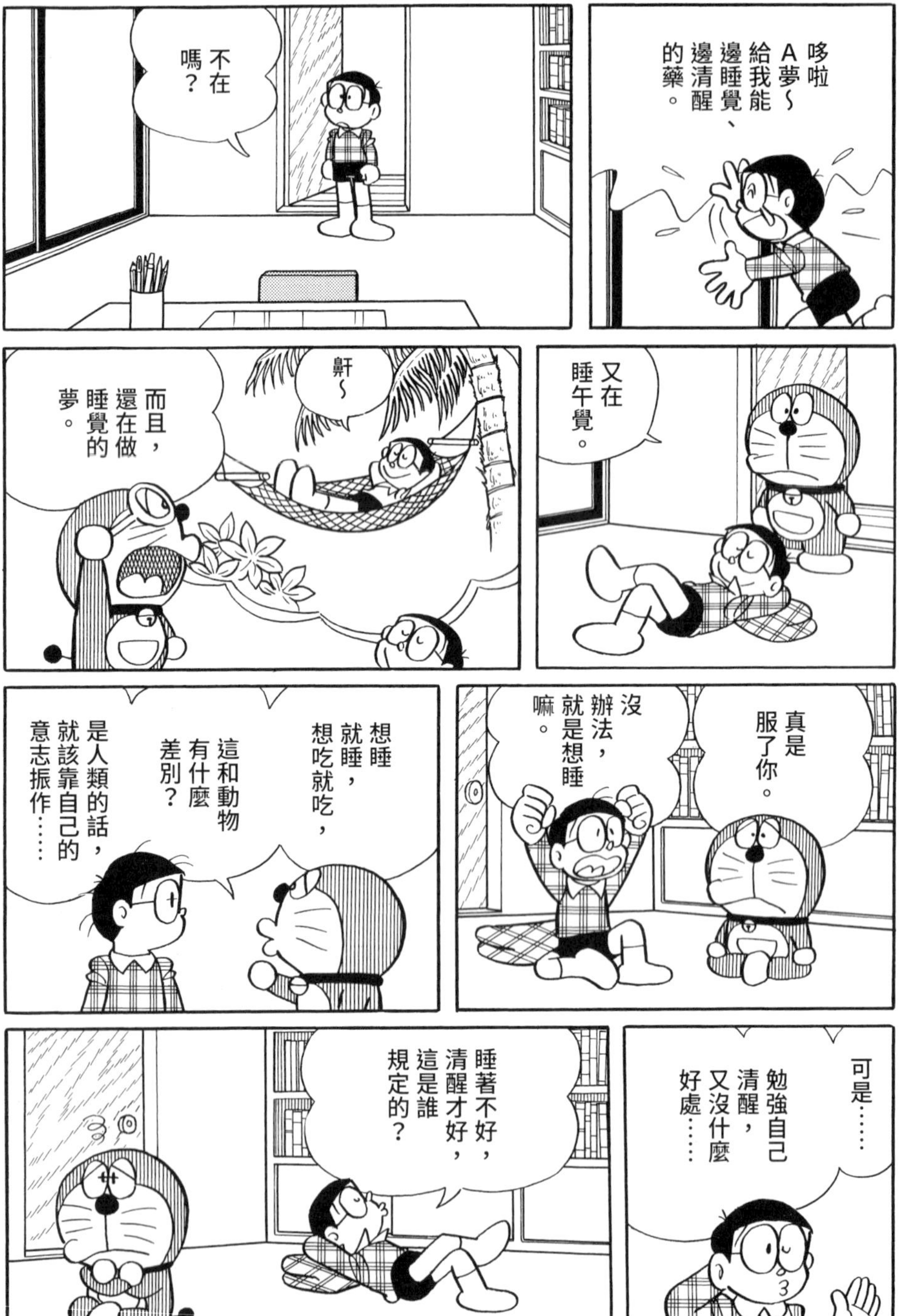
哆啦A夢～給我能邊睡覺、邊清醒的藥。
不在嗎？
又在睡午覺。
鼾～
而且，還在做睡覺的夢。
真是服了你。
沒辦法，就是想睡嘛。
想睡就睡，想吃就吃，
這和動物有什麼差別？
是人類的話，就該靠自己的意志振作……
可是……
勉強自己清醒，又沒什麼好處……
睡著不好，清醒才好，這是誰規定的？

睡覺天才夢遊盒 Q&A

Q 日本哪個縣的睡眠時間最長？①奈良縣②沖繩縣③秋田縣

※鈴鈴鈴

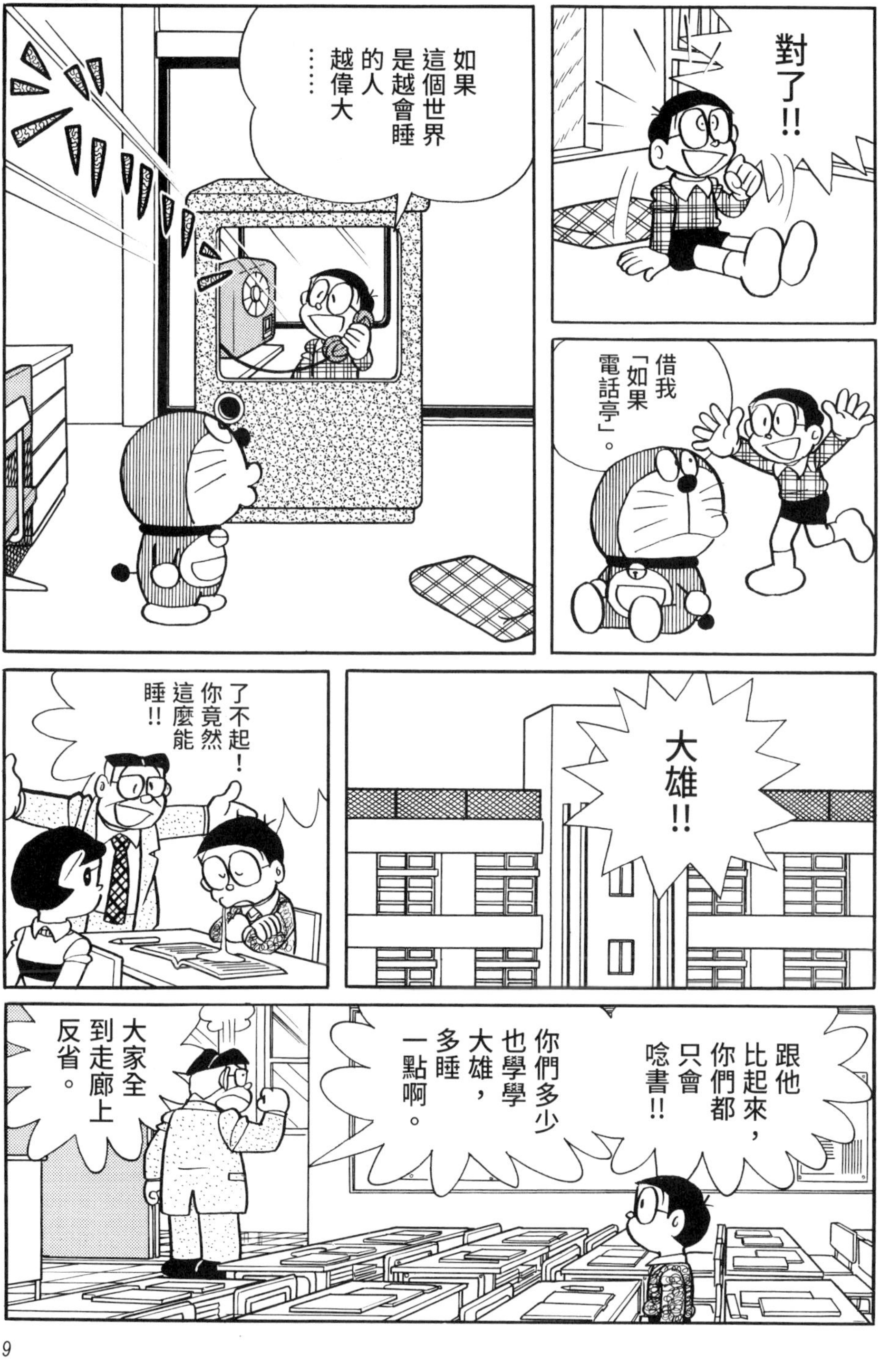

對了!!
如果這個世界是越會睡的人越偉大……
借我「如果電話亭」。
大雄!!
了不起！你竟然這麼能睡!!
跟他比起來，你們都只會唸書!!
你們多少也學學大雄，多睡一點啊。
大家全到走廊上反省。

A ③秋田縣。根據日本總務省二〇一六年的調查，秋田縣的民眾睡眠時間最長，平均為八小時兩分鐘。

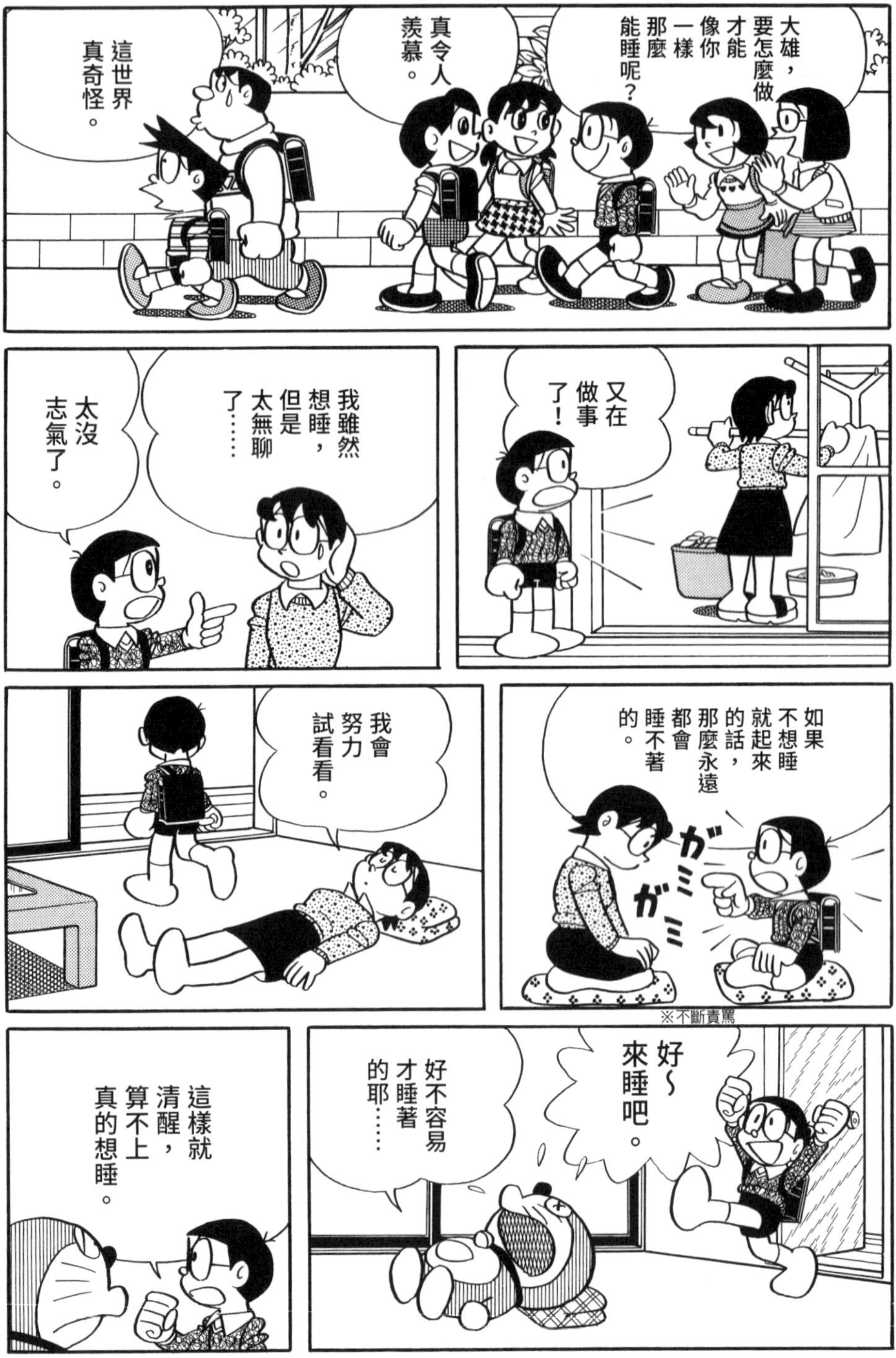
大雄，要怎麼做才能像你一樣那麼能睡呢？
真令人羨慕。
這世界真奇怪。
又在做事了！
我雖然想睡，但是太無聊了……
太沒志氣了。
如果不想睡就起來的話，那麼永遠都會睡不著的。
ガミガミ
※不斷責罵
我會努力試看看。
好~來睡吧。
好不容易才睡著的耶……
這樣就清醒，算不上真的想睡。

A

真的。蜜蜂與蝴蝶在睡眠不足時，行為會產生變化。果蠅也是睡眠研究實驗常用的昆蟲。

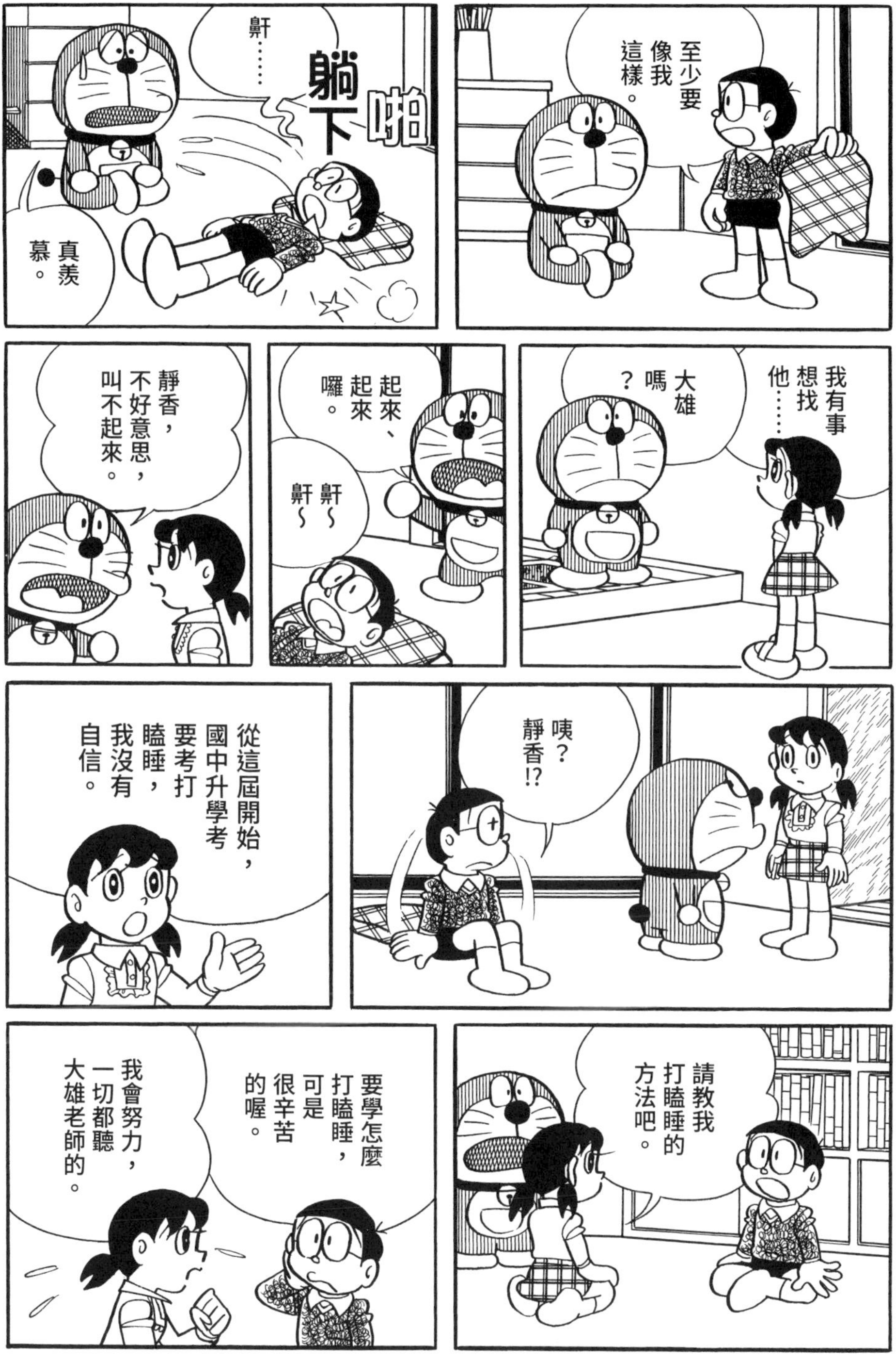
至少要像我這樣。
齁……
躺下
啪
真羨慕。
我有事想找他……
大雄嗎？
起來、起來囉。
齁～齁～
靜香，不好意思，叫不起來。
咦？靜香!?
從這屆開始，國中升學考要考打瞌睡，我沒有自信。
請教我打瞌睡的方法吧。
要學怎麼打瞌睡，可是很辛苦的喔。
我會努力，一切都聽大雄老師的。

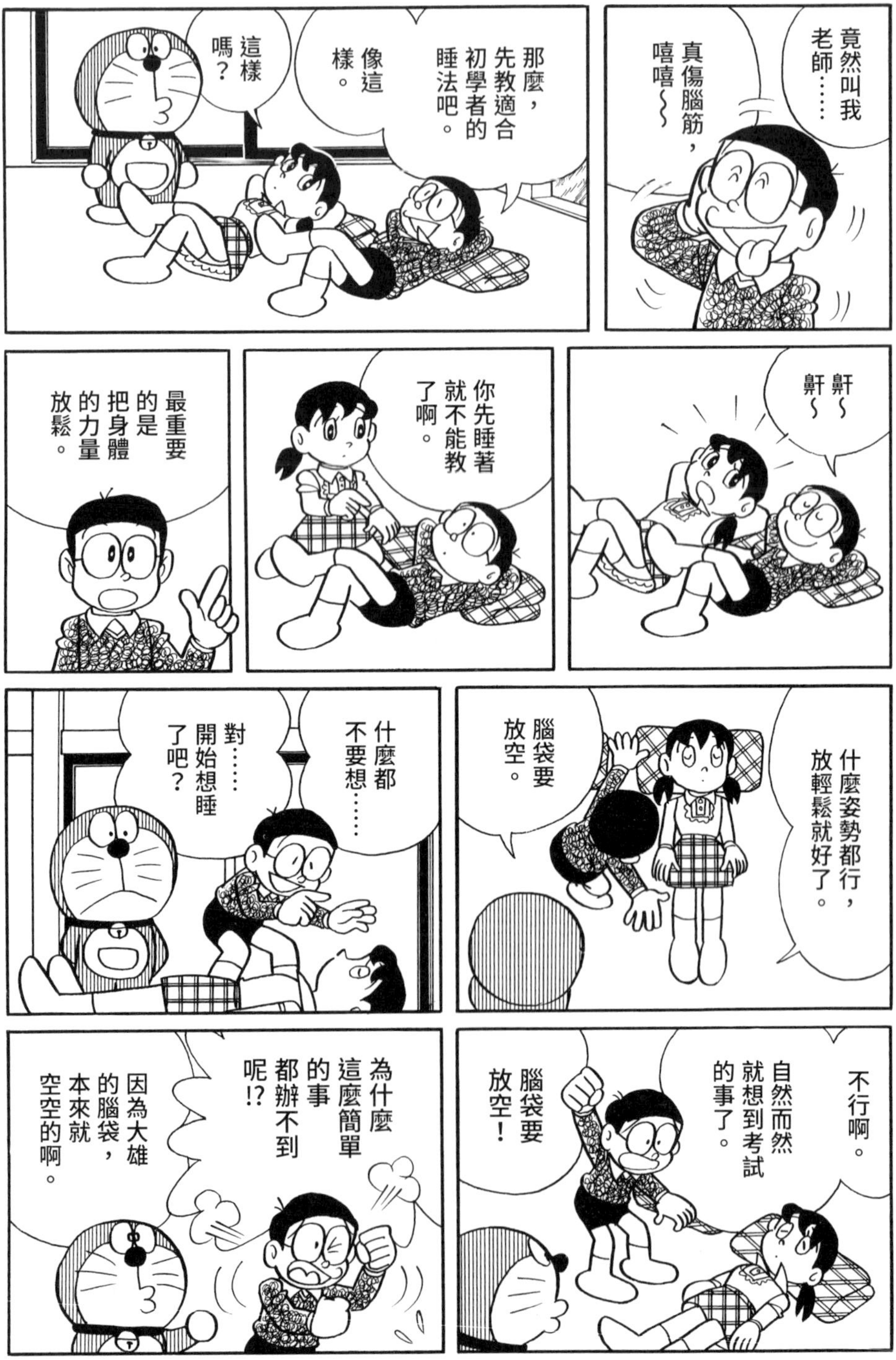
竟然叫我老師……
真傷腦筋，嘻嘻~~
那麼，先教適合初學者的睡法吧。
像這樣。
這樣嗎？
鼾~鼾~
你先睡著就不能教了啊。
最重要的是把身體的力量放鬆。
什麼姿勢都行，放輕鬆就好了。
腦袋要放空。
什麼都不要想……
對……開始想睡了吧？
不行啊。
自然而然就想到考試的事了。
腦袋要放空！
為什麼這麼簡單的事都辦不到呢!?
因為大雄的腦袋，本來就空空的啊。

睡覺天才夢遊盒Q&A

Q 十七到十八世紀的法國國王路易十四總共有幾張床？①98張 ②260張 ③413張

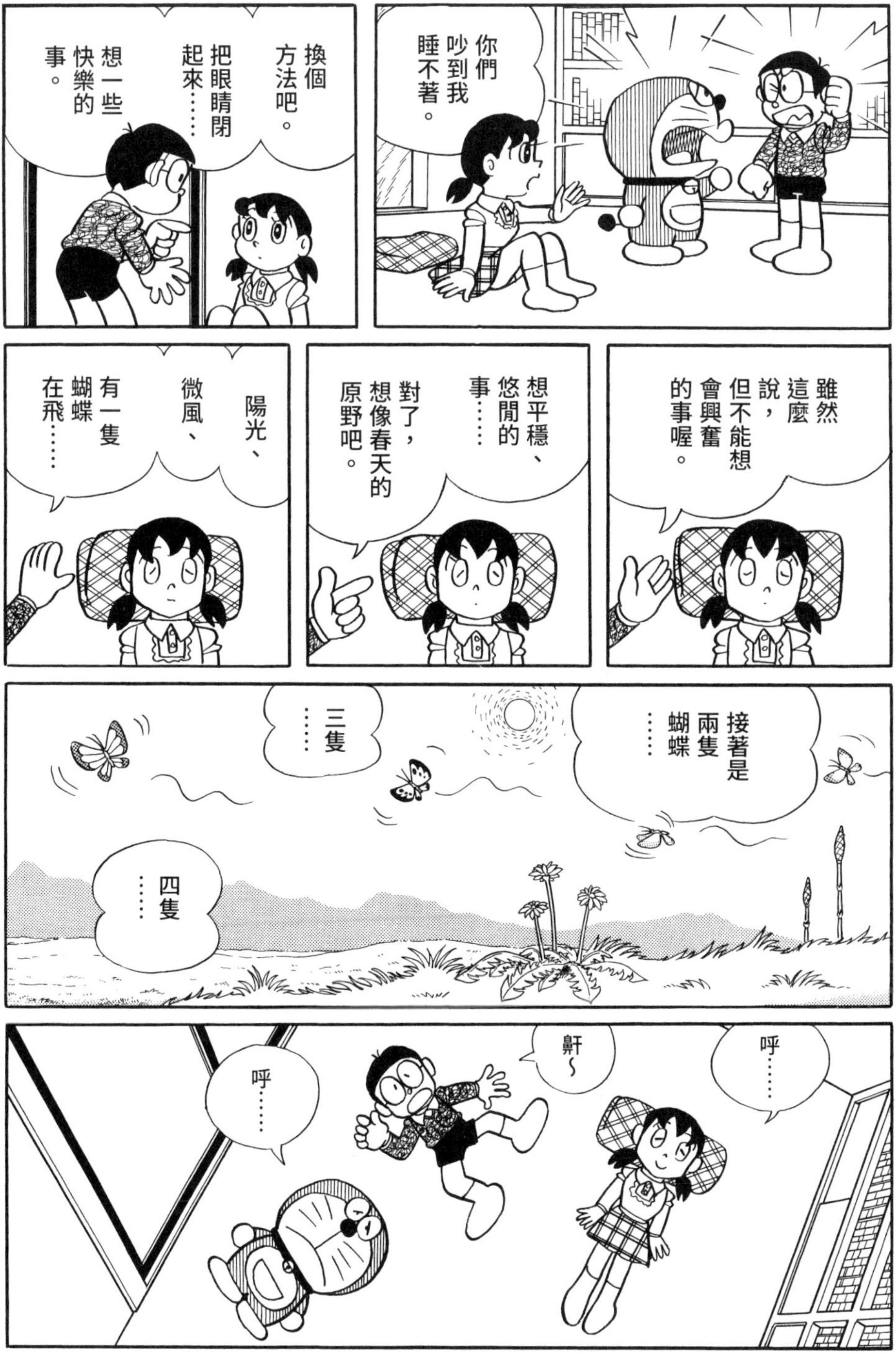
你們吵到我睡不著。
換個方法吧。
把眼睛閉起來……
想一些快樂的事。
雖然這麼說，但不能想會興奮的事喔。
想平穩、悠閒的事……
對了，想像春天的原野吧。
陽光、
微風、
有一隻蝴蝶在飛……
接著是兩隻蝴蝶……
三隻……
四隻……
呼……
鼾~
呼……

A ③ 413張。法王路易十四很喜歡床鋪，有些床鋪還裝飾了金、銀、珍珠。

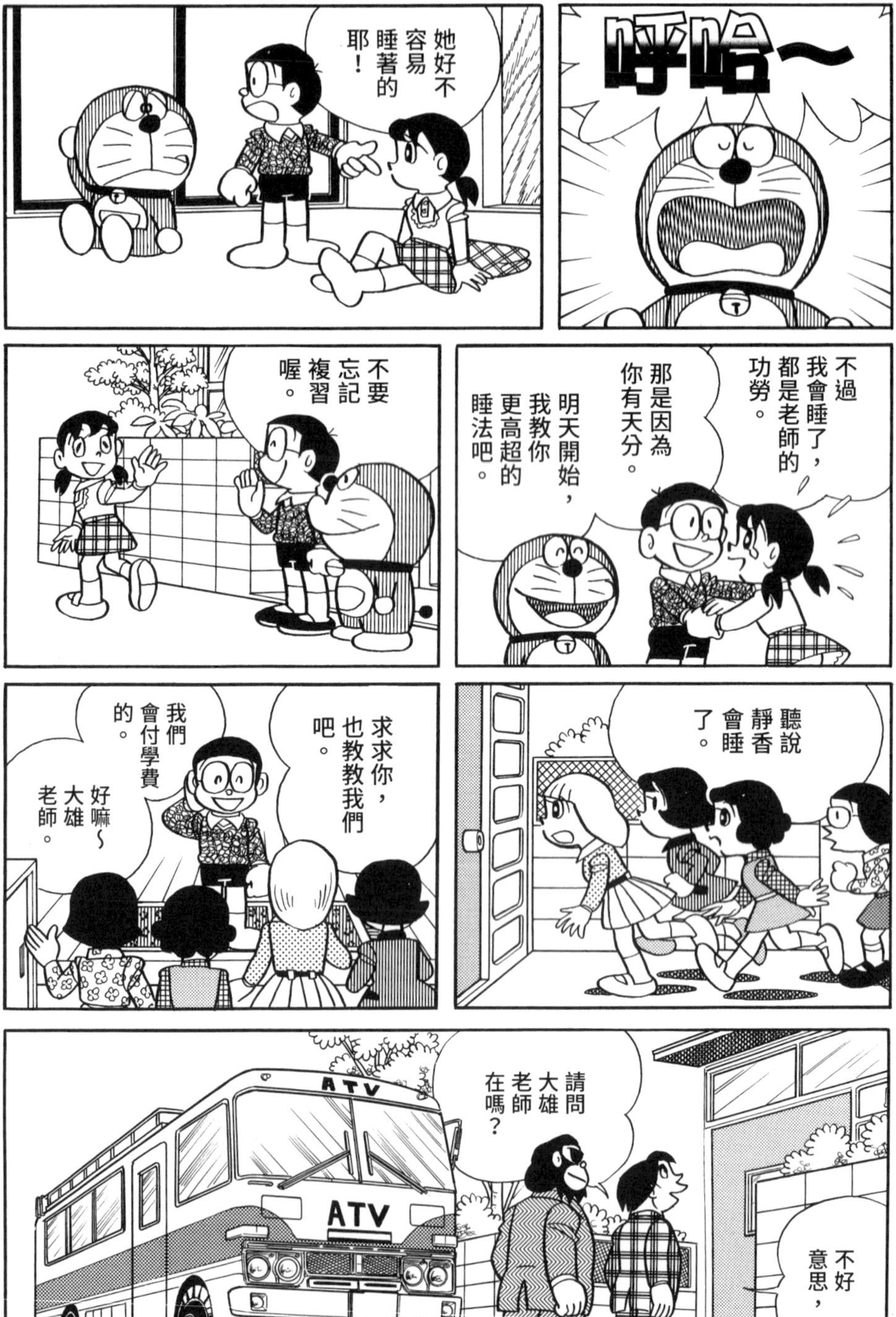
呼哈～
她好不容易睡著的耶！
不過我會睡了，都是老師的功勞。
那是因為你有天分。
明天開始，我教你更高超的睡法吧。
不要忘記複習喔。
聽說靜香會睡了。
求求你，也教教我們吧。
我們會付學費的。
好嘛～大雄老師。
請問大雄老師在嗎？
不好意思，

睡覺天才夢遊盒Q&A

Q 一般常用「○字形睡眠」形容孩子睡在夫妻之間，請問○裡是哪一個字？

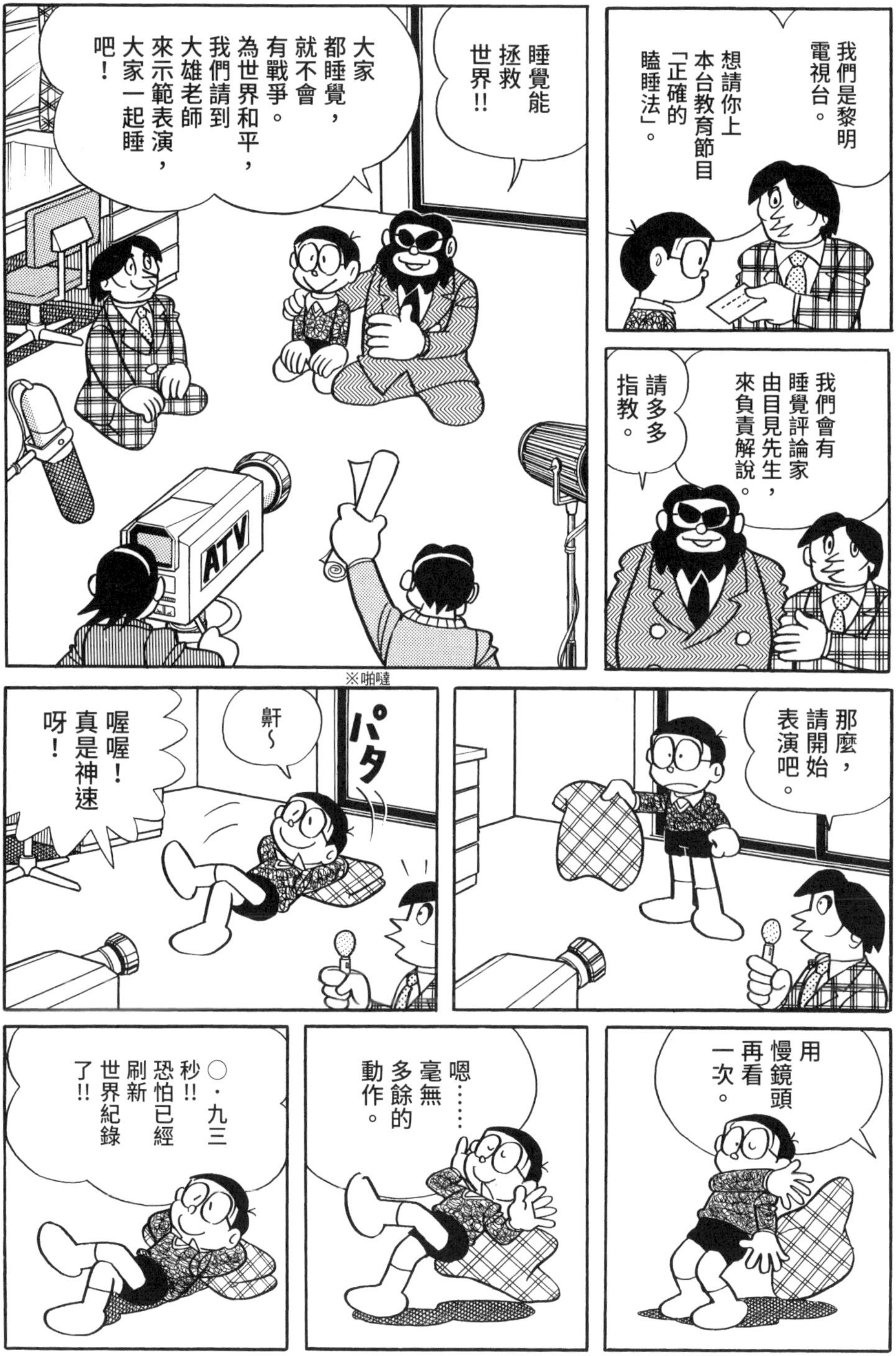
我們是黎明電視台。
想請你上本台教育節目「正確的瞌睡法」。
我們會有睡覺評論家由目見先生，來負責解說。
請多多指教。
睡覺能拯救世界!!
大家都睡覺，就不會有戰爭。為世界和平，我們請到大雄老師來示範表演，大家一起睡吧！
ATV
那麼，請開始表演吧。
パタ
※啪噠
鼾~
喔喔！真是神速呀！
用慢鏡頭再看一次。
嗯……毫無多餘的動作。
○.九三秒!!恐怕已經刷新世界紀錄了!!

A 川。親子三人睡在一起的模樣看起來像「川」字，因此有這個說法。

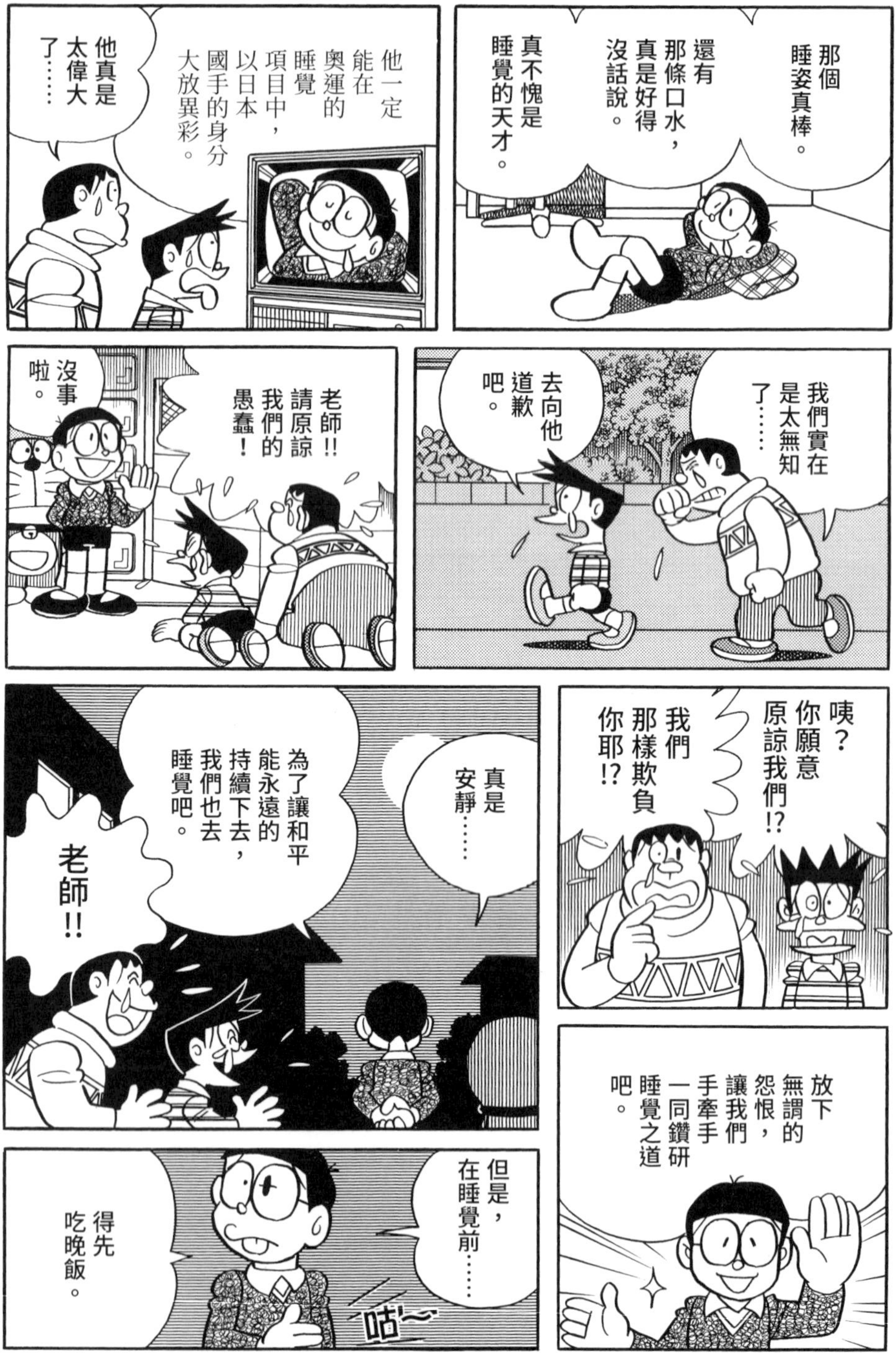

那個睡姿真棒。
還有那條口水，真是好得沒話說。
真不愧是睡覺的天才。
他一定能在奧運的睡覺項目中，以日本國手的身分大放異彩。
他真是太偉大了……
我們實在是太無知了……
去向他道歉吧。
老師!!請原諒我們的愚蠢！
沒事啦。
咦？你願意原諒我們!?
我們那樣欺負你耶!?
放下無謂的怨恨，讓我們手牽手一同鑽研睡覺之道吧。
老師!!
為了讓和平能永遠的持續下去，我們也去睡覺吧。
真是安靜……
但是，在睡覺前……
咕~
得先吃晚飯。

睡覺天才夢遊盒Q&A

Q 野生動物不會在睡眠期間醒來上廁所（排泄），這是真的嗎？

A 真的。野生動物只在清醒時排泄，這是牠們天生的特質，不像人類半夜會醒來上廁所。

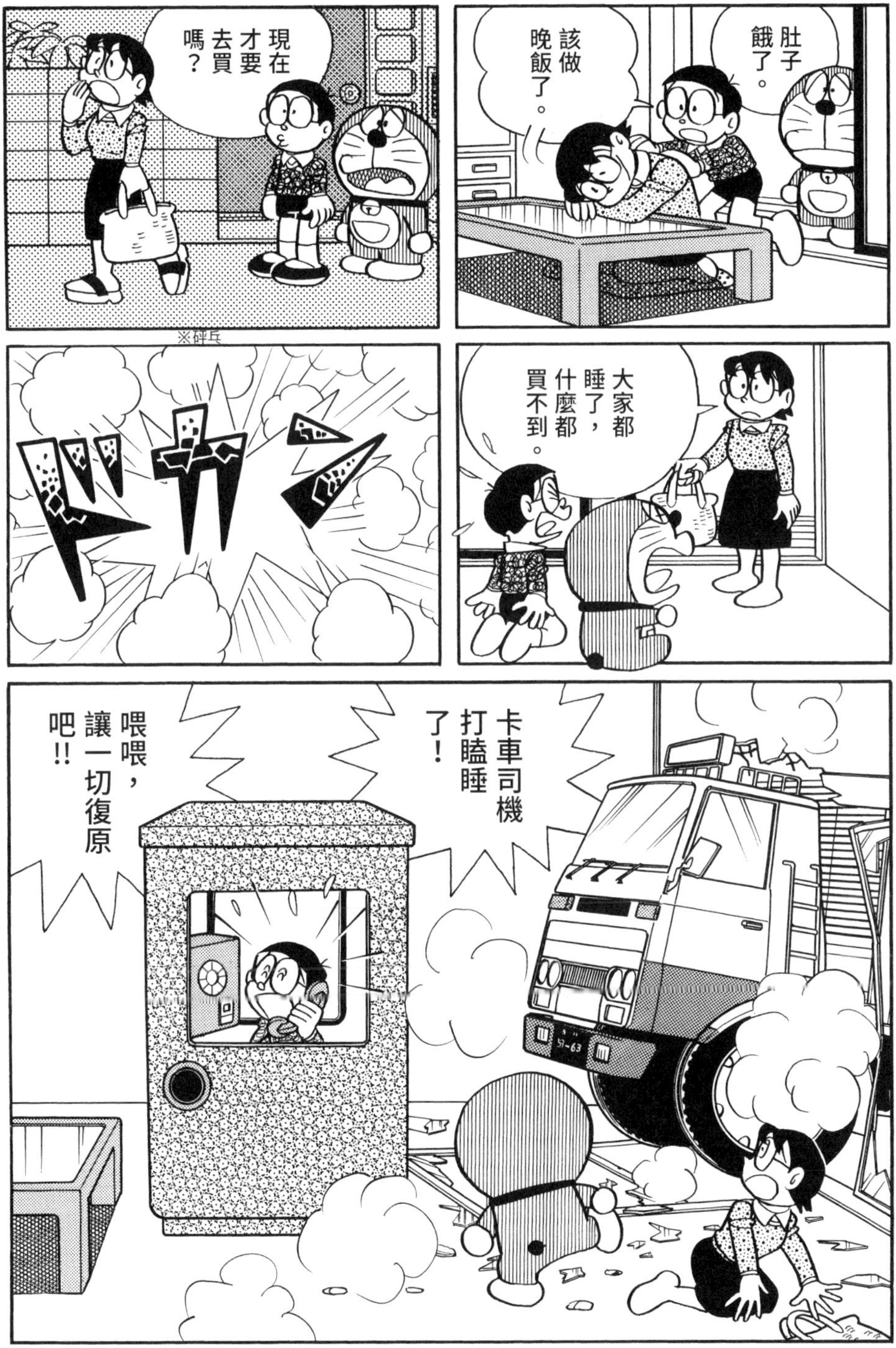
肚子餓了。
該做晚飯了。
現在才要去買嗎？
大家都睡了，什麼都買不到。
※砰乓
卡車司機打瞌睡了！
喂喂，讓一切復原吧!!

睡眠有哪些作用？

睡眠期間執行的五大任務

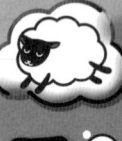

人類一生中，大約有三分之一的時間都在睡覺。如果長期睡眠不足，將造成什麼結果？我們的大腦會變遲鈍，判斷事物也不像之前敏銳，而且身體還會變差。

睡眠是人類活得健康不可或缺的必要條件。對人體而言，睡眠有以下五大功效：

- 一、讓身體和大腦充分休息。
- 二、分泌生長激素。生長激素可以促進身體生長並增強肌肉和骨骼。
- 三、整理記憶。無論是討厭或無用的記憶，都能在睡眠期間清除，只留下對自己有用且必要的記憶，完成鞏固記憶的作用。
- 四、提高免疫力。免疫力是對抗疾病、保護身體的重要能力。
- 五、清除垃圾。因腦部活動而產生的垃圾（老廢物質），會在睡眠期間清除乾淨。

睡眠就是像這樣，每天調整我們的身體與大腦。

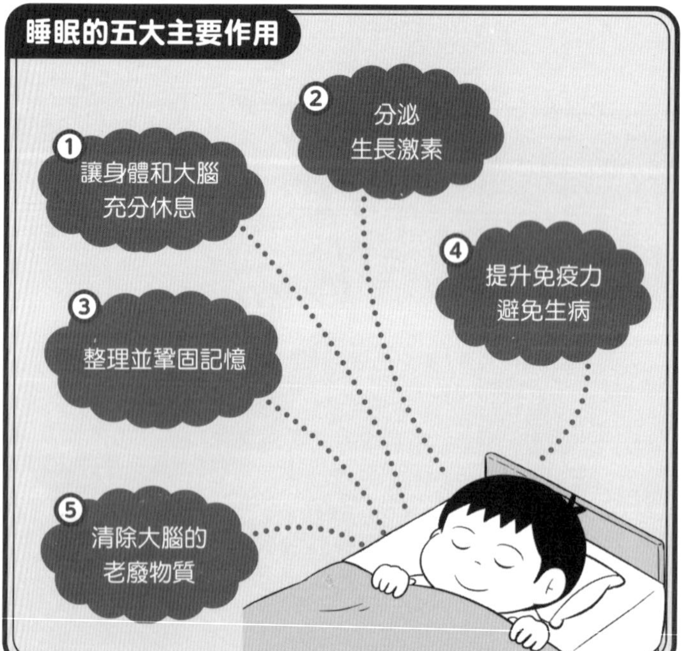
睡眠的五大主要作用
① 讓身體和大腦充分休息
② 分泌生長激素
③ 整理並鞏固記憶
④ 提升免疫力避免生病
⑤ 清除大腦的老廢物質

透過睡眠提升免疫力 有助於預防傳染病感染症

我們身邊存在許多眼睛看不見的病毒和細菌，這些都是引發疾病的病原體。儘管如此，我們卻能健健康康的生活，各位知道為什麼嗎？這是因為我們的身體具有免疫力。

人體有幾種免疫細胞，組成「身體防衛隊」。當病原體入侵體內，免疫細胞就會出動抵抗，打敗並消滅病原體，這就是我們不會生病或得傳染病的原因。這個抵抗病原體的能力稱為免疫力。

然而，如果長期睡眠不足，免疫細胞的抵抗力就會減弱，導致免疫力低下。當免疫細胞無法戰勝病原體，人就會生病，感染或罹患的疾病也會不容易痊癒。而且，還有一些研究顯示，對於睡眠時間太短的人來說，疫苗接種的效果也會比較差。

此外，各位身體狀況不好的時候，是不是會很想睡覺呢？其實這也是免疫細胞的作用。

當免疫細胞開始對抗病原體，就會分泌「細胞激素」。這是身體防禦的必要物質，傳送升高體溫的訊號到腦部並讓你昏昏欲睡。我們之所以發燒，就是因為免疫細胞在體溫高時運作得比較好，而病原體反而會減弱。不僅如此，若是能睡個好覺，就能提高免疫細胞的能力。由此可見，睡眠與免疫力的關係相當密切。

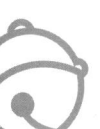

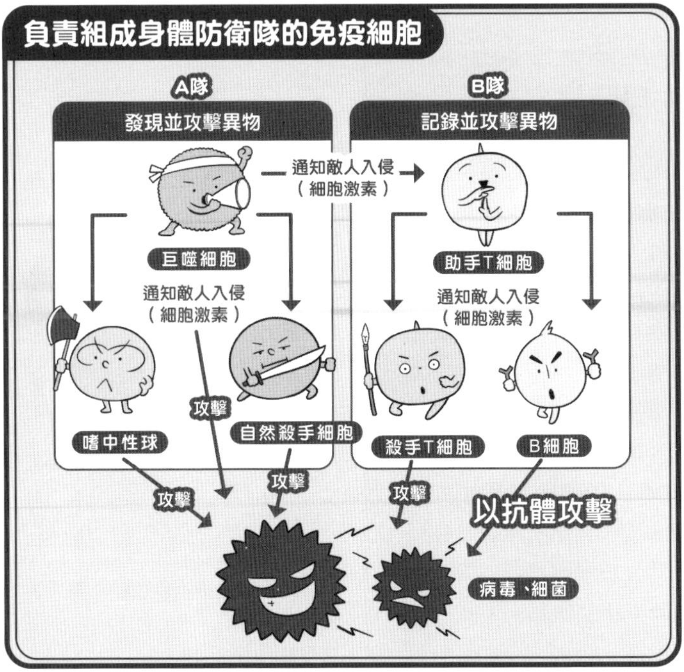

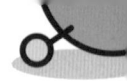

睡眠期間 清除大腦垃圾

關於睡眠的第五大作用，在此再多詳細說明一下。

大腦是人體中的工作狂，每次工作過後都會產生許多不要的垃圾（老廢物質）。大腦重量約占成年人體重的百分之二，但大腦耗費的能量占全身的百分之十八左右，比例相當高。

大腦由顱骨保護，裡面有一層腦脊髓液包覆腦部並提供養分。腦脊髓液每天都會持續不斷更新，腦部產生的老廢物質會趁著更換腦脊髓液的時候往外排，透過血管運送至腎臟，最後形成尿液排出體外。這就是腦脊髓液能隨時保持潔淨的原因。最近的研究顯示，腦脊髓液會在睡眠期間大量清除腦中的老廢物質。

不過，若是長期睡眠不足，無法徹底執行清除老廢物質的工作，就會讓老廢物質沉澱堆積在腦部。專家認為，老廢物質中的「β澱粉樣蛋白」大量沉澱，與阿茲海默症等腦部疾病有高度相關。如果從年輕時就持續睡眠不足或有不正常的生活作息，就要特別注意累積的老廢物質會越來越多。

好好睡專欄

史丹佛大學睡眠與生理時鐘研究所簡介

史丹佛大學是位於美國加州的名校，本書的日本版審訂者西野精治教授，是在史丹佛大學「睡眠與生理時鐘研究所」擔任所長的醫學博士。

該研究所主要的研究領域是「睡眠醫學」，找出治療睡眠障礙的方法，向世人推廣讓人類健康長壽的優質睡眠。

許多現代人都有睡眠問題，而且全世界都知道日本人的睡眠時間很短。「睡眠與生理時鐘研究所」進行各種研究，希望能幫助大家改善睡眠品質，讓所有人都能過著幸福快樂的人生。

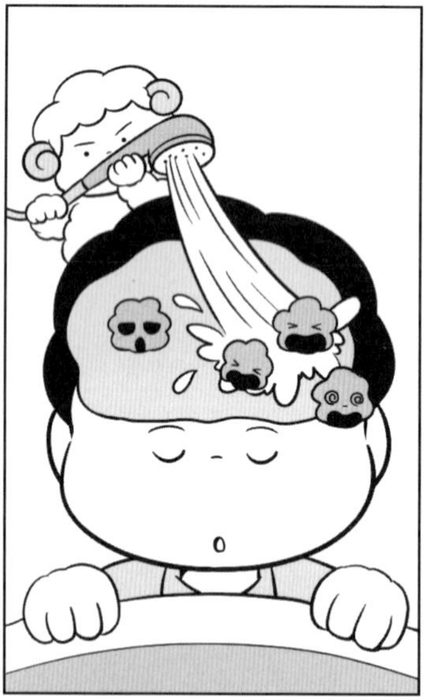

▲腦部的老廢物質會在睡眠期間清洗乾淨。腦脊髓液大約有150mL，每天大約會產出600mL。

神奇的生理時鐘

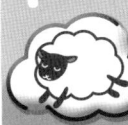

人一出生就有生理時鐘

各位是否曾有過「覺得差不多該醒了」或「發現睡過頭而驚醒」的經驗？這類沒有時鐘等外物輔助、靠身體感覺發現「該吃午餐」或「該睡覺」的生理機制，稱為「生理時鐘」。

事實上，地球上幾乎所有生物都有生理時鐘（晝夜節律），例如植物隨著日出而開花，或夜行性動物等到太陽下山才活動。人類以外的生物不靠時鐘提醒，只要配合太陽東升西落的動向，就能讓生理時鐘正常運作。

生理時鐘有分許多種，包括以秒、分為單位的短週期，也有以季節、年為單位的長週期形態。我們無須看時鐘或月曆，就能大致感受時間的流逝，像是「差不多過了三分鐘」、「從那之後已經過了一個月」等等，這些都是生理時鐘發揮作用的結果。

對人類來說，最重要的是接近地球自轉週期、一天二十四小時的生理時鐘。人類自古過著早上起床、白天活動、晚上好好睡覺的生活，人類的體溫高低與脈搏快慢也是配合這樣的節奏變化，不僅如此，調理身體狀況的荷爾蒙分泌方式也是依此調節。

當清醒的時間變長，腦部就會累積疲勞物質，讓人想睡。入夜之後，身體分泌促進睡意的褪黑激素，使人昏昏欲睡。以一天二十四小時為單位的生理現象，稱為「晝夜節律」。

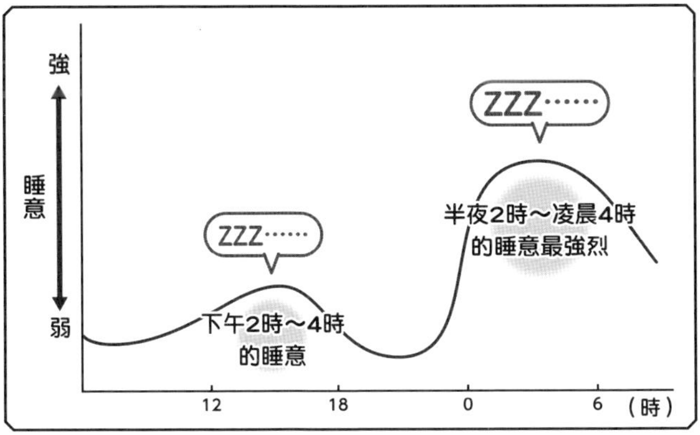

▲睡意受到晝夜節律影響，產生變化。

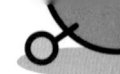

生理時鐘很容易紊亂！可以利用晨光重新啟動

幾乎所有的生物都有生理時鐘，但生理時鐘的週期並非剛剛好二十四小時。有一項研究發現，人類的週期平均為二十四點二小時（二十四小時十二分鐘），會因人而有些微的差異。研究還發現，當人長期待在沒有窗戶、也沒有時鐘的昏暗房間內生活，生活節奏就會不斷往後推遲。

順帶一提，有一種實驗鼠的生理時鐘為二十三點七小時（二十三小時四十二分鐘），比人類短。將牠們放在昏暗房間中，生理時鐘每天都會快十八分鐘左右。

早上的陽光可以調整生理時鐘的紊亂狀況。人類沐浴在早上的陽光下，就能夠重設生理時鐘，恢復原來應該有的節奏。

控制人類生理時鐘的「中樞神經」，是位於腦部的「下視丘」。生理時鐘則位於眼睛後方、在頭部正中央的「視叉上核」，此處有許多的神經細胞。當早上的陽光進入眼睛，視網膜將「天亮了」的訊號送至下視丘，該處的視叉上核就能夠調整紊亂的生理時鐘。

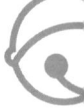

沐浴在晨光下重設生理時鐘

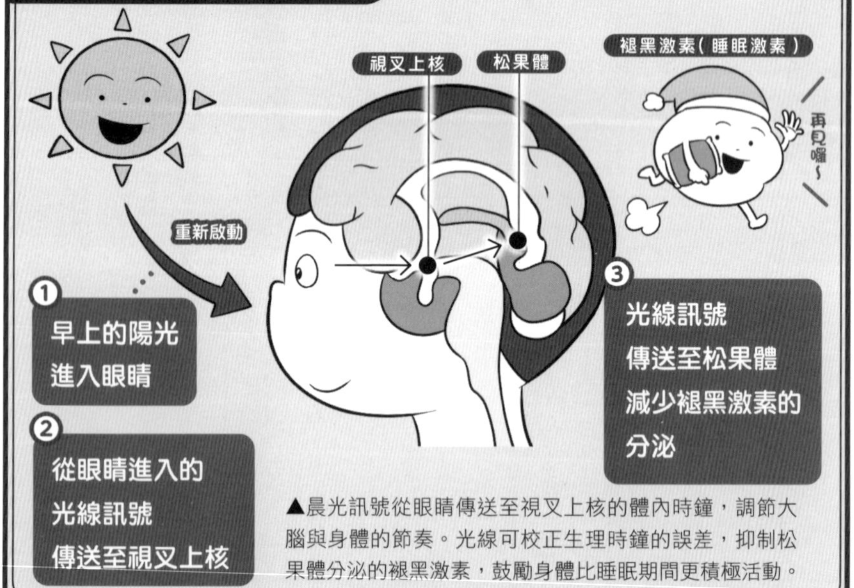

重新啟動
視叉上核
松果體
褪黑激素（睡眠激素）
再見囉～
①早上的陽光進入眼睛
②從眼睛進入的光線訊號傳送至視叉上核
③光線訊號傳送至松果體減少褪黑激素的分泌

▲晨光訊號從眼睛傳送至視叉上核的體內時鐘，調節大腦與身體的節奏。光線可校正生理時鐘的誤差，抑制松果體分泌的褪黑激素，鼓勵身體比睡眠期間更積極活動。

如何保持生理時鐘的節奏？

現在各位應該明白睡眠有多重要了吧？當身體充分休息，大腦重新開機發揮更好的作用，生長激素與免疫力就能夠讓身體更強健。因此，希望各位每天都要睡得飽。為了達成這個目的，絕對不能搞亂與生俱來的生理時鐘。

話說回來，人本來一到早上就會醒，在白天時間活動，到了晚上就睡覺。只要能好好維持原有的節奏就是最好的。

首先，每天都在固定的時間起床與就寢。生活中難免有晚睡晚起、作息紊亂的時候，但盡可能在相同時間起床與就寢是很重要的。

各位是否曾經有過週末賴床睡到很晚或是熬夜很晚睡，結果造成週一早上很沒精神的經驗？這是因為你的生理時鐘被打亂的緣故，平時睡眠不足，才會想在假日多睡一點。因此增加每天的睡眠時間，才是對身體最好的做法。

此外，各位早上一定要好好的沐浴在陽光裡。起床後要拉開窗簾，或是到戶外走一走，讓全身晒晒太陽。如此一來，視叉上核即可校正並重設生理時鐘。

相反的，晚上的燈光不要開太強。智慧型手機發出的藍光也會打亂生理時鐘。

養成調整生理時鐘的習慣

❶盡可能維持固定作息
❷早上起床就晒太陽
❸好好吃早餐
❹白天充分活動
❺善用體溫變化
（參見81頁）

好好睡專欄

你是晨型人，還是夜型人？

大部分人的生理時鐘節奏都很固定，但也有少部分的人是一大早就很有活力的「晨型人」，以及較晚才有活力的「夜型人」。

專家表示人一出生，生理時鐘大致就已固定。一般人晚上的體溫較低，白天的體溫較高。晨型人是早上的體溫很快就升高，夜型人則是晚上的體溫很慢才下降。你屬於哪一種呢？

睡眠時間會改變？

人從十二歲起睡眠模式就和大人一樣

你每天睡幾個小時呢？

剛出生的嬰兒一天大約睡十六小時，無論白天晚上都在睡，只有想喝奶的時候清醒，喝飽了繼續睡……不斷重複這個過程。

嬰兒並非基於生理時鐘的作用才睡這麼久，一天重複好幾次短時間睡眠的現象稱為「多階段睡眠」，而且快速動眼期（淺度睡眠）很長，非快速動眼期（深度睡眠）也出現多次（關於快速動眼期與非快速動眼期，參見四十五頁的說明）。

嬰兒的睡眠時間很長，對腦部發展來說相當重要。因為在睡眠期間，嬰兒的體內持續形成串聯神經的「突觸」。突觸越多，腦部越發達。

隨著孩子逐漸長大，短時間睡眠的次數會減少，每次的睡眠時間會漸漸拉長。到了六歲左右，可以持續清醒的時間來到十四到十五個小時；到了十二歲之後，大致上已經可以維持和大人一樣的睡眠模式。

不過，童年時期如果沒有睡夠，會對腦部發展帶來負面的影響。過了十二歲之後，即使清醒的時間變長，每天也還是要睡飽才行。

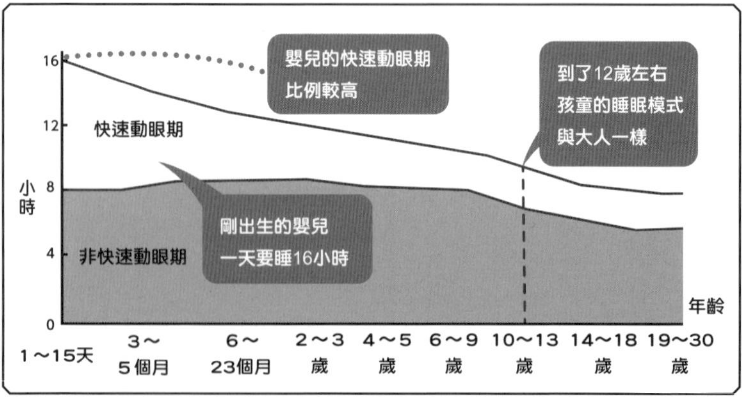

▲孩童的睡眠變化

讓礙事的人睡著

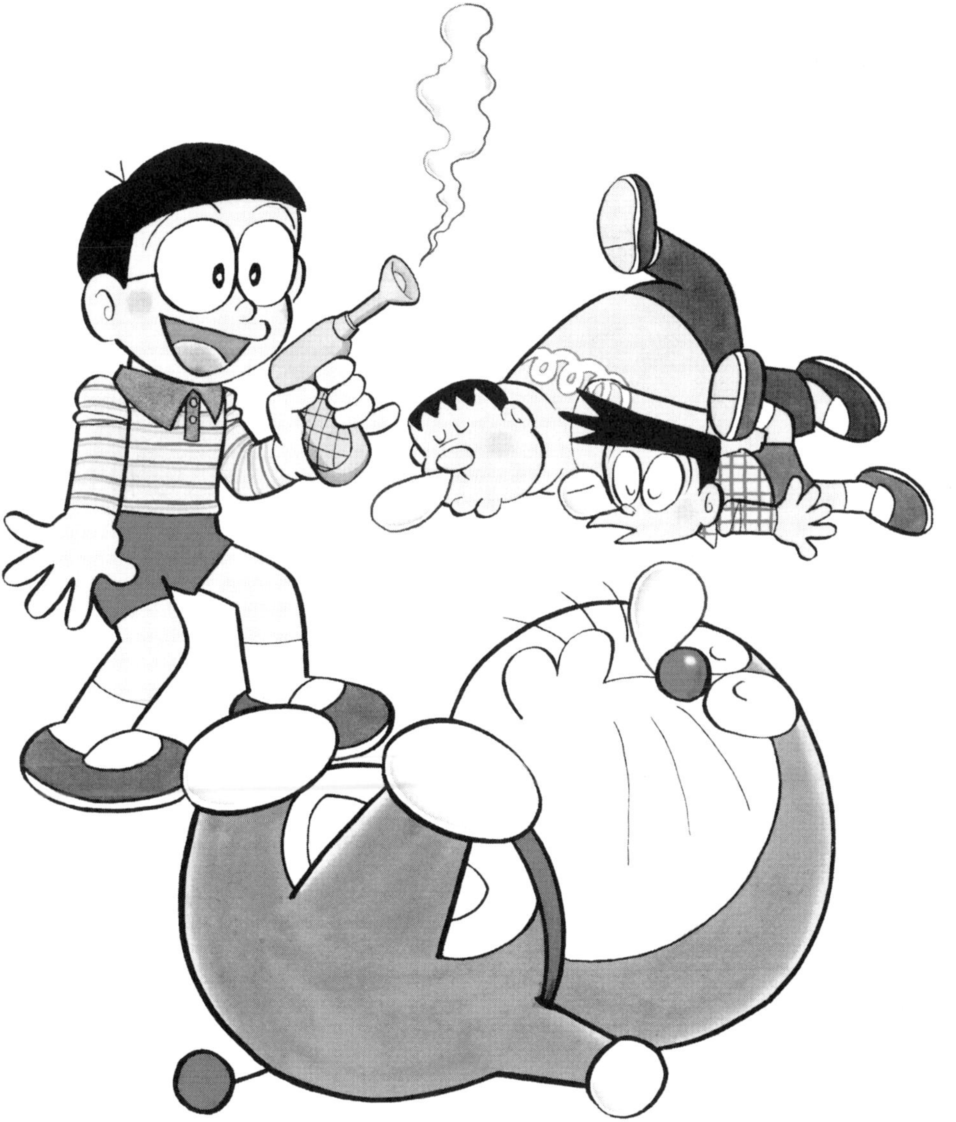

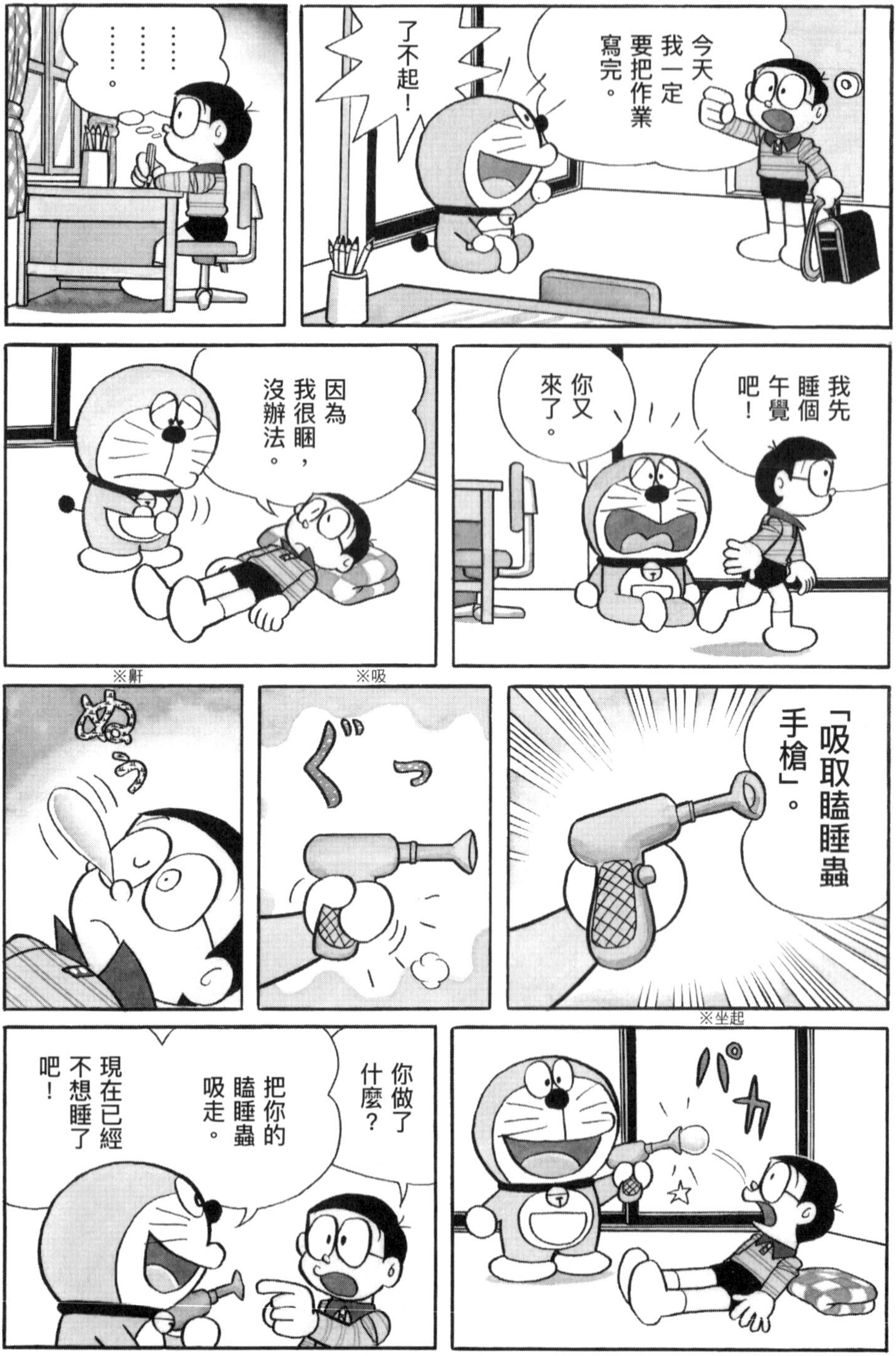
今天我一定要把作業寫完。
了不起！
……
……
……。
我先睡個午覺吧！
你又來了。
因為我很睏，沒辦法。
「吸取瞌睡蟲手槍」。
※吸
ぐっ
※鼾
ぬう
※坐起
パカ
你做了什麼？
把你的瞌睡蟲吸走。
現在已經不想睡了吧！

睡覺天才夢遊盒Q&A

Q 天竺鼠在白天睜著眼睛一動也不動，請問是在做什麼？①睡覺 ②緊張

※握緊

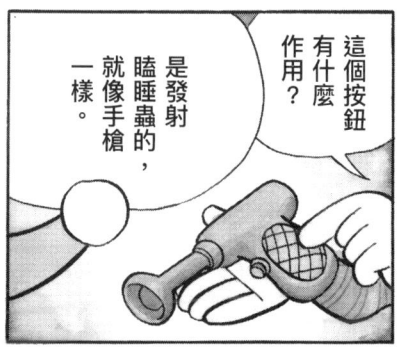

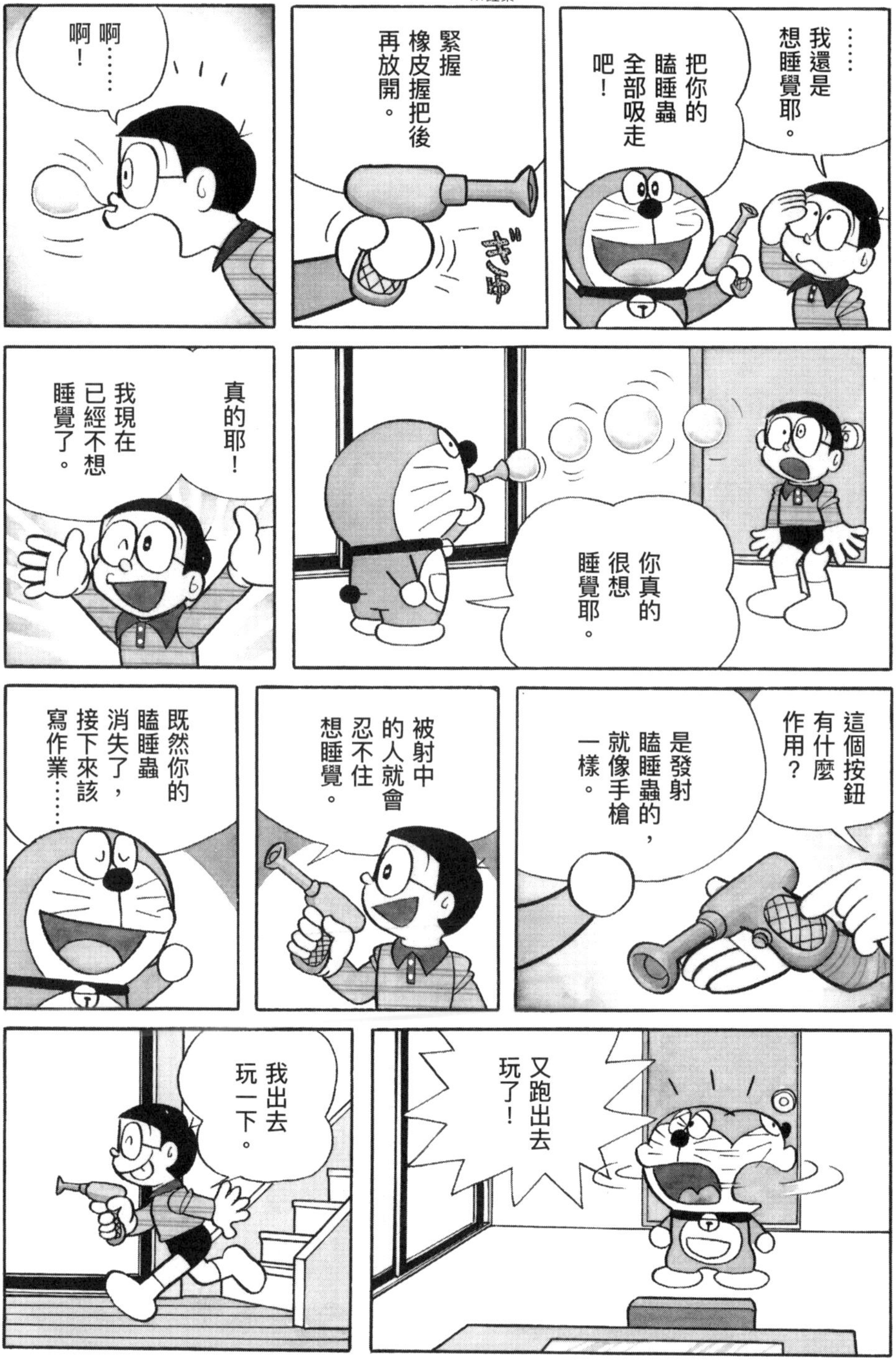

A ②緊張。各位可能以為天竺鼠睜開眼睛睡覺，其實那是緊張的表現。

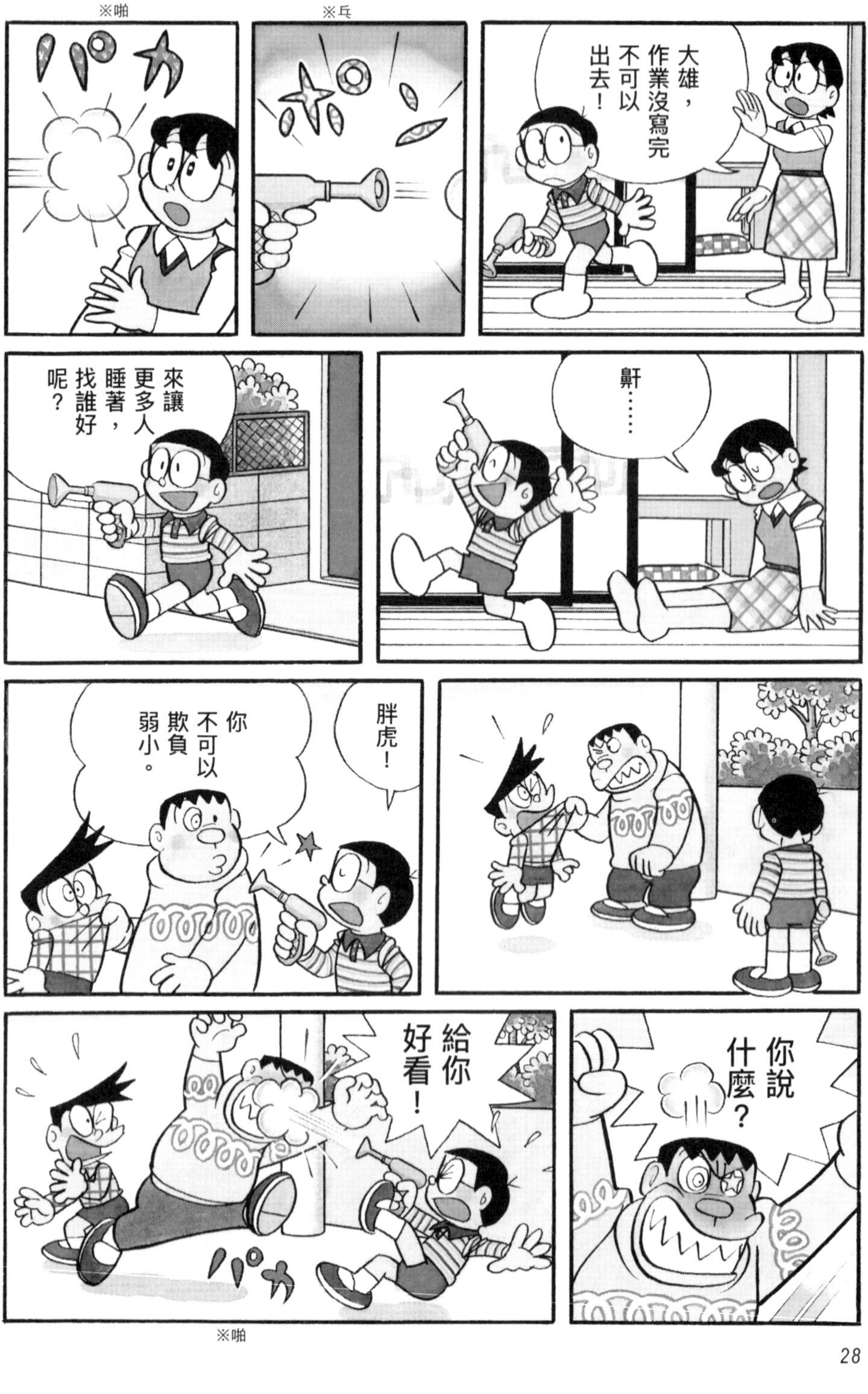
大雄，作業沒寫完不可以出去！
※乒
パカ
※啪
齁……
來讓更多人睡著，找誰好呢？
胖虎！
你不可以欺負弱小。
你說什麼？
給你好看！
パカ
※啪

睡覺天才夢遊盒Q&A

Q 人類在地球上睡過最高的地方是哪裡？①聖母峰 ②東京晴空塔 ③富士山

A ① 聖母峰。聖母峰是標高八千八百四十九公尺的世界最高峰，由於氧氣比地面稀薄許多，在上面睡覺是很困難的事情。

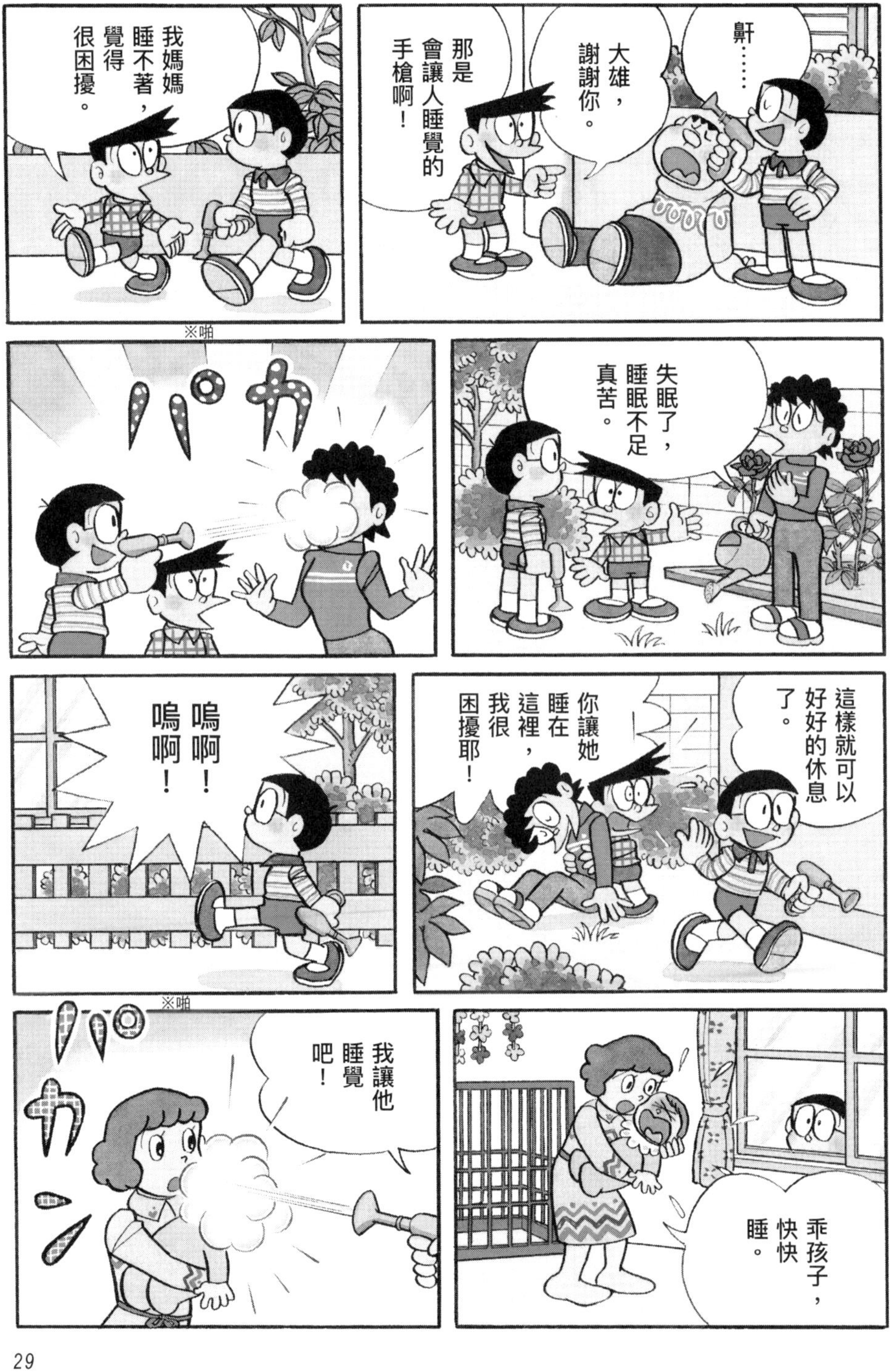
鼾……
大雄，謝謝你。
那是會讓人睡覺的手槍啊！
我媽媽睡不著，覺得很困擾。
失眠了，睡眠不足真苦。
パカ
※啪
這樣就可以好好的休息了。
你讓她睡在這裡，我很困擾耶！
嗚啊！嗚啊！
乖孩子，快快睡。
我讓他睡覺吧！
パカ
※啪

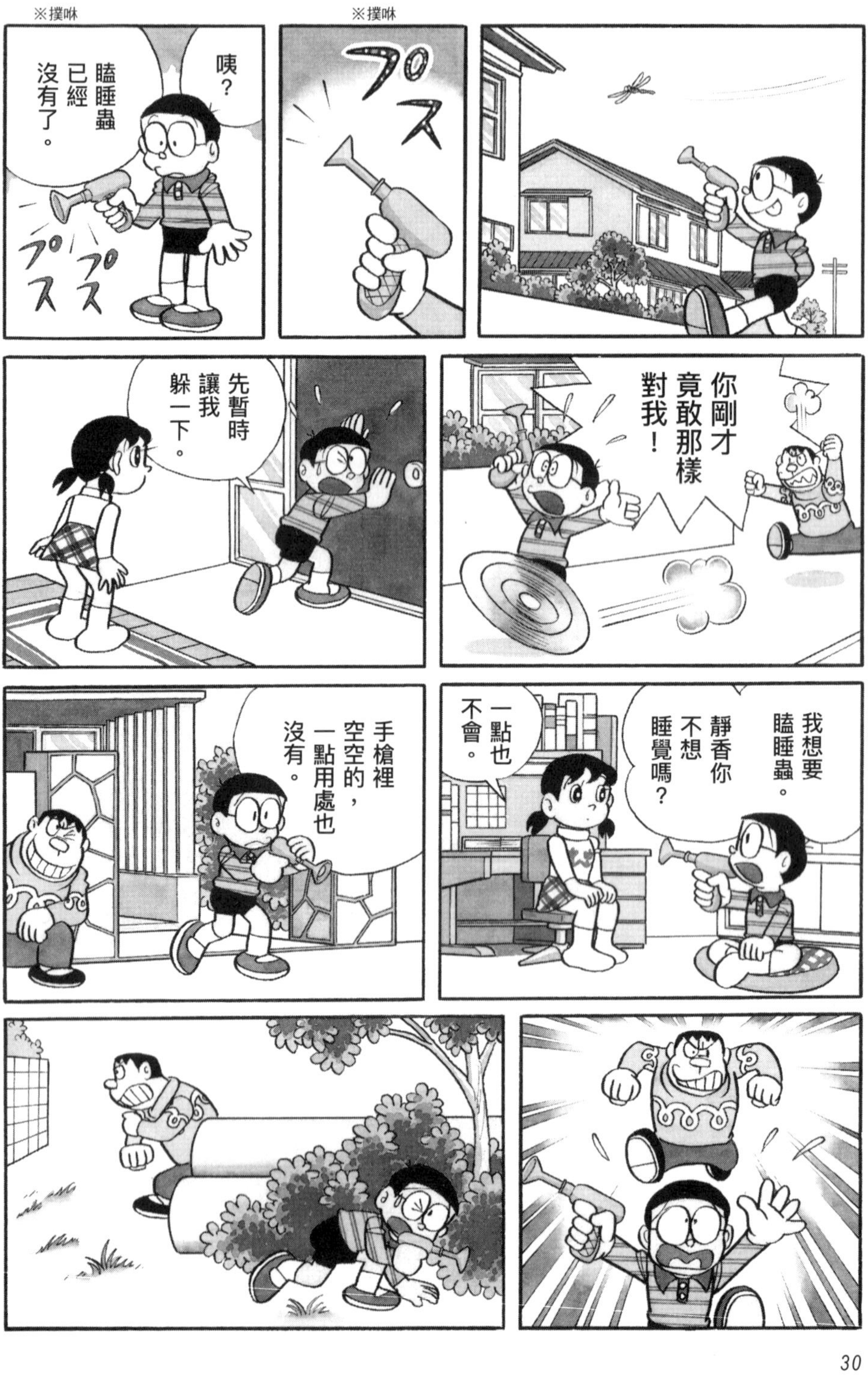
※撲咻
※撲咻
咦？
瞌睡蟲已經沒有了。
你剛才竟敢那樣對我！
先暫時讓我躲一下。
我想要瞌睡蟲。
靜香你不想睡覺嗎？
一點也不會。
手槍裡空空的，一點用處也沒有。

睡覺天才夢遊盒Q&A

Q 睡眠不足可增進食慾，這是真的嗎？

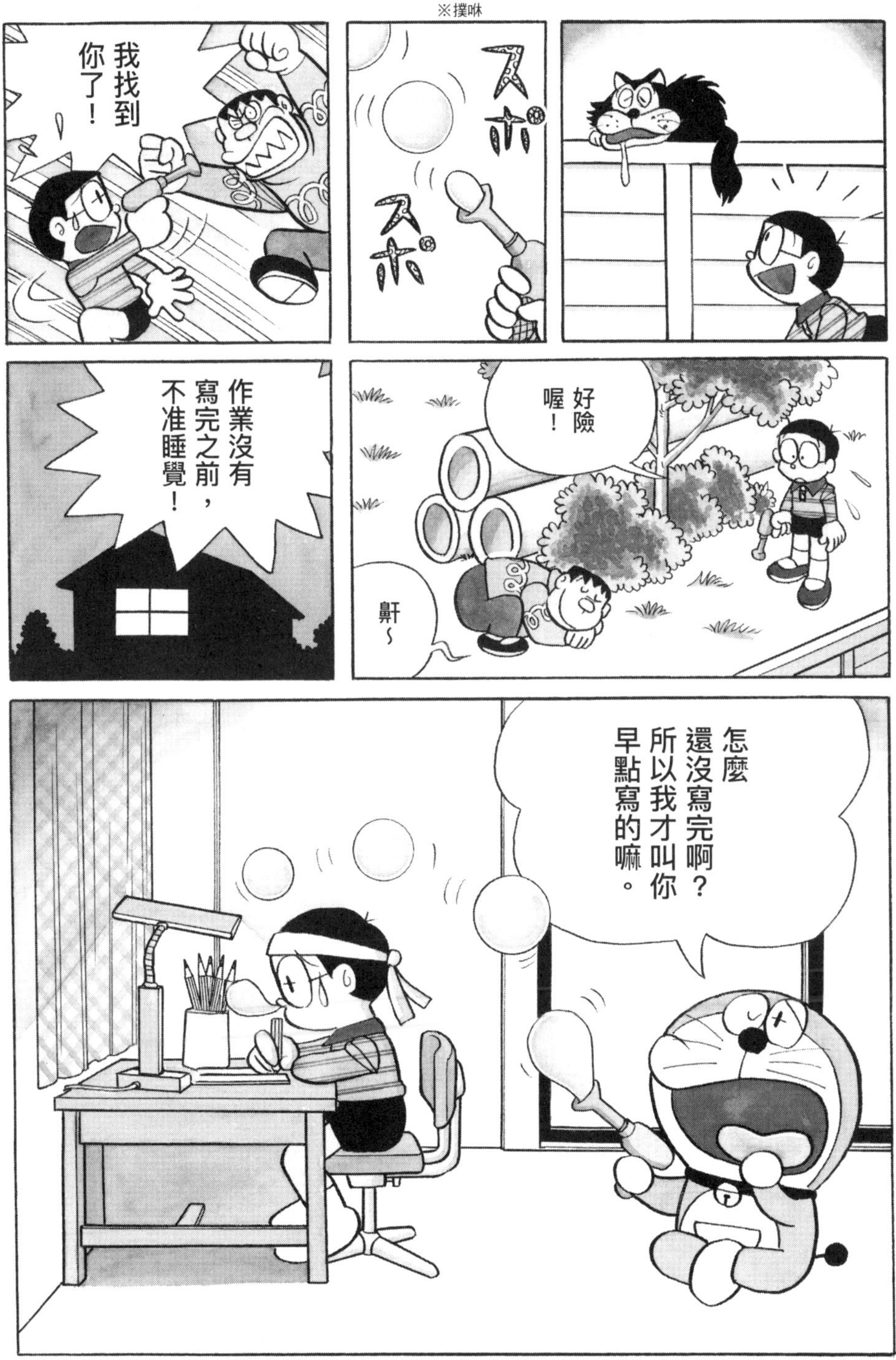

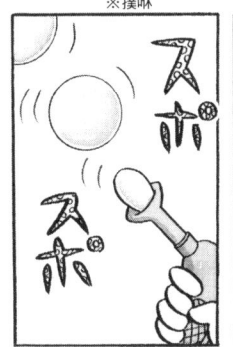

A 真的。睡眠不足時，體內的「飢餓素」荷爾蒙增加，使人胃口大開，自然就會吃多一點。

睡眠不足與不睡會有什麼後果？

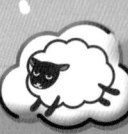

挑戰不睡覺紀錄的高中生

一九六四年，一名美國男高中生挑戰不睡覺金氏世界紀錄的報導，登上當地報紙版面。報導表示，該名男高中生想挑戰人可以多久不睡覺。

當時，正在進行睡眠研究的史丹福大學威廉・查爾斯・尤特莫倫教授協助完成這項挑戰實驗，為研究增添材料。實驗小組以腦波儀測量腦波變化，發現高中生想睡時就搖搖他或和他說話，讓他保持清醒。若是真的很想睡，就和他一起打籃球。

在此狀況下，該名男高中生最後創下兩百六十四小時十二分（十一天又十二分鐘）不睡覺的紀錄。實驗結束的第二天，他持續睡了十四小時四十分鐘。之後便恢復了正常生活。

不過，我們不能根據實驗結果，斷定「人可以十一天不睡覺」。

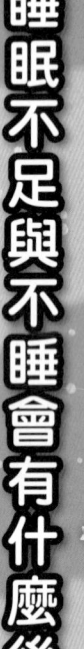

該名男高中生在實驗期間，隨著不睡覺時間增加，口齒也越來越不清，還出現雙手發抖、說錯話等現象。而且，遇到一點小事就焦躁不安，甚至出現幻覺、幻聽等症狀，情緒也變得極不穩定。很想睡的時候，就連簡單的加法也會算錯。

睡眠剝奪（斷眠）是一件很痛苦的事，身體與精神都會受損，因此「不讓人睡覺」是過去常用的懲罰和拷問手段。

儘管身心都出現問題，但該名男高中生之所以能撐過連續十一天不睡的考驗，

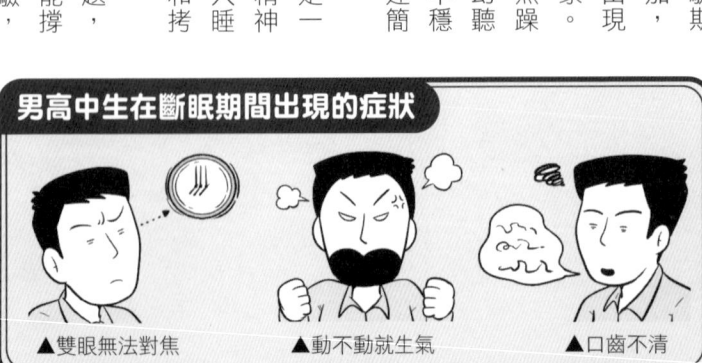

男高中生在斷眠期間出現的症狀

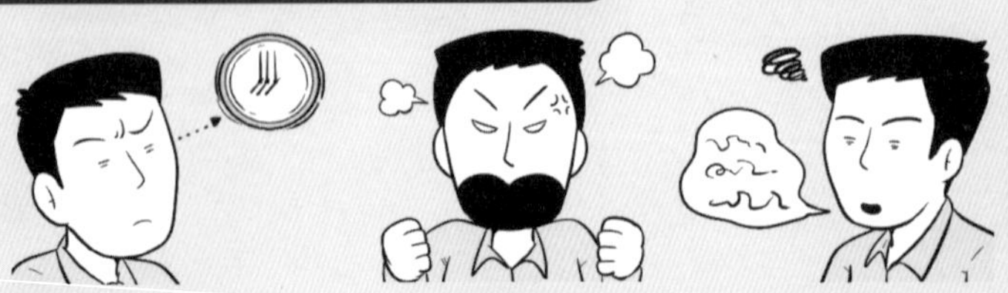

▲雙眼無法對焦　▲動不動就生氣　▲口齒不清

是因為其體質強健的關係。直到今日，斷眠研究仍在持續進行中。

睡眠不足也是造成肥胖的原因

跟據美國聖地牙哥大學的研究數據，睡眠時間較短的女性容易肥胖。史丹福大學、名古屋大學與中國上海的大學也做出同樣的研究結果。

每當熬夜，人就會想吃東西。事實上，出現這個反應的原因，不只是清醒時間較長的關係。

研究發現，睡眠時間變短，人體就會大量分泌促進食慾的「飢餓素」。不僅如此，避免吃太多的荷爾蒙「瘦素」則會減少分泌。

也就是說，睡眠不足會打亂荷爾蒙平衡，使身體變差。此外，研究還顯示，睡眠不足也容易罹患高血壓、糖尿病等各種疾病。

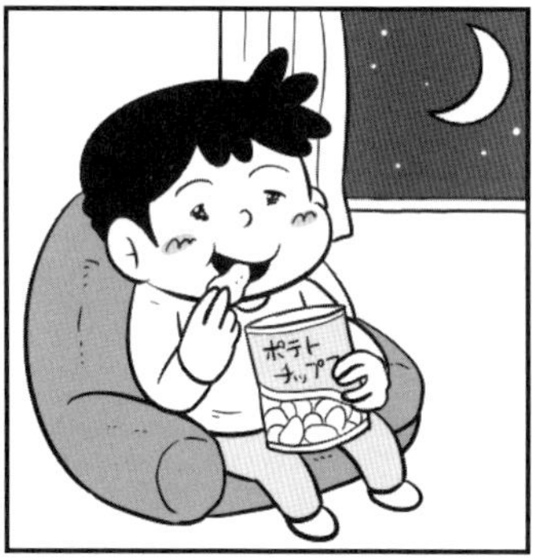

▲熬夜會分泌促進食慾的荷爾蒙

睡太多也不好

雖說睡眠有益健康，但各位一定要注意，睡太多也會危害身體。美國機構曾經針對一百萬人進行調查，發現長時間睡眠的人死亡率偏高。

每天平均睡七到八小時的成年人，死亡率最低；睡眠時間九到十小時的人，死亡率竟為前者的一點四倍！

睡太多會打亂原本的生理時鐘，而且還會減少白天的活動量，容易引起肥胖與生活習慣病。所以，有助於調和生理時鐘的優質睡眠，對人類健康真的很重要。

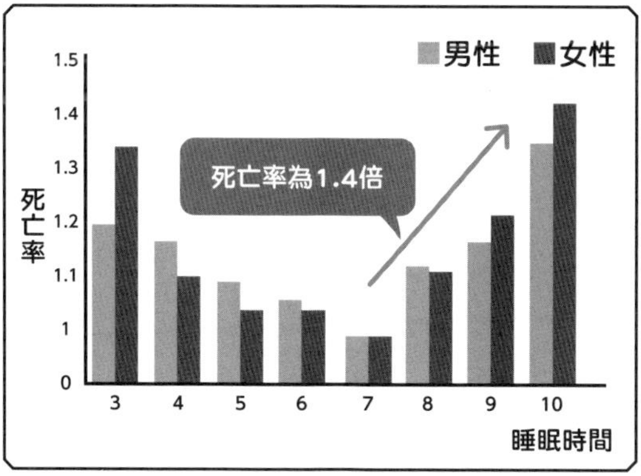

▲睡眠時間與死亡率

日本人的睡眠時間不足？

日本人的睡眠時間倒數第一

跟據二〇一八年OECD（經濟合作暨發展組織）發表的各國平均睡眠時間調查結果，許多國家的平均睡眠時間都超過八小時，日本的平均睡眠時間卻只有七小時二十二分（日本的調查是在二〇一六年進行），在三十三個參與調查的國家中吊車尾。比起睡眠時間最長的南非（九小時十三分），大約少了兩小時。

二〇二〇年，BRAIN SLEEP（本書日本版審訂者西野精治教授成立的公司）也針對睡眠時間進行調查，發現日本人的睡眠時間變得更少了，只有六小時二十七分，也就是在四年間少了將近一個小時。儘管二〇二一年為六小時四十三分、二〇二二年為六小時四十八分，呈現些微上升趨勢，但放眼國際仍然是倒數第一。

日本人的工作時間比其他國家都還要長，通勤時間也很長。不僅如此，許多店家還營業到深夜，可以玩到很晚，這些都是造成睡眠不足的原因。

此外，睡前滑手機、使用電腦，或玩電玩，都會讓大腦保持清醒、無法好好休息，這些都可能是導致不好入睡、睡不好、醒來還是很累的主要原因。

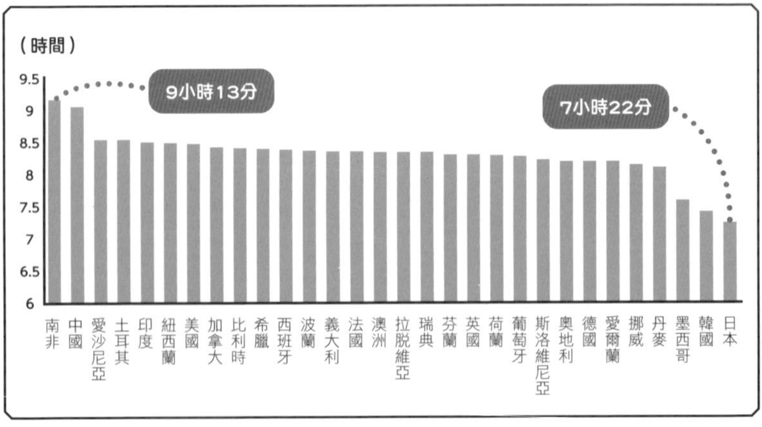

▲世界各國的平均睡眠時間（每天）／OECD 發表

睡眠不足導致的經濟損失每年為十五兆日圓

誠如前方所說，睡眠不足沒有任何好處，尤其兒童的大腦在十二歲時就已發展到與成年人差不多的程度，因此成長期絕對不能缺乏睡眠。睡眠不足也會影響大人的工作表現。

研究顯示，日本人因為睡眠不足，每年造成的經濟損失高達十五兆日圓左右。

睡眠不足，人就沒有精神，工作效率不彰，也很容易出錯。即使延長工作時間，睡眠不足引起的反應仍會拖累工作績效，造成經濟損失。

負面影響不僅如此，缺乏睡眠導致注意力不足，很容易引起意外事故，或是在工作時受重傷。此外，不正常的作息容易引起生活習慣病（高血壓、糖尿病等），免疫力和抵抗力也會減弱，使人經常生病，甚至罹患失智症。睡眠不足對身體健康的影響相當深遠。

大多數人都想再多睡一會兒卻無法如願，這也是不可輕忽的社會問題。

好好睡專欄

「微睡眠」超危險！嚴重可引發交通事故

你知道人在清醒的時候也會睡著嗎？觀察缺乏睡眠的人腦波的活動狀況（呈現大腦活動的電子訊號），發現白天活動期間，人會無意識的睡 1 到 10 秒不等的時間，而且很快便清醒。由於睡眠時間極為短暫，稱為「微睡眠」。

美國曾經針對值夜班與不值夜班的醫師，進行微睡眠實驗，結果發現剛結束夜班的醫師在實驗期間不斷重複微睡眠，時間超過 4 秒。儘管時間真的很短，若發生在開車時，也可能引起交通事故。

▼微睡眠的調查

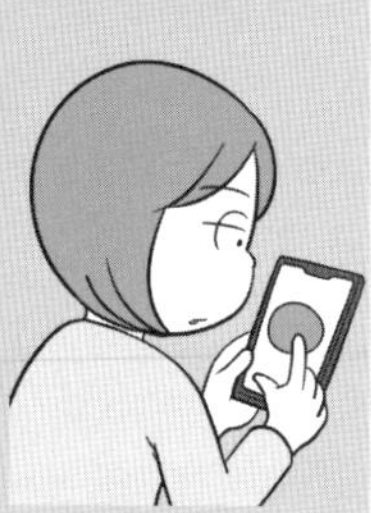

平板螢幕會隨機出現圓形圖案，實驗小組請剛結束夜班的醫師一看到圖案就按下按鈕，實驗持續5分鐘（約90次）。結果發現受試者有3～4秒（或超過4秒）沒有反應。

夢境頻道

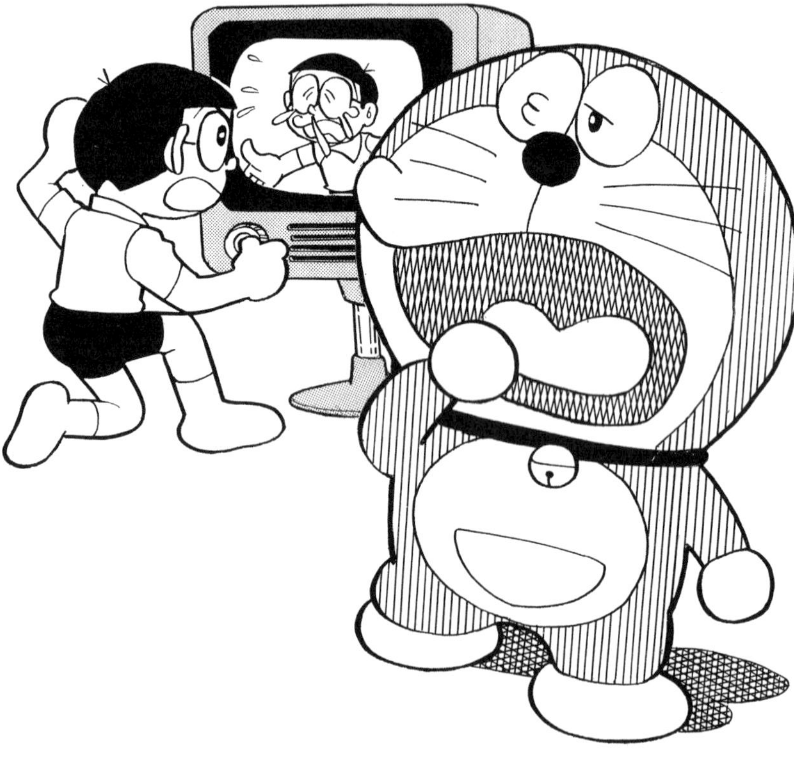

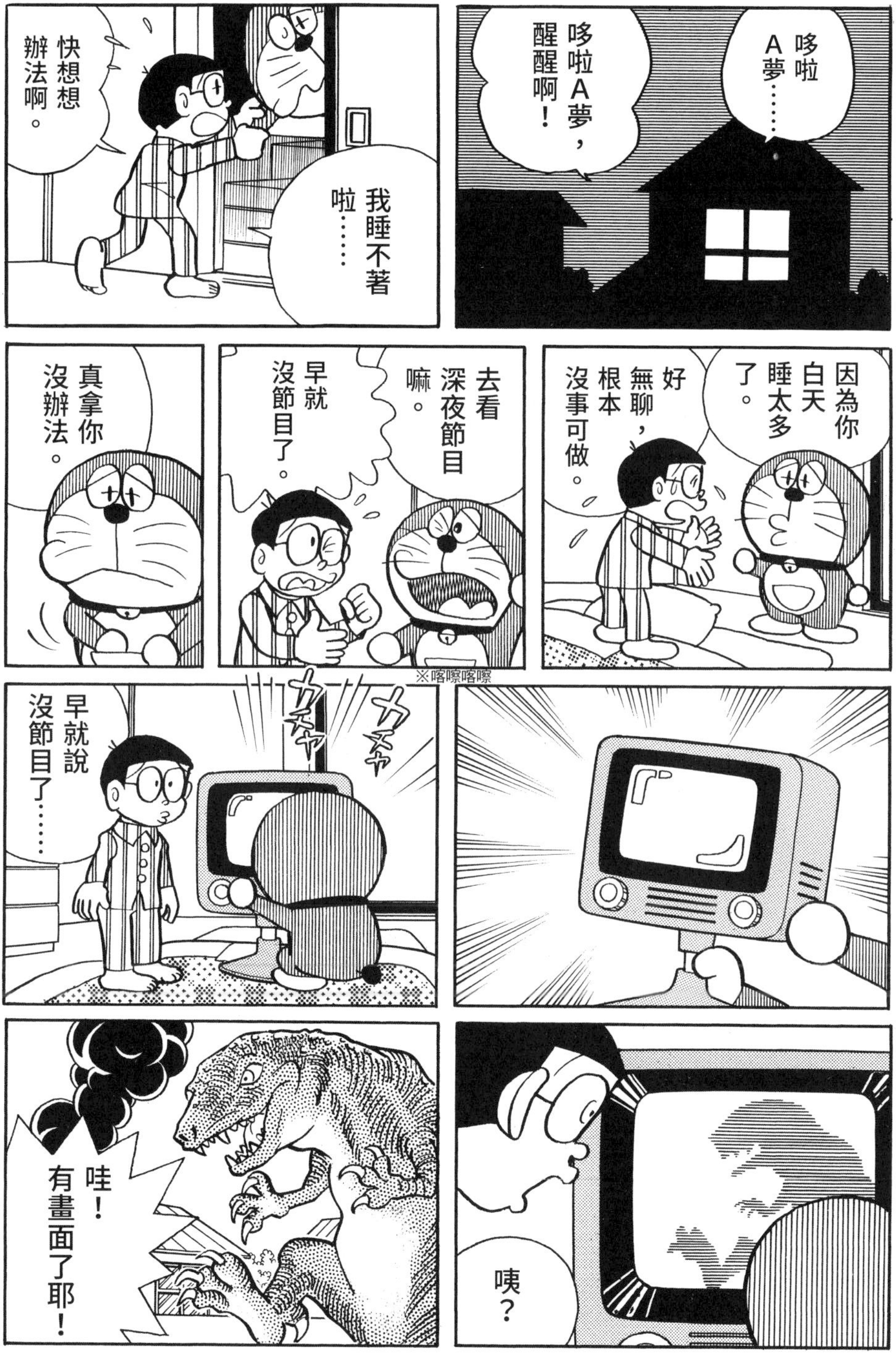
哆啦A夢……
哆啦A夢，醒醒啊！
我睡不著啦……
快想想辦法啊。
因為你白天睡太多了。
好無聊，根本沒事可做。
去看深夜節目嘛。
早就沒節目了。
真拿你沒辦法。
※喀嚓喀嚓
カチャ
カチャ
早就說沒節目了……
咦？
哇！有畫面了耶！

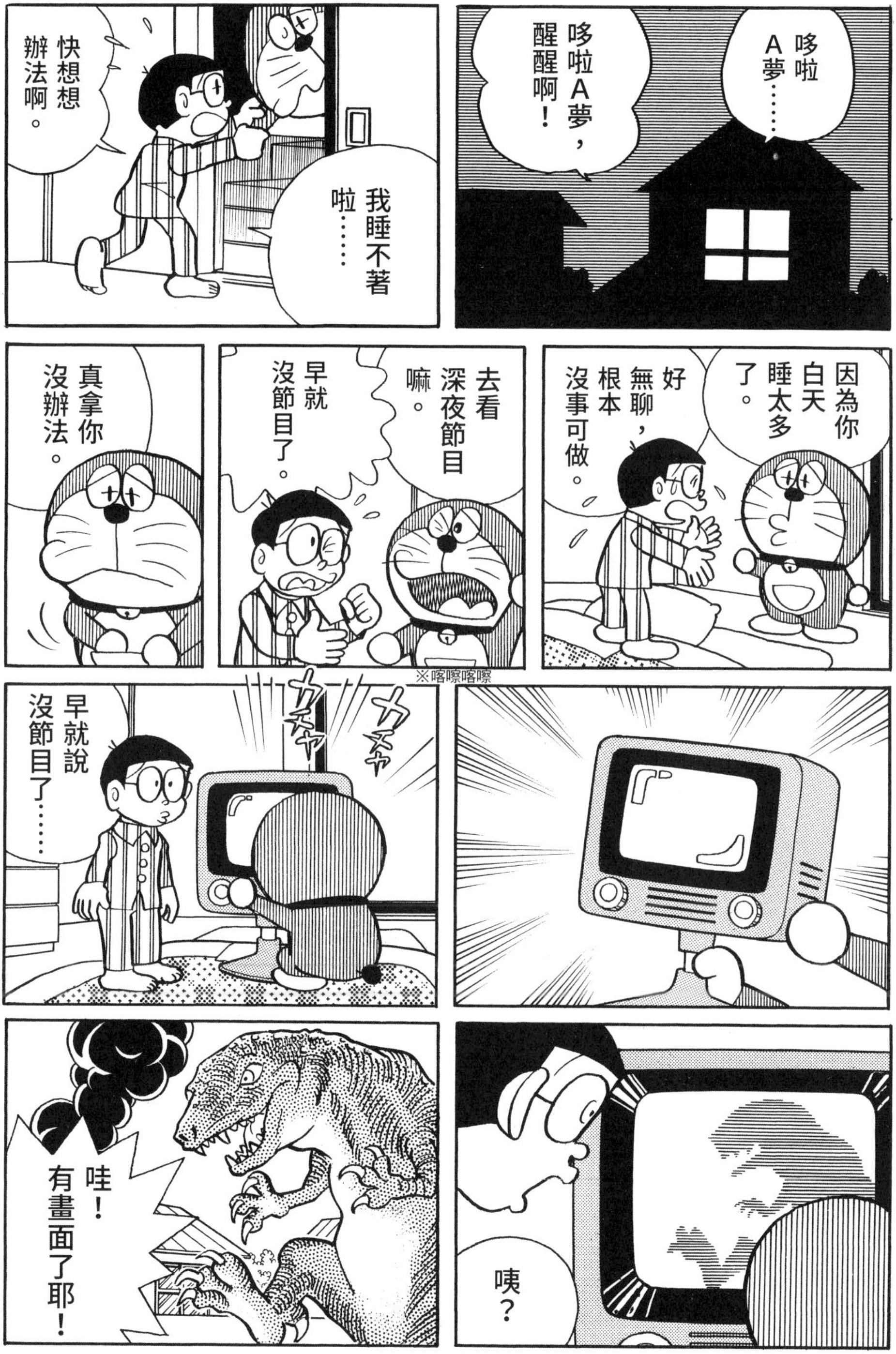

睡覺天才夢遊盒Q&A

Q 聽說有沉睡中的恐龍化石，這是真的嗎？

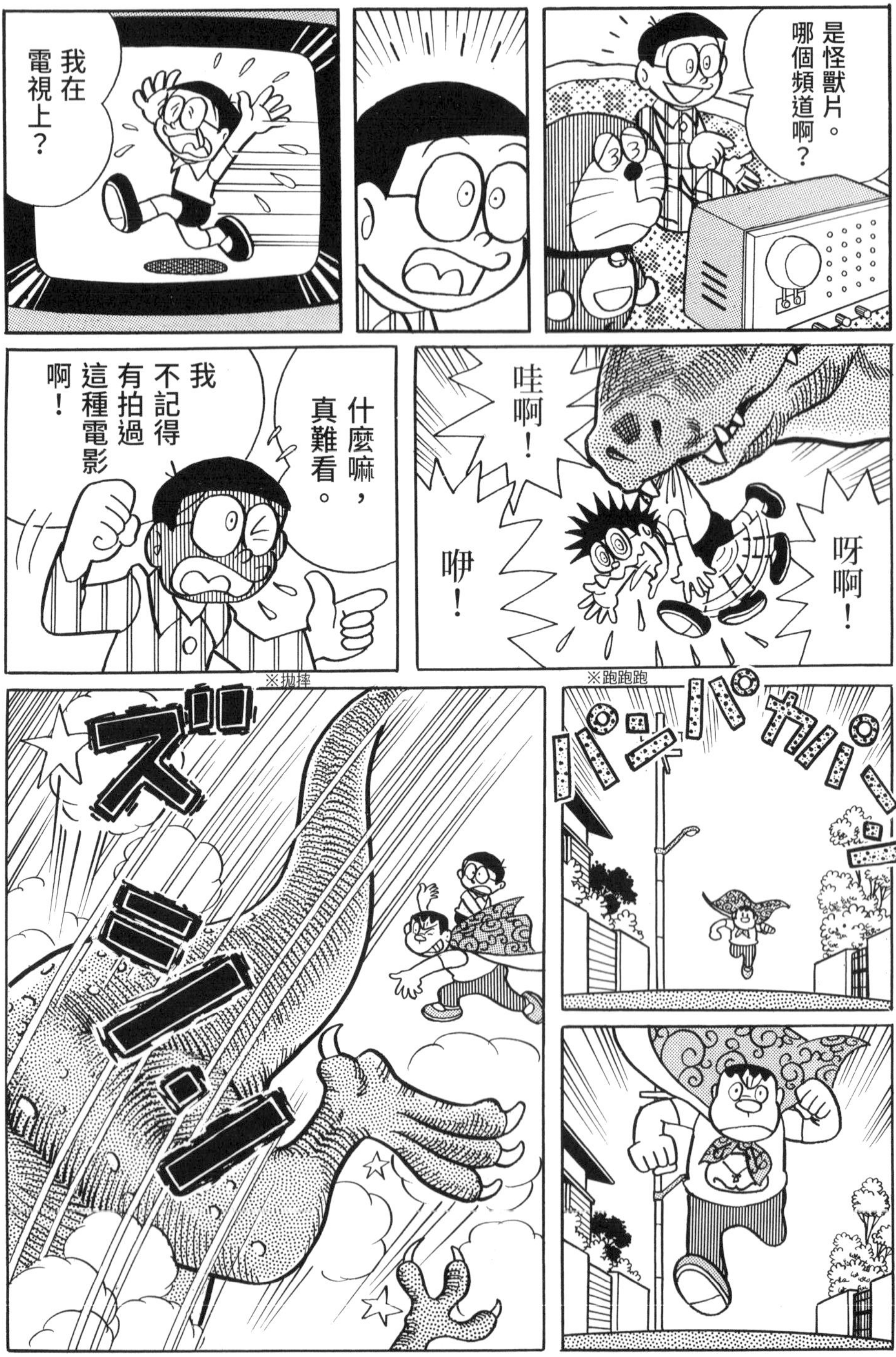

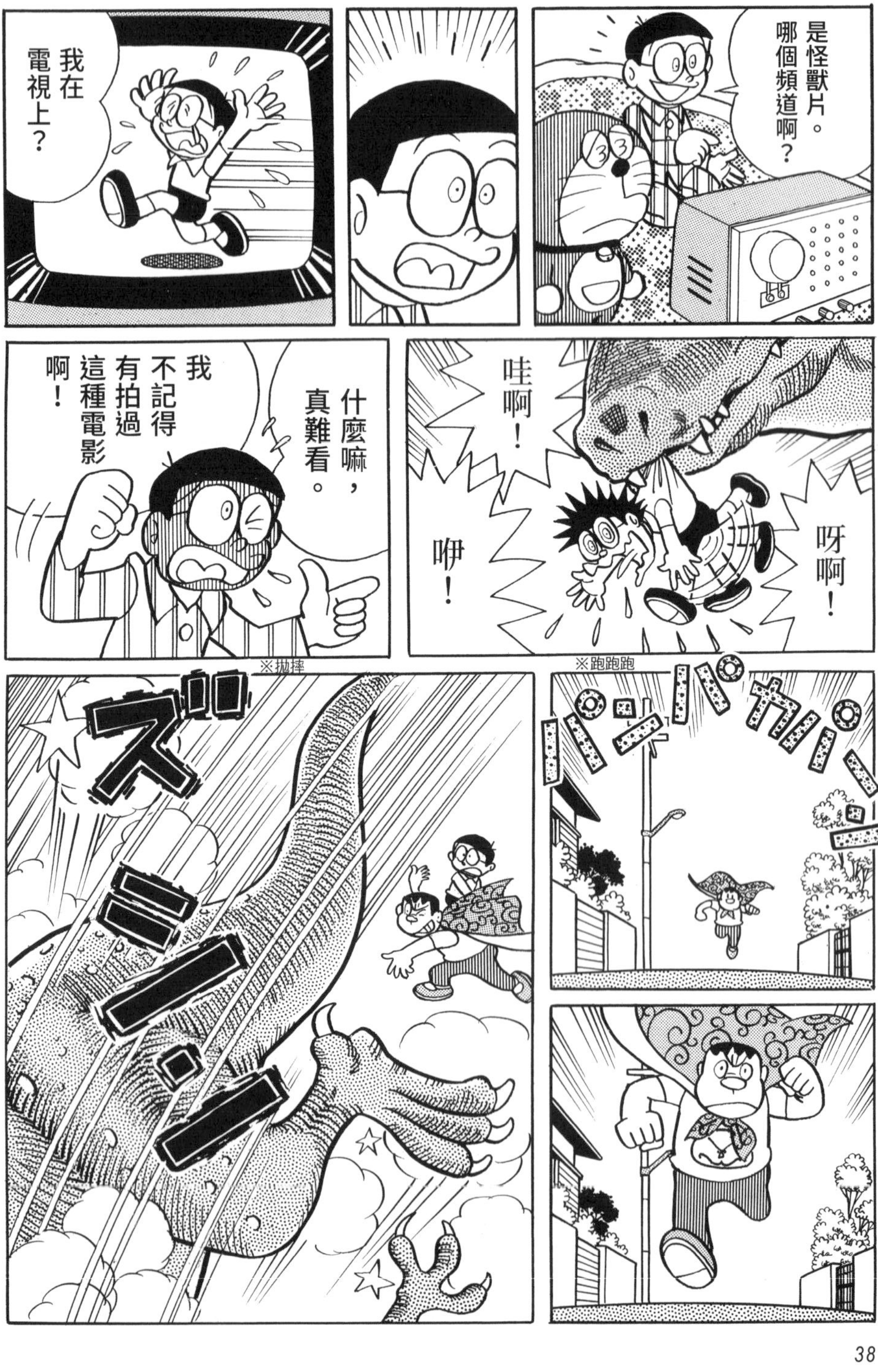

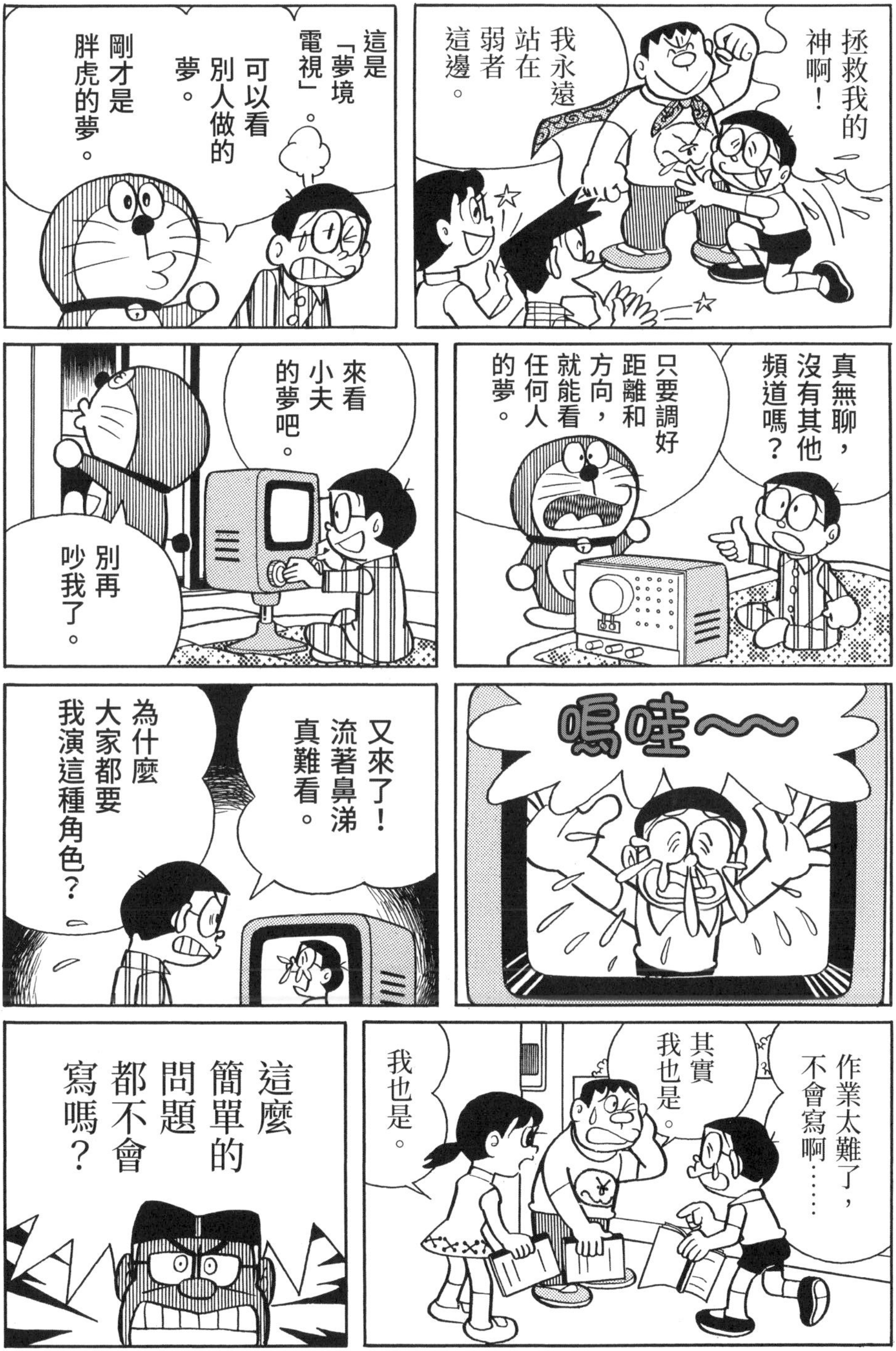
拯救我的神啊！
我永遠站在弱者這邊。
這是「夢境電視」。
可以看別人做的夢。
剛才是胖虎的夢。
真無聊，沒有其他頻道嗎？
只要調好距離和方向，就能看任何人的夢。
來看小夫的夢吧。
別再吵我了。
嗚哇～～
又來了！流著鼻涕真難看。
為什麼大家都要我演這種角色？
作業太難了，不會寫啊……
其實我也是。
我也是。
這麼簡單的問題都不會寫嗎？

A 真的。這隻以小鳥睡姿被考古學家發現的恐龍稱為「寐龍」，意思是「睡覺的恐龍」。

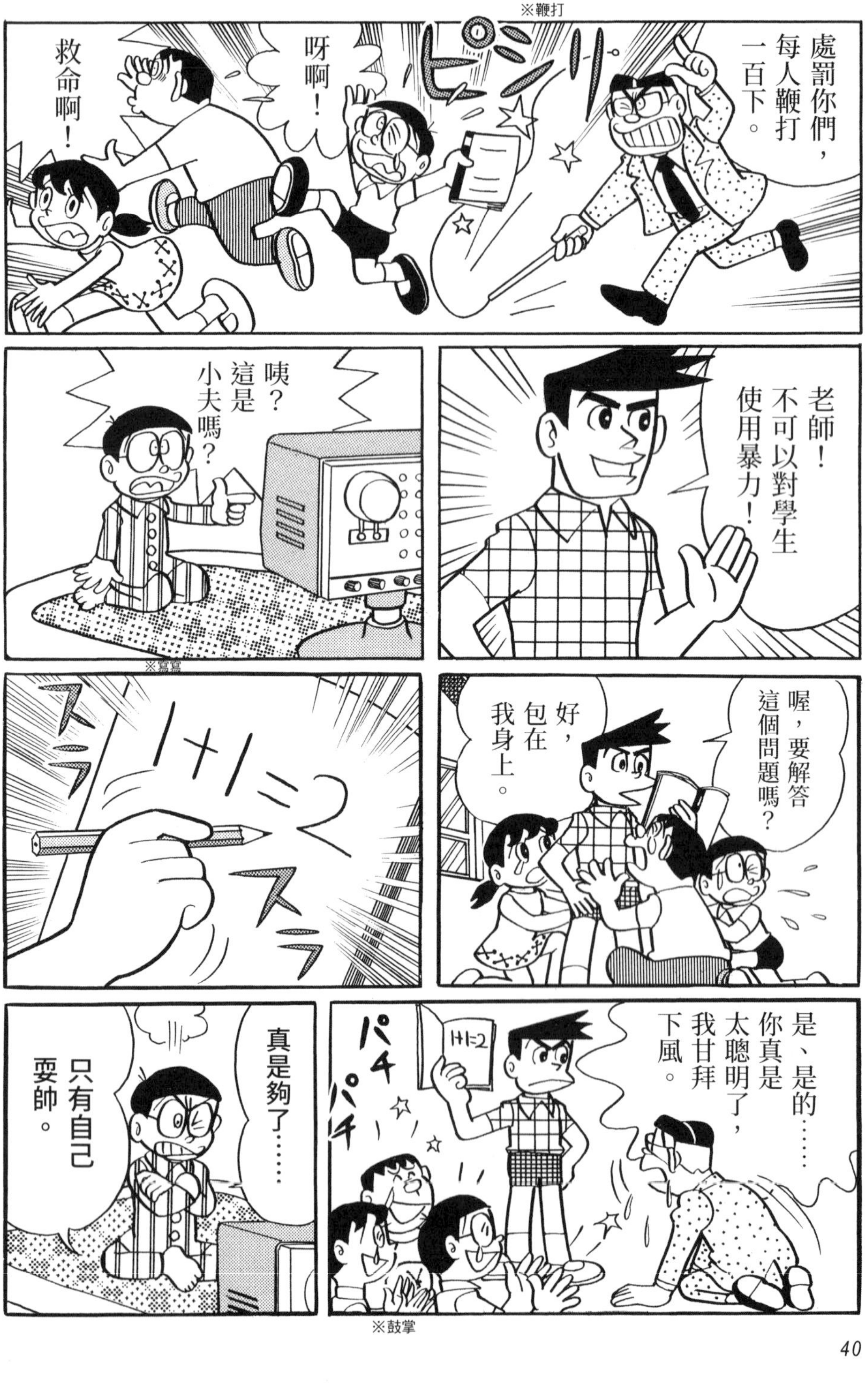

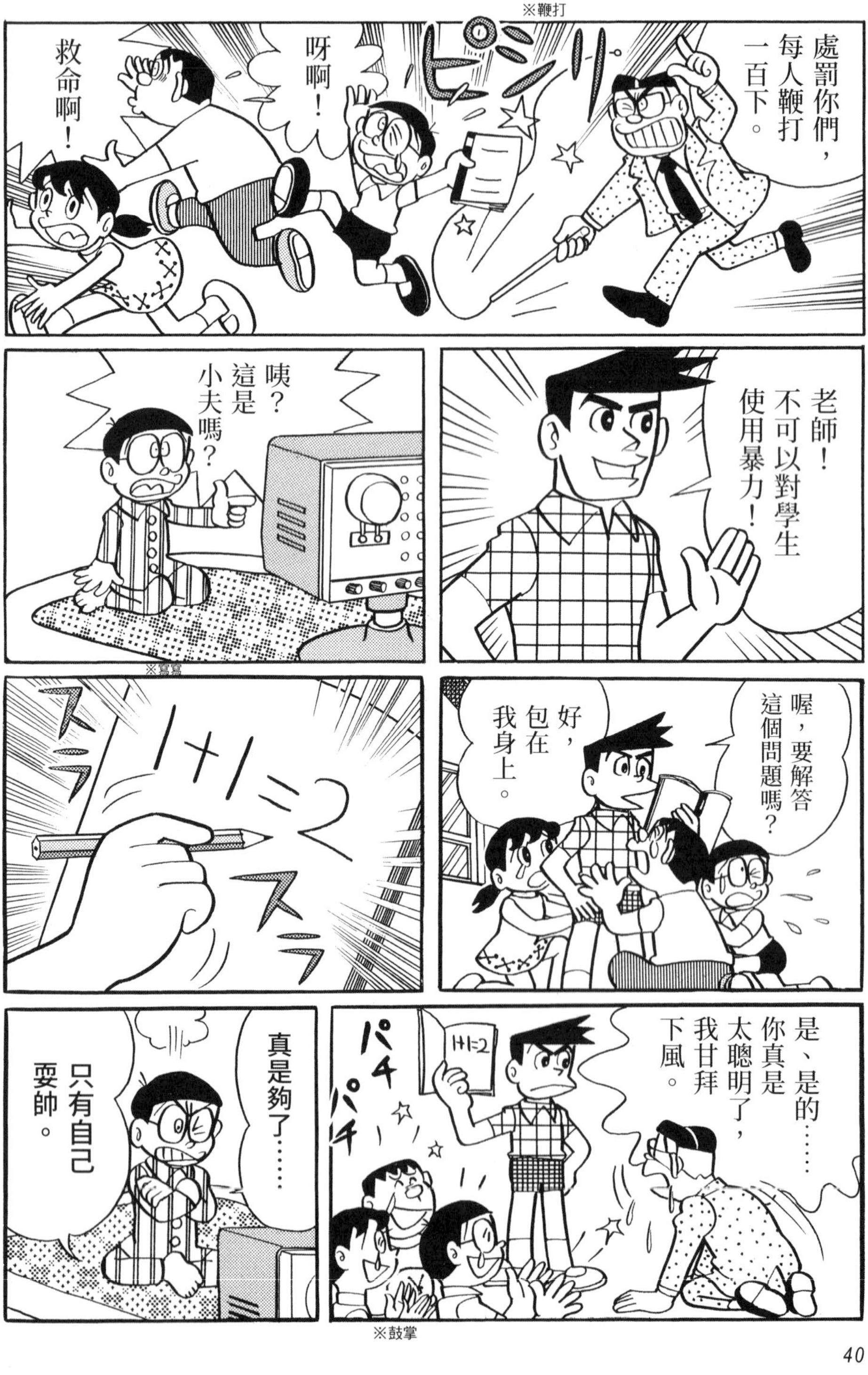

睡覺天才夢遊盒Q&A

Q 以下諺語的○，該填入哪個字？「早起有○文的好處」

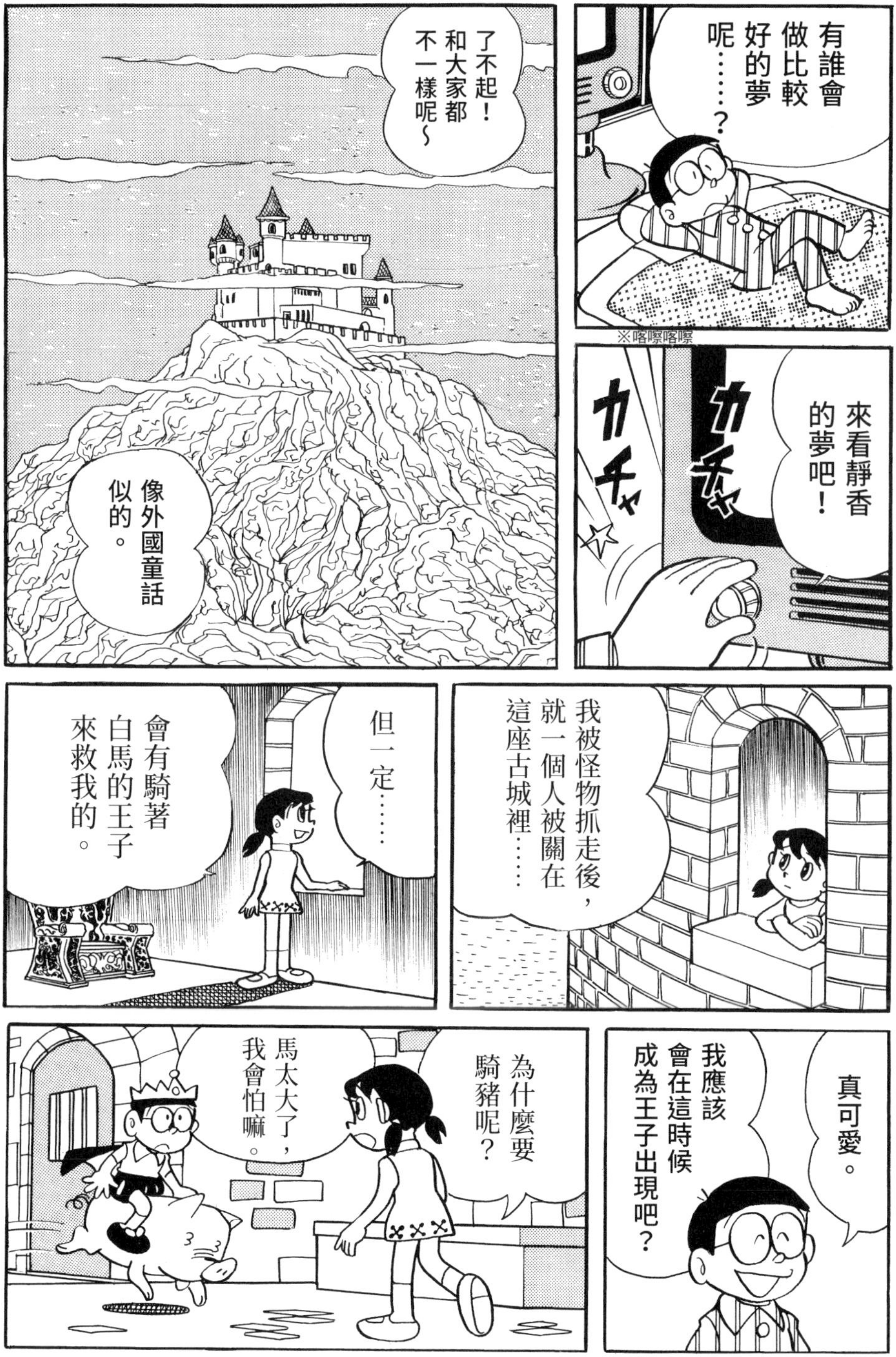

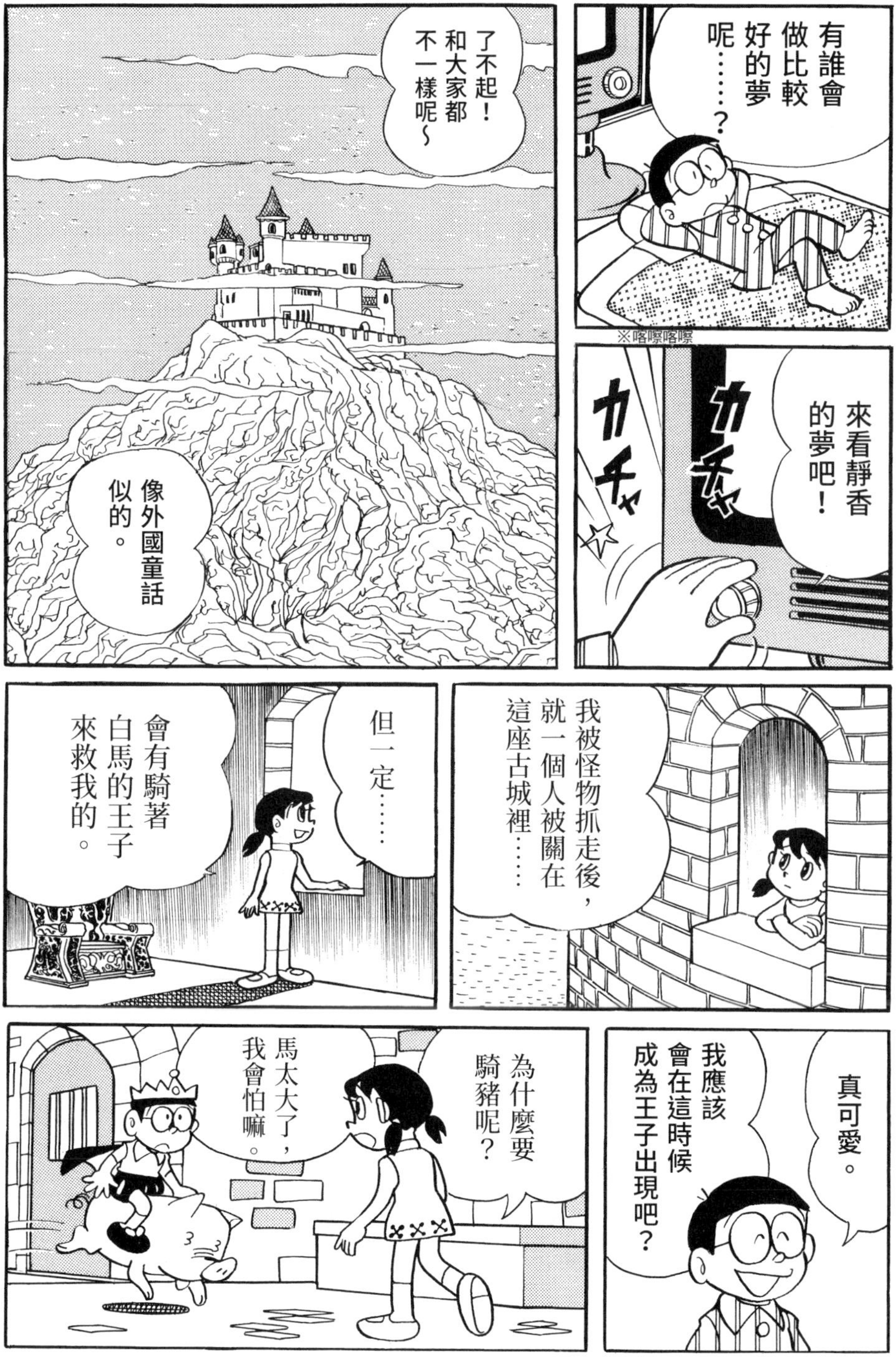

A 三。「文」是以前的金錢單位。這是日本的諺語，意思是早起有益健康，對唸書和工作也有幫助，可以獲得好處。

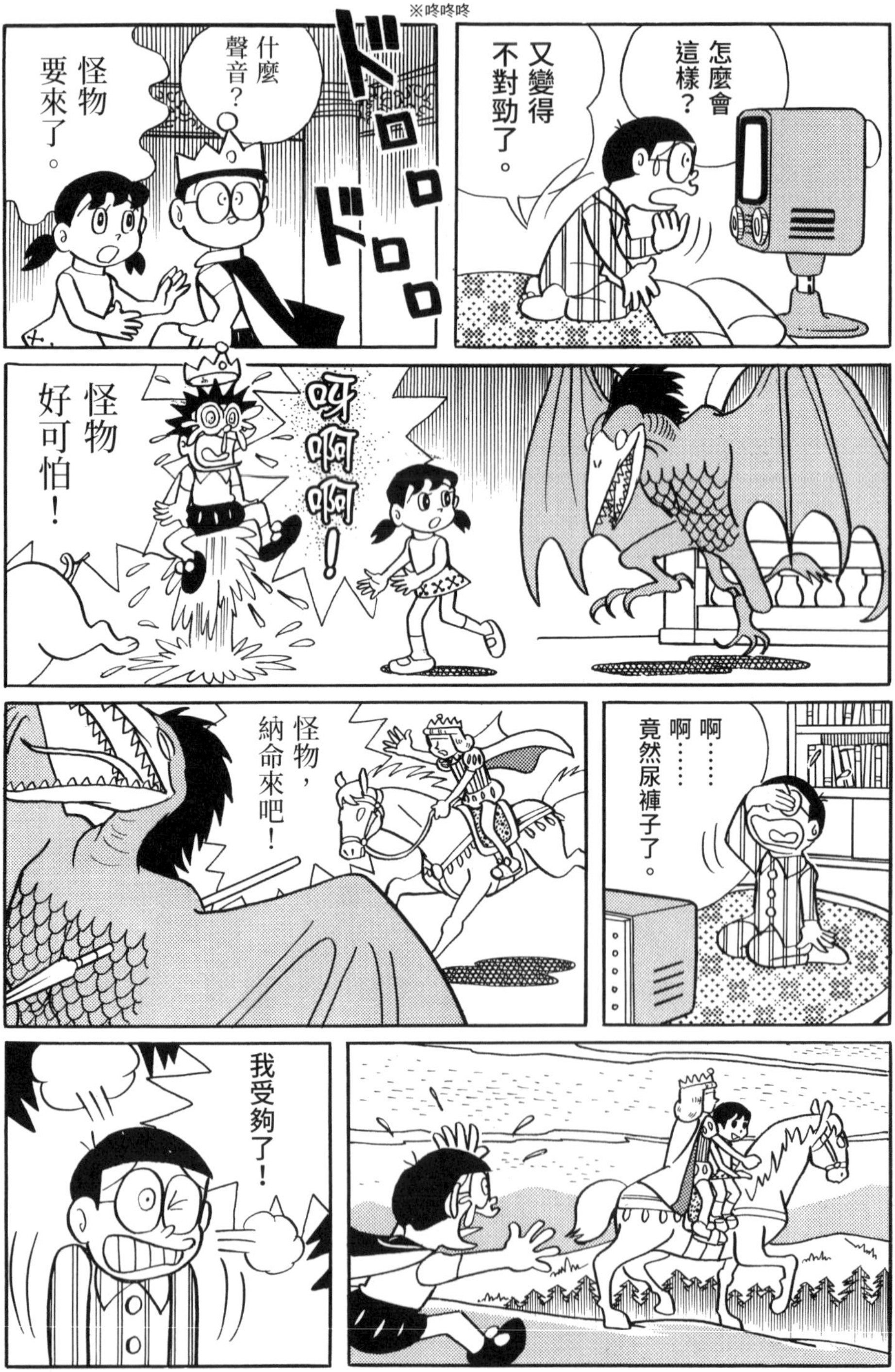

睡覺天才夢遊盒Q&A

Q 聽說在恐龍主宰的時代，哺乳類是夜行性動物，這是真的嗎？

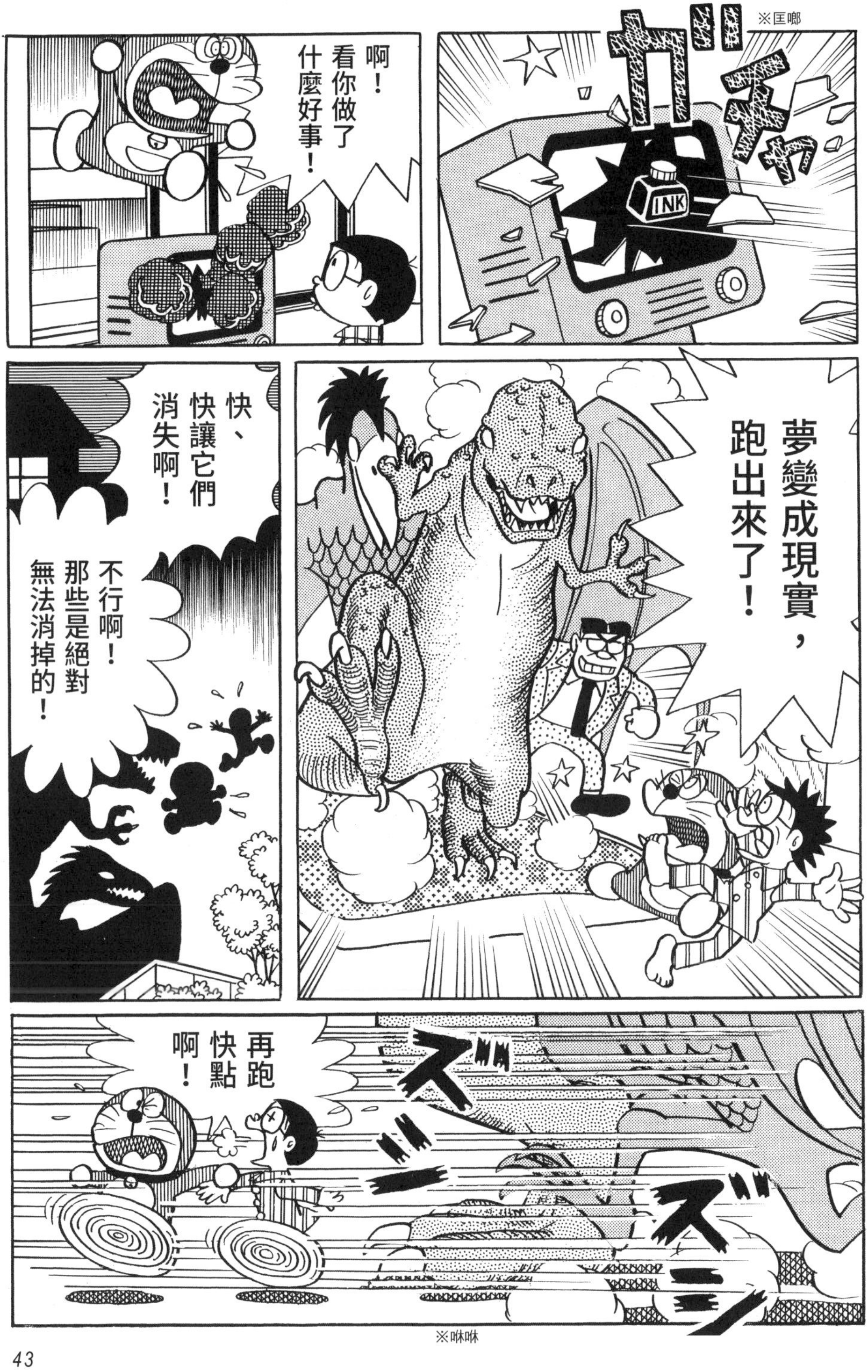

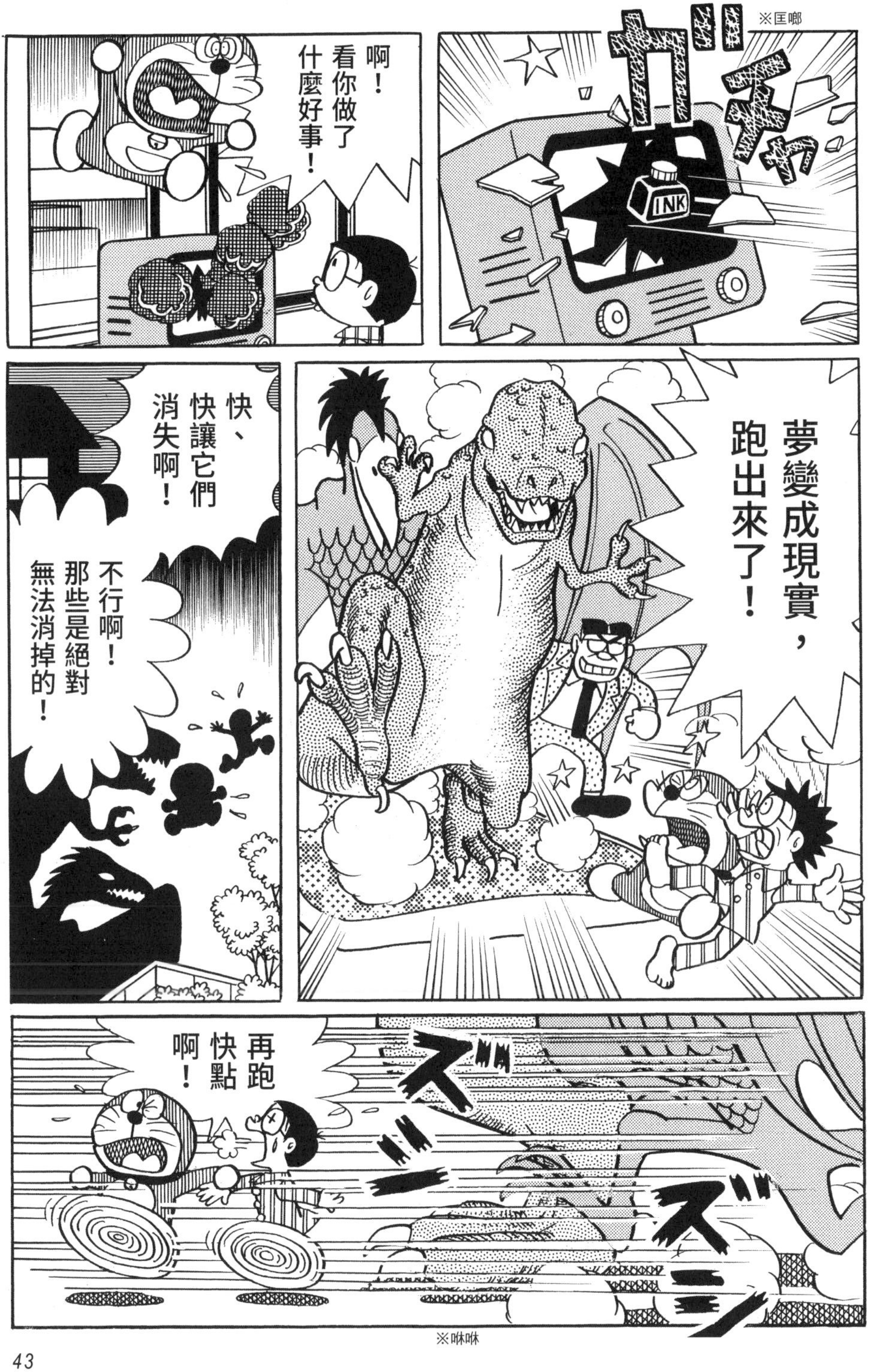

A 真的。在侏儸紀、白堊紀時代，當時的哺乳類害怕晝行性的恐龍，選擇在夜晚活動。

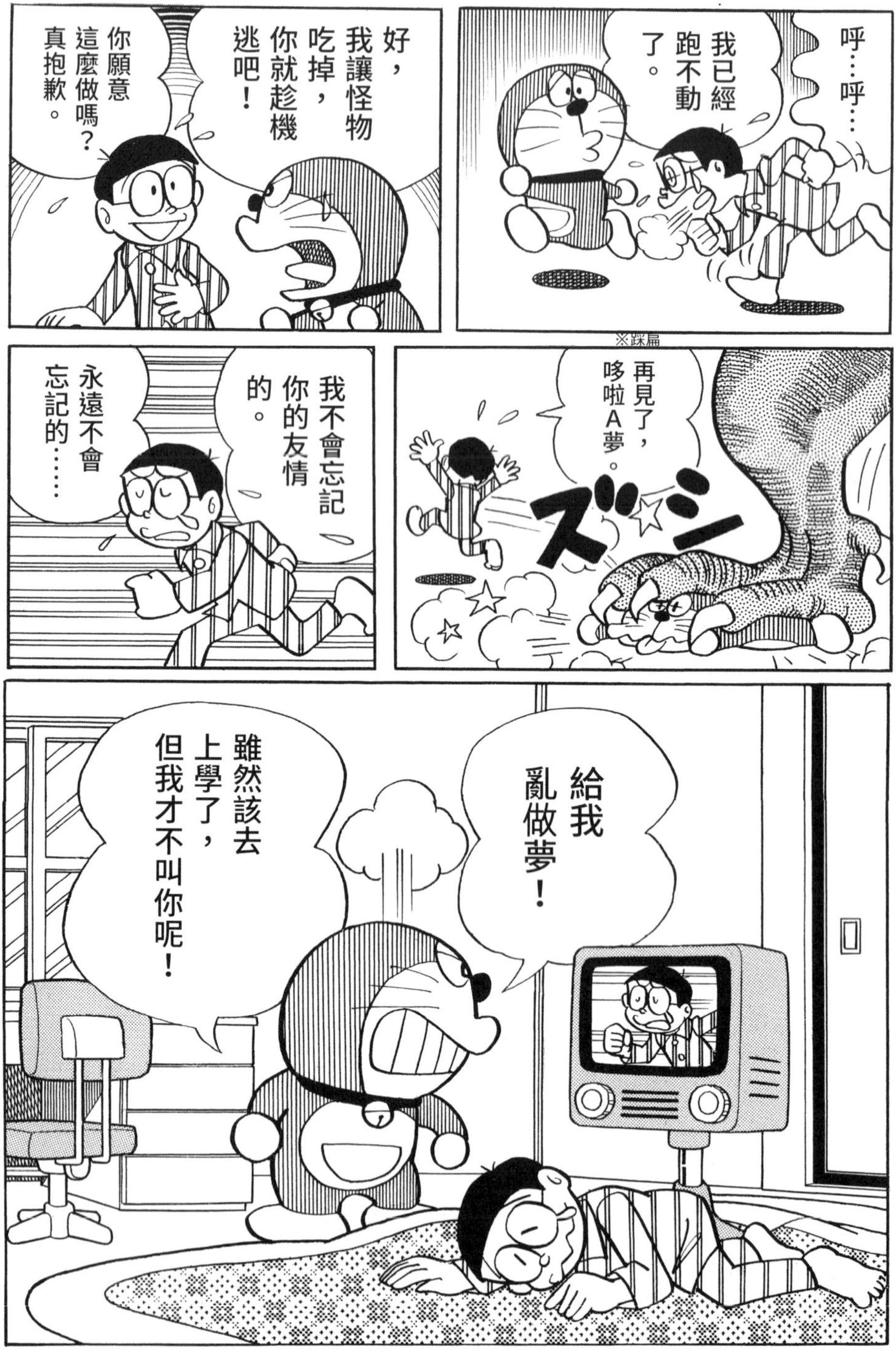
呼……呼……
我已經跑不動了。
好，我讓怪物吃掉，你就趁機逃吧！
你願意這麼做嗎？真抱歉。
再見了，哆啦A夢。
ズシン
※踩扁
我不會忘記你的友情的。
永遠不會忘記的……
給我亂做夢！
雖然該去上學了，但我才不叫你呢！

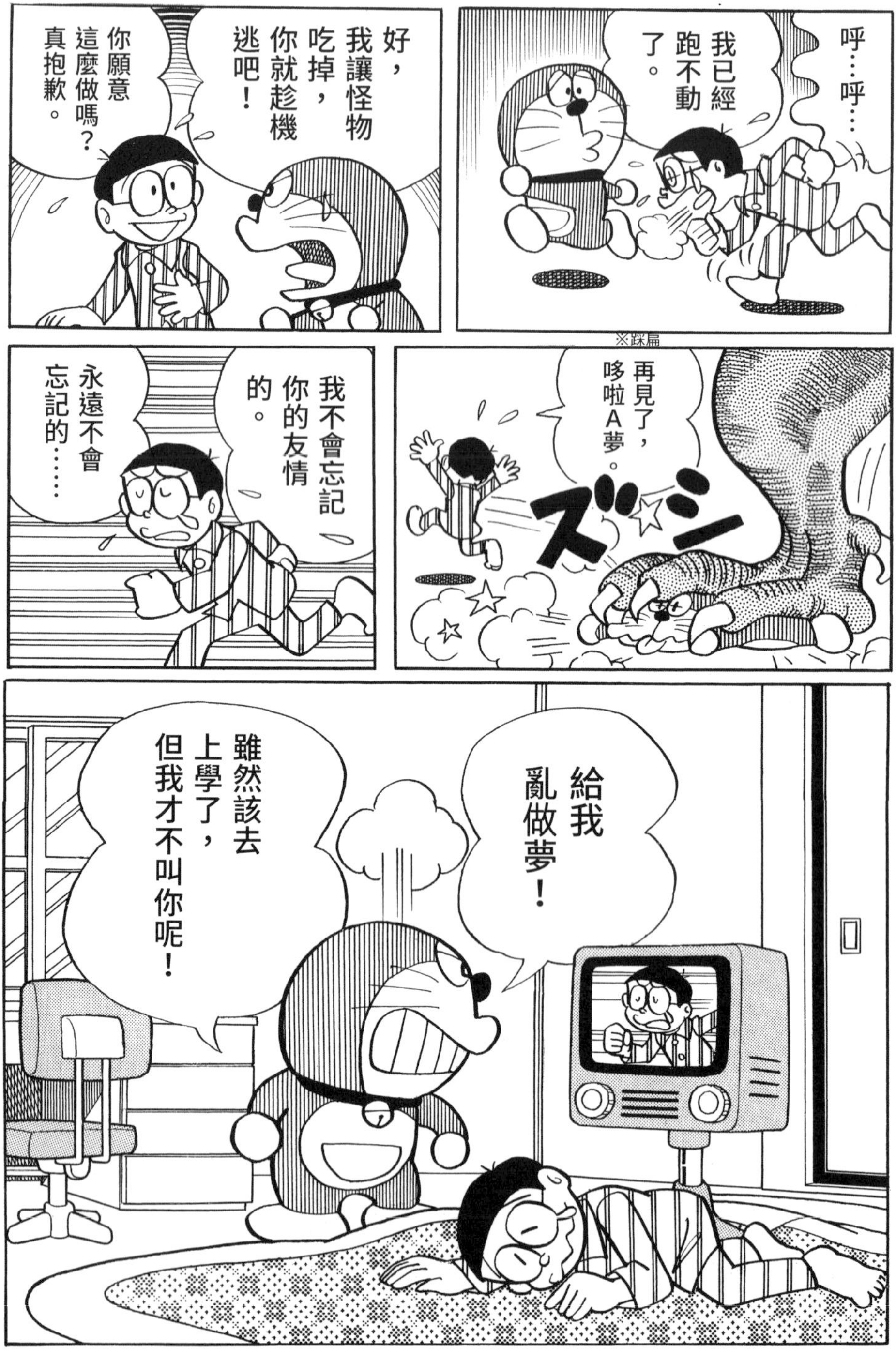

何謂快速動眼期與非快速動眼期？

重複四到五次淺眠與深眠

你的睡眠時間是幾點到幾點呢？睡覺時是否會不斷翻身，中間還醒來好幾次？人從開始睡到醒來，並非一直維持在相同狀態。

事實上，睡眠分成「快速動眼期」與「非快速動眼期」兩種。人在睡眠期間，會像下圖一樣重複這兩種睡眠型態。快速動眼期指的是身體已經休息，但腦部清醒的淺眠狀態。非快速動眼期則是身體和腦部都徹底休息的深眠狀態。

隨著夜晚的到來，人體會分泌引起睡意的「褪黑激素」。此荷爾蒙可降低體溫、血壓與脈搏數，讓人越來越想睡。

只要白天有充分的活動到，多數人一躺進被窩就會在十分鐘內自然入睡。此時進入的是非快速動眼期。在整個睡眠期間，最初的非快速動眼期睡得最深。不僅如此，非快速動眼期分成三種深度（第四十七頁的下方圖示），睡得越深，腦部和身體就休息得越徹底。

非快速動眼期結束後，進入快速動眼期；快速動眼期結束後，又進入非快速動眼期。人類在睡眠期間，會像這樣重複非快速動眼期與快速動眼期四到五次，直到早上清醒。

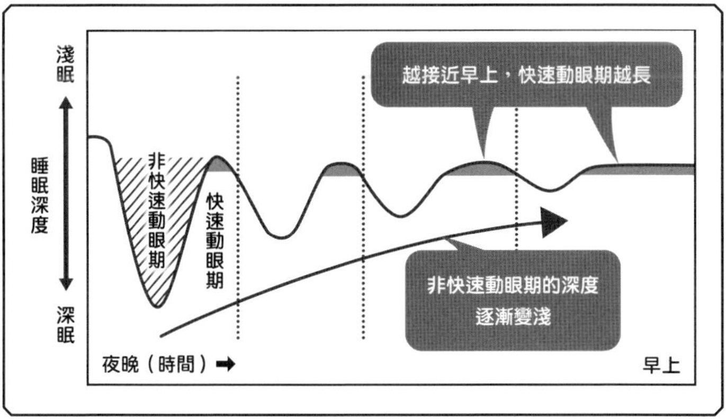

▲非快速動眼期與快速動眼期輪流出現

快速動眼期容易做夢

快速動眼期的英文是Rapid Eye Movement，簡稱REM。當我們睡覺時，眼睛會在緊閉的眼瞼下快速移動，手腳顫抖，腦部尚未完全休息。由於這個緣故，人在快速動眼期很容易做夢。

此外，睡覺的人若想在快速動眼期清醒，很容易就能醒來。不過，此時身體肌肉仍呈現放鬆狀態，雖然腦部清醒了，身體還需要點時間才會醒。

另一方面，當人處於非快速動眼期，腦部會徹底休息，很少做夢。此時眼睛不會動，很難醒來。在重複出現的非快速動眼期中，睡最熟的第一次非快速動眼期這大約九十分鐘期間最難清醒。

隨著早晨的腳步越來越近，非快速動眼期的時間越來越短，睡眠深度也逐漸變淺。相反的，快速動眼期的時間越來越長。

不僅如此，此時體內還會分泌「皮質醇」，提高體溫、血壓與脈搏，讓身體做好清醒的準備。

透過這個方式，身體在清晨進入最後一次快速動眼

快速動眼期與非快速動眼期的差異

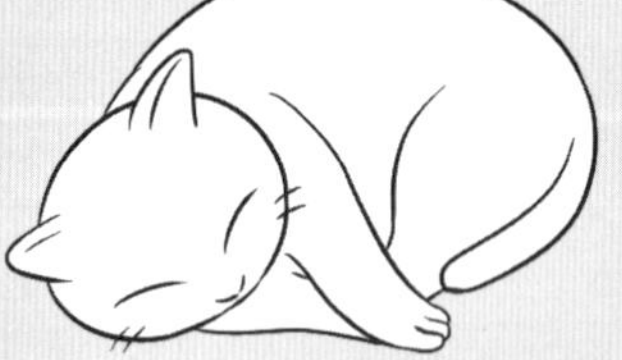

快速動眼期

- 腦部清醒，容易做夢。
- 眼睛快速移動。
- 呼吸與心跳加速且不規則。
- 通常醒來後神清氣爽。

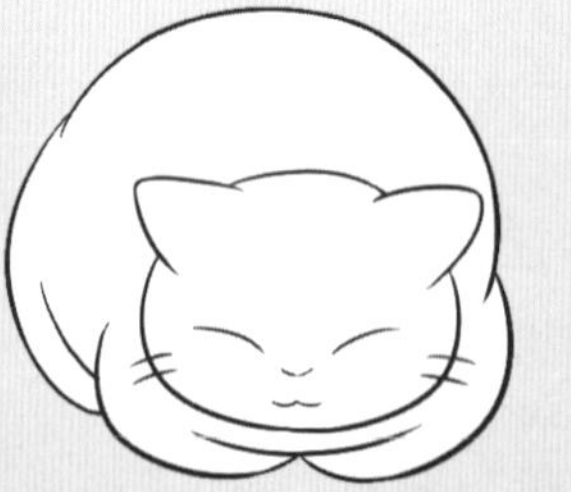

非快速動眼期

- 腦部休息，很少做夢。
- 眼睛不動。
- 呼吸與心跳變慢，呈穩定狀態。
- 從深度的非快速動眼期醒來時精神很差。

▲從貓咪的睡覺姿勢，可以知道牠處於非快速動眼期或快速動眼期。蹲著的睡姿是非快速動眼期，側躺著睡的是快速動眼期。

期，此時睡眠程度較淺且長，身體做好準備之後，我們就會醒來。

快速動眼期與非快速動眼期的比例隨著年齡變化

第一章提過出生不久的嬰兒一天睡十六小時，而且多為快速動眼期。出生後到兩個月之間，約有一半時間，也就是八小時處於清醒的快速動眼期。

兩個月之後，睡眠時間逐漸減少，非快速動眼期的時間增加。到了五歲左右，非快速動眼期的時間約占整體睡眠時間的四分之三。

進一步研究非快速動眼期，可發現分成深度睡眠與深度淺一些的睡眠兩階段。在九歲以前，深度睡眠的階段較長，將近為非快速動眼期的一半。

之後隨著年齡增長，深度睡眠的階段慢慢變短。各位是否覺得年長者早上起得很早？這是因為年紀越大，能維持長段的睡眠時間越短，深層的非快速動眼期時間也減少，淺層的快速動眼期變長的緣故。年長者只要一點動靜就會被吵醒，很難熟睡到天亮。

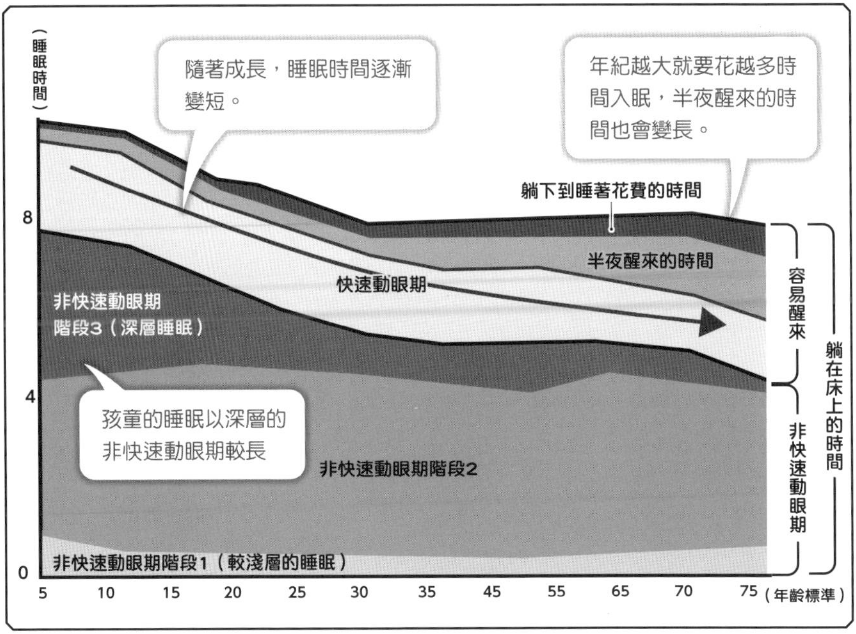

▲睡眠時間與睡眠深度隨著年齡變化

大腦與身體在睡眠期間有何變化？

身體在睡眠期間仍在運作

人在睡覺時，看起來像是靜靜的躺在床上，但真的是這樣嗎？

事實上，身體各個部位在睡眠期間仍然執行著各種工作，包括幫助身體成長、治癒傷口、修復身體、預防生病等。

你的肌肉、皮膚和骨骼在睡眠期間做好迎接明天的準備。因運動而疲累的肌肉，身體會在睡眠期間清除並帶走疲痛物質，讓肌肉恢復原狀。

變得乾燥或晒傷的肌膚，身體也會在睡眠期間補充養分，恢復原有的水嫩與彈力。

不僅如此，骨骼主要在夜間成長，身體在睡眠期間分泌生長激素，讓骨骼變長變粗。

正因為身體的這些作用，童年時期有充足的睡眠很重要，一定要睡飽睡滿。

另一方面，有些內臟器官會在晚上休息，腎臟就是其中一個例子。腎臟是將體內老廢物質轉化為尿液的器官，為了避免人類半夜一直起來廁所，打擾睡眠，因此睡眠期間腎臟不太活動。

肌肉在快速動眼期呈現放鬆狀態

各位在剛入睡或還處於淺眠期的時候，是否曾因手腳抽搐而醒來？這種肌肉輕微痙攣的現象稱為「肌躍症」。每個人都會出現肌躍症現象，這是因為肌肉在睡眠期間還是隨時待命，需要時可立刻活動。

另一方面，在大腦做夢的快速動眼期，肌肉則會處於放鬆狀態。這是避免做夢時，肌肉跟著劇烈活動而使自己受傷。放鬆肌肉可以預防傷害。

睡眠期間身體與腦部的運作

人類睡覺時，身體看起來像是在休息，其實體內正在執行重要任務。

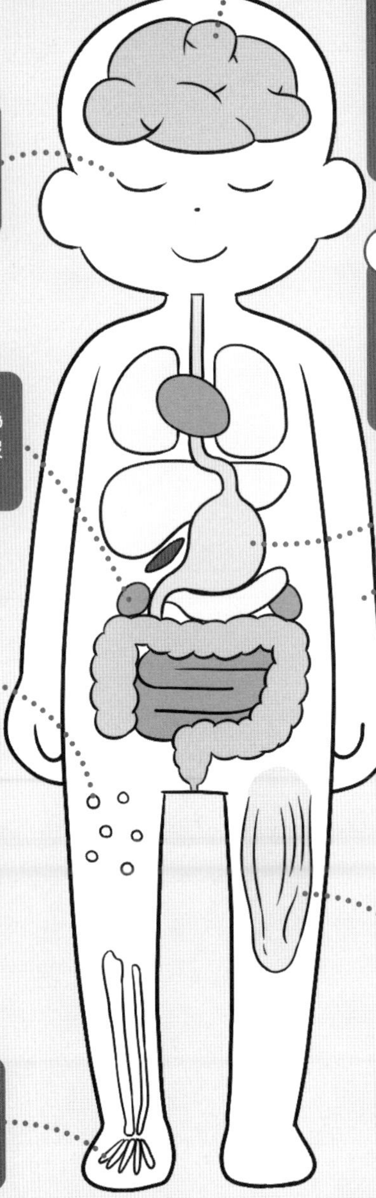

腦部

腦部在快速動眼期處於相對活躍的狀態，並在非快速動眼期捨棄不要的記憶，穩固必要的記憶，積極清除腦部垃圾。

眼睛

眼睛在快速動眼期會快速移動，此時通常會做夢。

胃部

消化功能不如白天活躍，睡前千萬不要飲食，才能讓胃部好好休息。

腎臟

製造尿液的器官。為了避免睡覺時起床尿尿，腎臟動得很慢。

※ 背部左右各有一對

皮膚

睡眠期間分泌的生長激素可以調整肌膚狀態。

淋巴結

睡眠不足，淋巴結就無法充分運作，使人容易感冒或感染病毒。

※ 位於大腿根部、頸部、腋下等處

肌肉

睡眠期間修護受損肌肉，消除肌肉疲勞，讓肌肉更加發達。

骨骼

睡眠期間身體分泌生長激素，使骨骼成長。

何謂生長激素與自律神經？

入睡後的深層非快速動眼期是生長激素分泌的時機

在第一章提過，睡眠的重要任務之一，就是分泌生長激素。

激素是可以改變身體狀況的荷爾蒙物質。可以分泌激素的「內分泌腺」有好幾種，例如位於喉嚨與氣管交界的甲狀腺，以及位於生殖器的生殖腺，分別負責製造與分泌不同的激素，經由血液運送至特定器官發揮作用。即使分量不多也能看出效果。

睡覺時分泌的生長激素來自於稱為「腦下垂體」的內分泌腺，入睡後立刻進入的非快速動眼期，是生長激素分泌最多的時段。在這九十分鐘內分泌的生長激素，約占一整天的七到八成。

生長激素會促使肝臟製造「體介素」，幫助骨骼與肌肉的成長，小孩的身體就能夠成長茁壯。生長激素對於已經完成生長的成年人也有作用，能夠使骨骼與肌肉

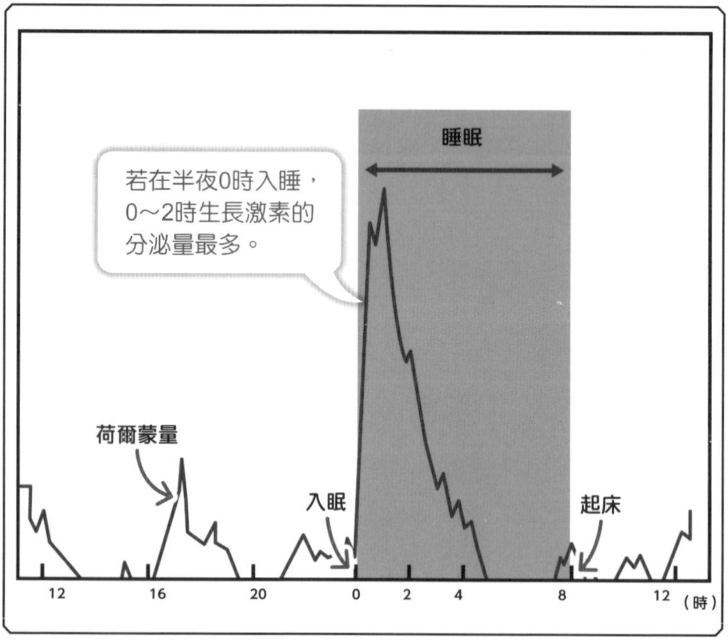

▲一天內生長激素分泌量的變化

變強壯。

相反的，如果生長激素分泌得不夠充足，孩子就會長不高、骨質脆弱、容易骨折、發胖、肌肉量減少、體力衰退、肌膚粗糙，有百害而無一利。不過，只要好好的維持規律生活，在固定時間入睡，就能穩定分泌生長激素。

自律神經能調整身心

各位聽過「自律神經」嗎？自律神經指的是二十四小時全天候調節包括心臟在內的內臟功能、體溫、血壓、呼吸、脈搏等身體基本功能的神經。自律神經分成刺激心臟和身體功能的「交感神經」，與讓身心休息的「副交感神經」，這兩種都是為了調整身體狀況，日日夜夜發揮作用。

交感神經與副交感神經，依照每天的時段與活動需求輪流主導，調整身體狀況。當交感神經旺盛，體溫和血壓就會升高，腦部和身體也處於興奮狀態。如此一來，我們在白天時就能努力唸書、運動與工作。

相反的，當副交感神經活動，體溫和血壓下降，身體感到放鬆。不僅如此，身體還會分泌適量的唾液等消化液，從攝取的食物中吸收營養。

當副交感神經位於主導地位，就會分泌生長激素。特別是入睡後出現的非快速動眼期，在九十分鐘的深層睡眠期間，副交感神經會充分運作。與此同時，腦下垂體釋出生長激素。

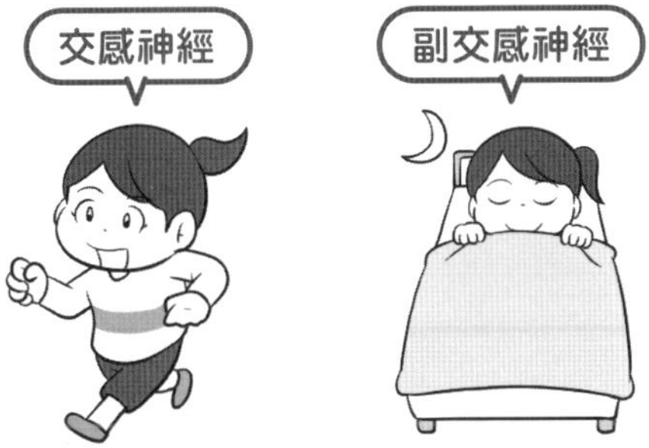

交感神經		副交感神經
興奮、緊張	情緒	放鬆
增加	心跳數	減少
上升	血壓	降低
收縮	血管	擴張
緊張	肌肉	鬆弛
抑制	腸胃	活化

▲交感神經與副交感神經的作用

睡眠時要讓自律神經進入放鬆模式

每天晚上我們躺進被窩，慢慢的進入夢鄉。此時，白天活躍的交感神經逐漸減弱，副交感神經立刻接手，開始活動。

睡眠時交感神經沉靜，副交感神經活躍。當自律神經的角色順利交接後，腦部和身體都能夠放鬆，得到充分休息。

此外，自律神經控制心臟、腸胃、生殖器等器官的功能，調節體溫與呼吸，是維持生命活動不可或缺的一環。由於這個緣故，一旦自律神經失調，不僅身體各部位會出狀況，還會影響心理健康。

各位現在還很年輕，身體又很健康，可能無法想像自律神經失調會帶來的危害。不過，這個世界上許多人有頭痛、焦躁、腹瀉、食慾不振、疲勞、手腳冰冷等問題，這些症狀通常來自於自律神經失調。為了維持良好的自律神經狀態，睡眠真的很重要。

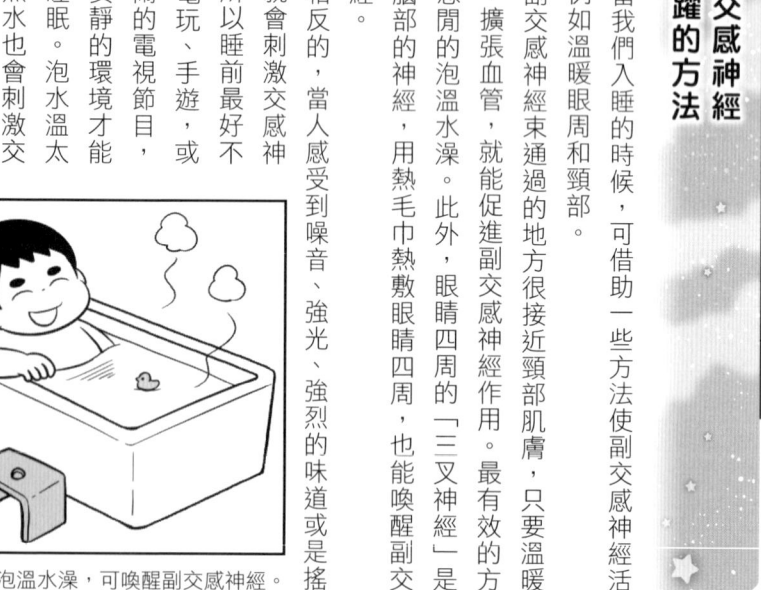

副交感神經活躍的方法

當我們入睡的時候，可借助一些方法使副交感神經活躍，例如溫暖眼周和頸部。

副交感神經束通過的地方很接近頸部肌膚，只要溫暖頸部，擴張血管，就能促進副交感神經作用。最有效的方法是悠閒的泡溫水澡。此外，眼睛四周的「三叉神經」是直通腦部的神經，用熱毛巾熱敷眼睛四周，也能喚醒副交感神經。

相反的，當人感受到噪音、強光、強烈的味道或是搖晃，就會刺激交感神經，所以睡前最好不要玩電玩、手遊，或看熱鬧的電視節目，待在安靜的環境才能促進睡眠。泡水溫太高的熱水也會刺激交感神經作用，請務必注意。

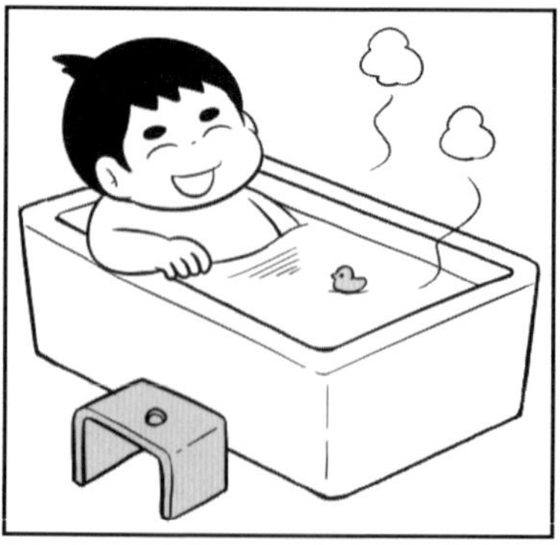

▲悠閒的泡溫水澡，可喚醒副交感神經。

夢遊盒

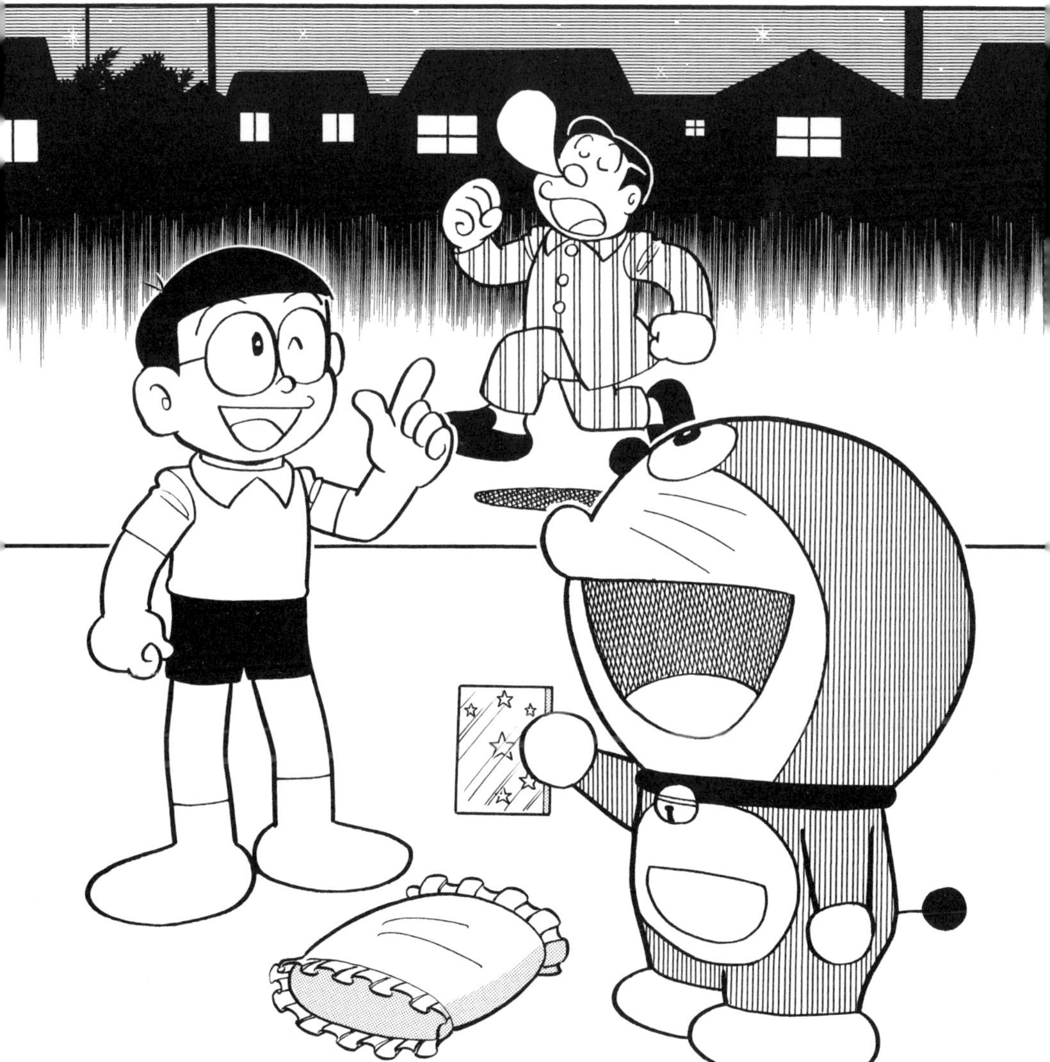

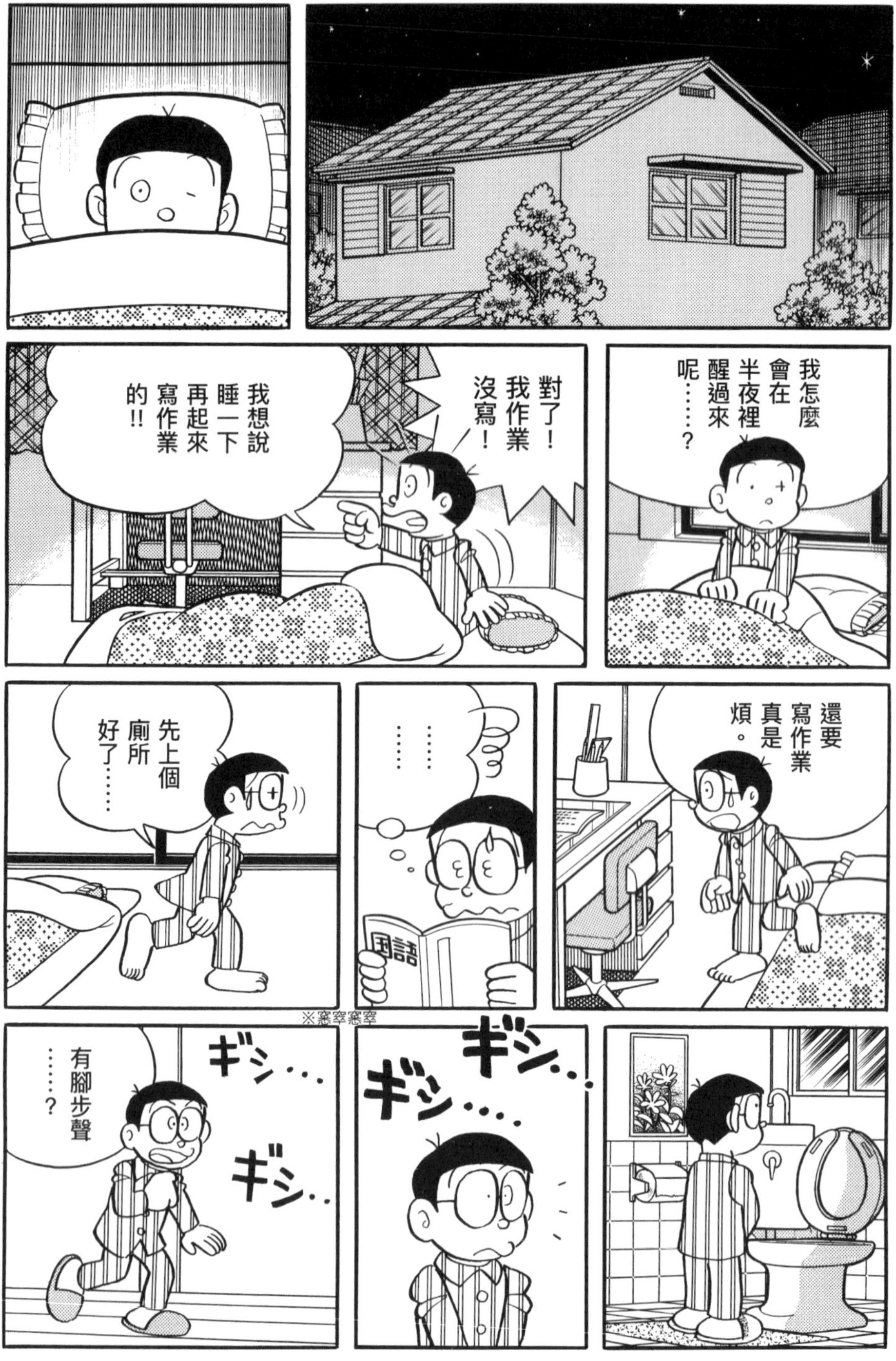

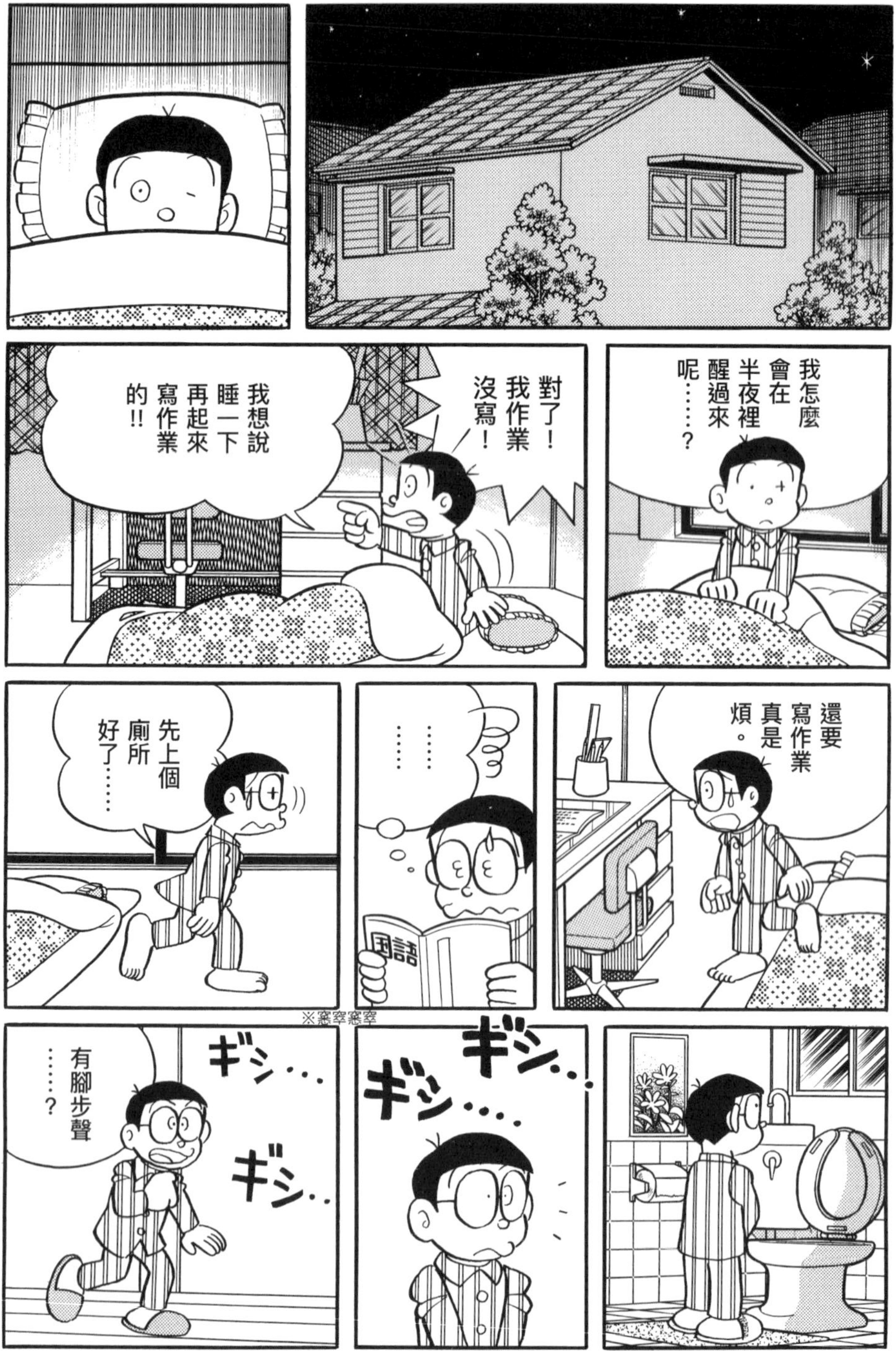

睡覺天才夢遊盒Q&A

Q 法文的「晚安」怎麼說? ① Bonjour ② Bonne nuit

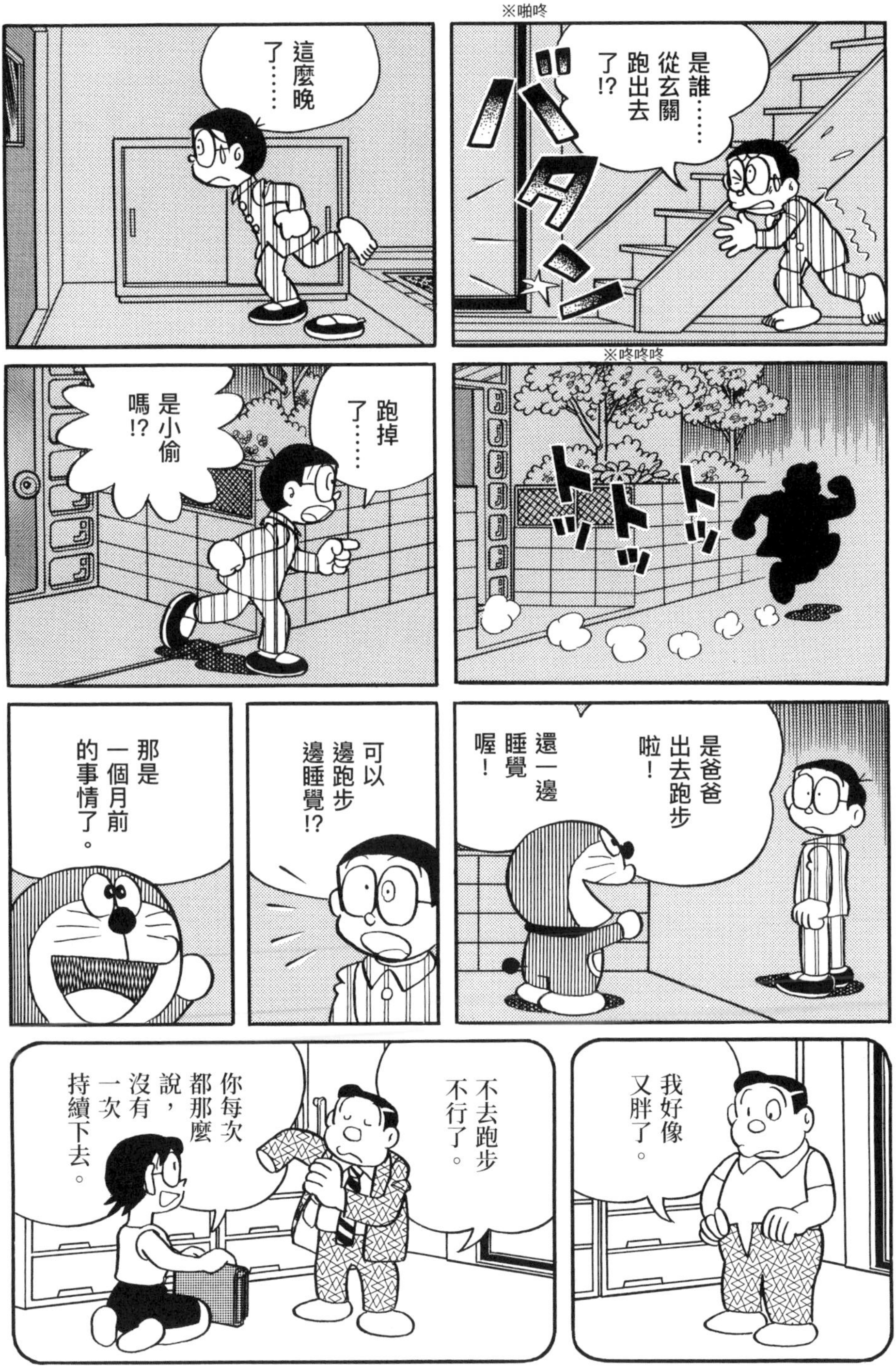

※啪咚
是誰……從玄關跑出去了!?
バタン
這麼晚了……
※咚咚咚
トッ トッ トッ
跑掉了……
是小偷嗎!?
是爸爸出去跑步啦！
還一邊睡覺喔！
可以邊跑步邊睡覺!?
那是一個月前的事情了。
我好像又胖了。
不去跑步不行了。
你每次都那麼說，沒有一次持續下去。

A ② Bonne nuit。bonne是「好」、nuit是「晚上」的意思。直譯就是「祝你有個美好的夜晚」！

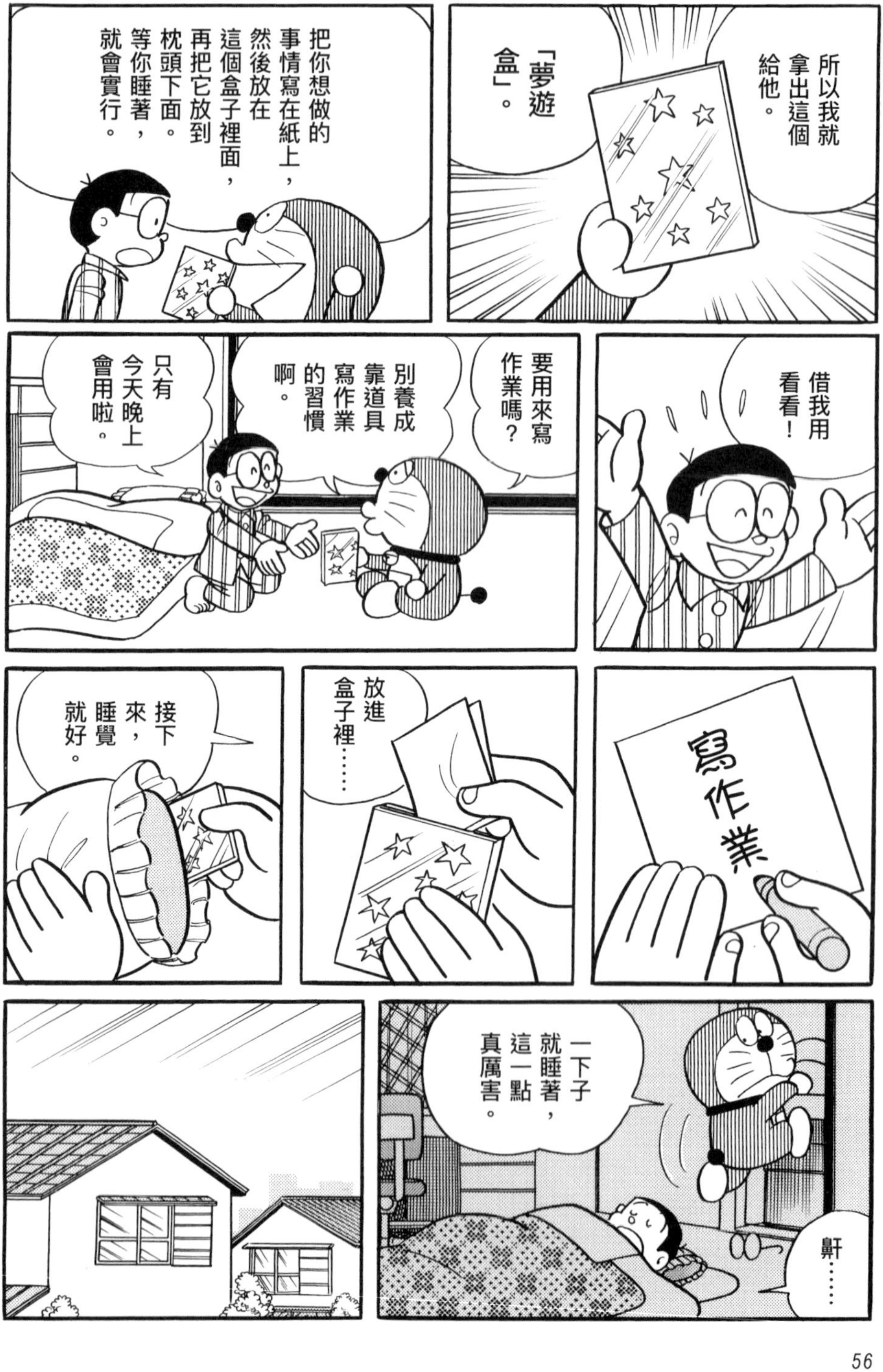
所以我就拿出這個給他。
「夢遊盒」。
把你想做的事情寫在紙上，然後放在這個盒子裡面，再把它放到枕頭下面。等你睡著，就會實行。
借我用看看！
要用來寫作業嗎？
別養成靠道具寫作業的習慣啊。
只有今天晚上會用啦。
寫作業
放進盒子裡……
接下來，睡覺就好。
一下子就睡著，這一點真厲害。
鼾……

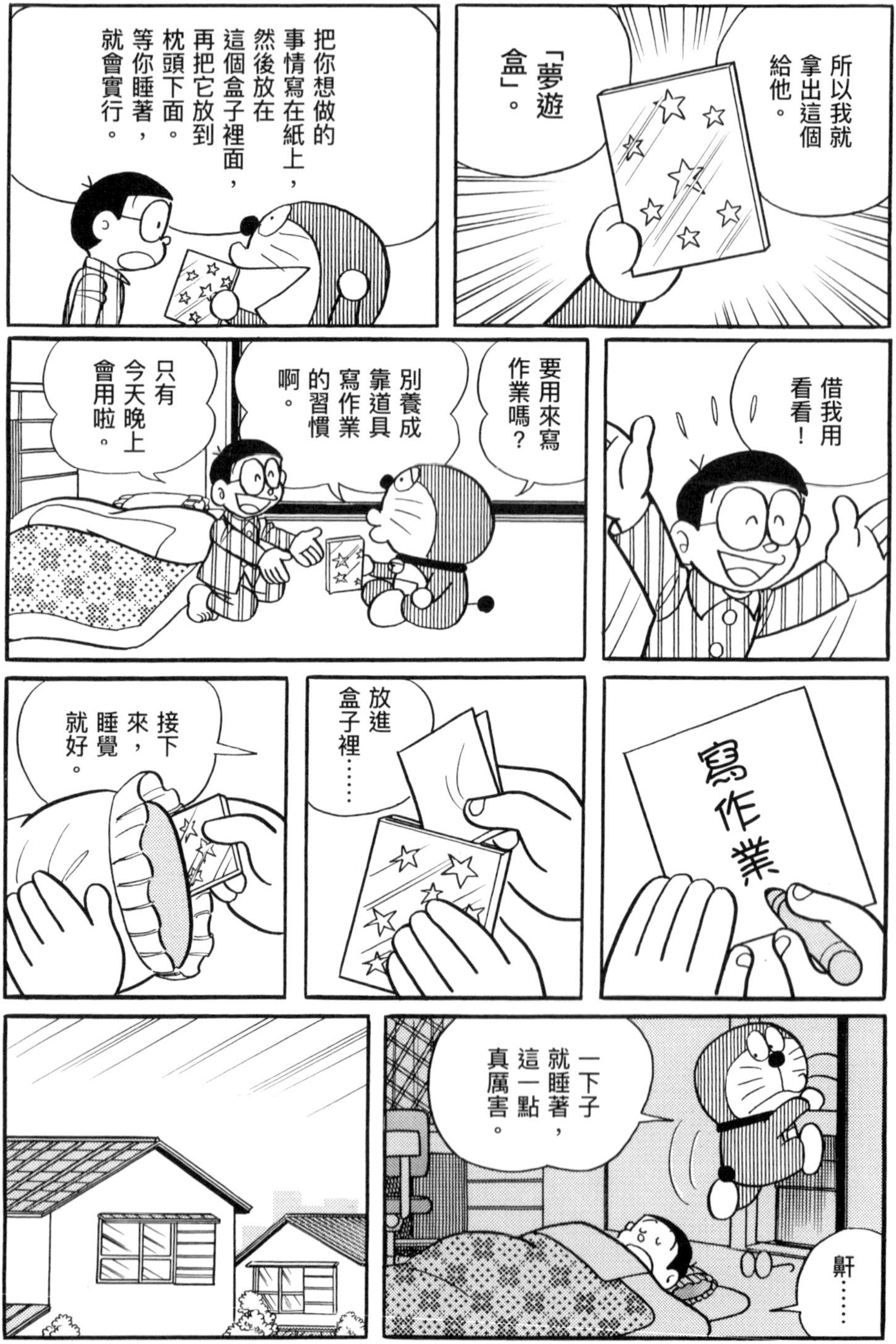

※驚醒

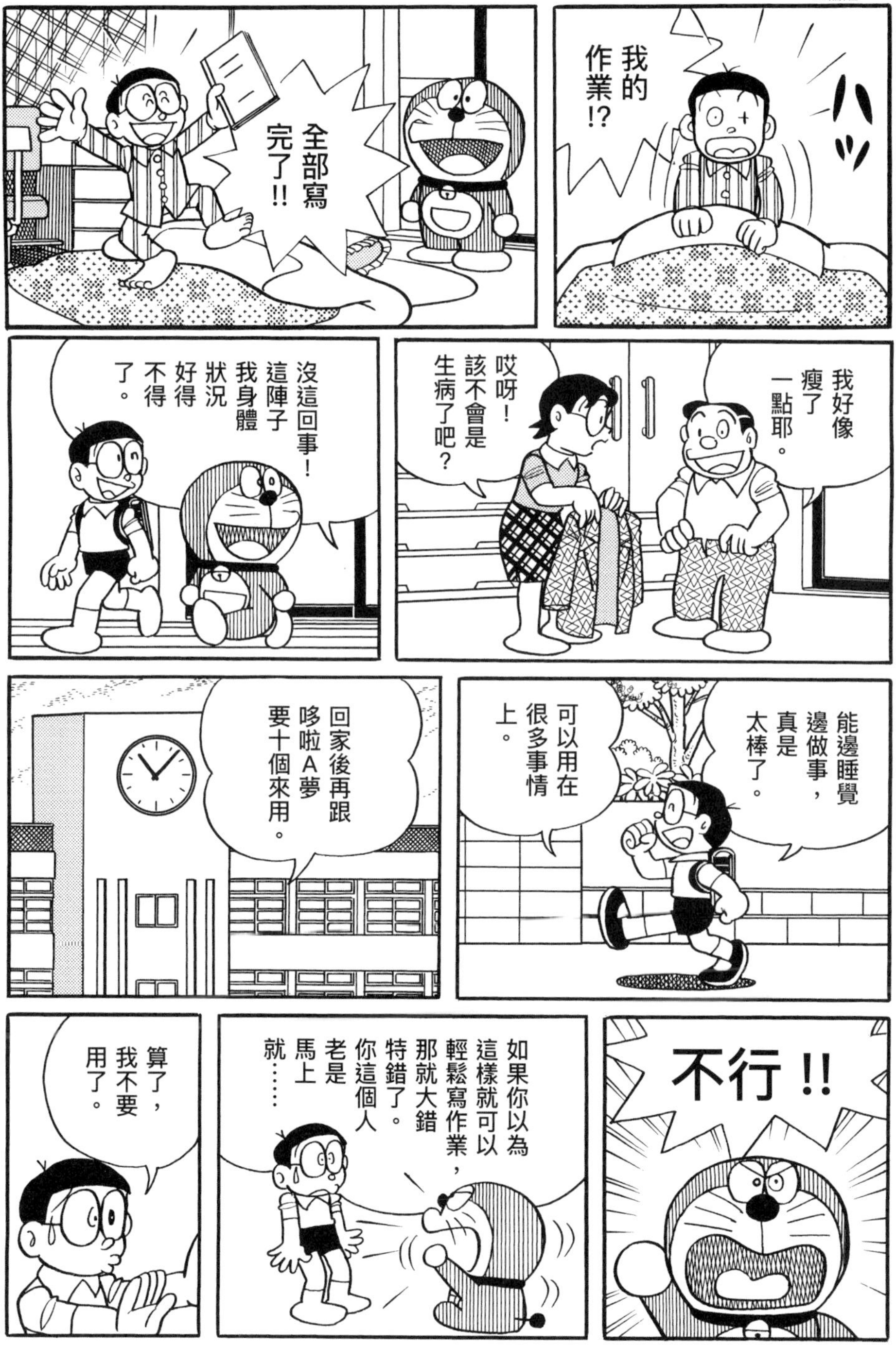

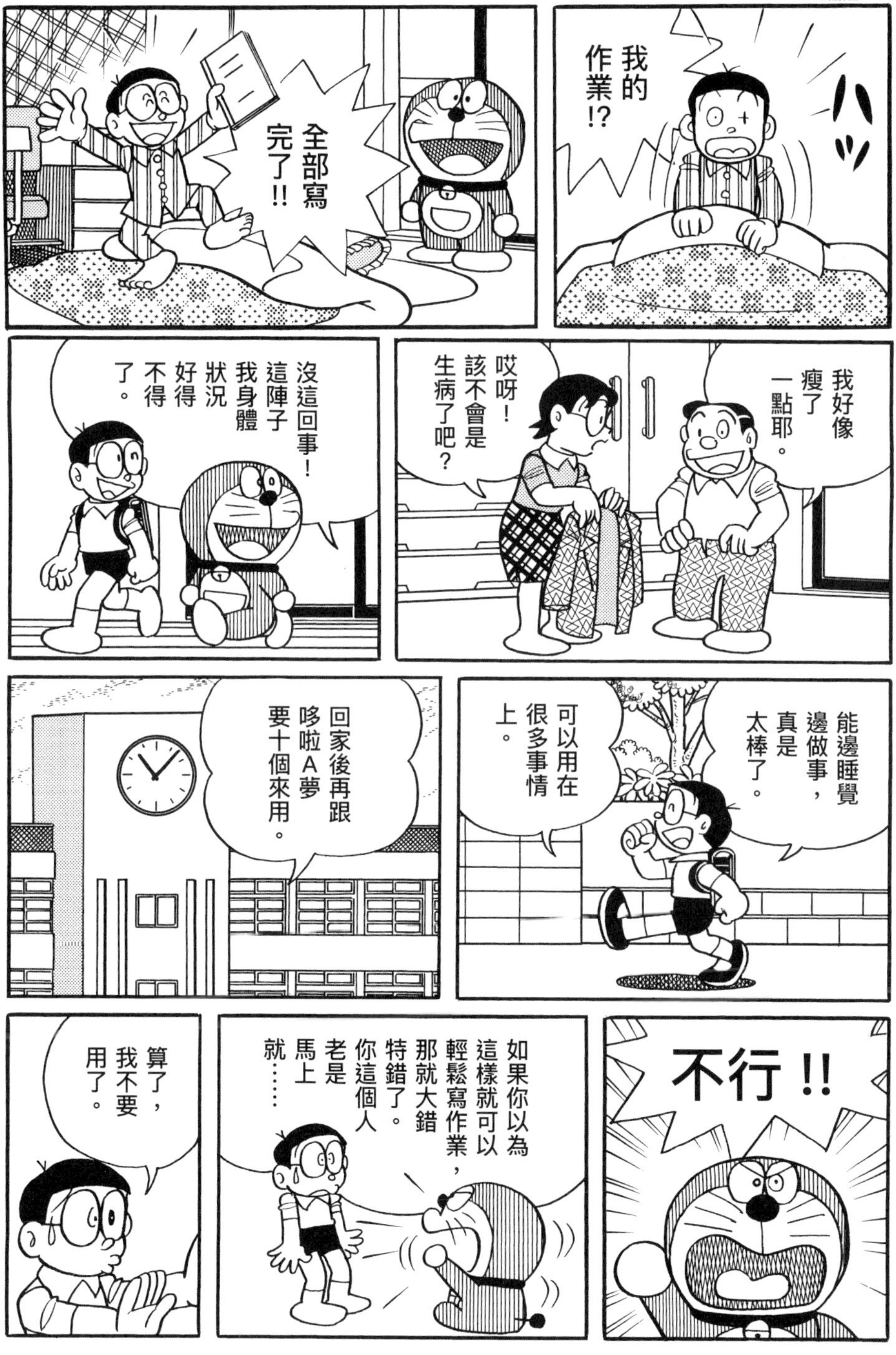

A 通常蟬都在白天鳴叫，晚上安靜。不過，晚上睡覺的時候，蟬也會發出短暫叫聲，確實很像說夢話喔！

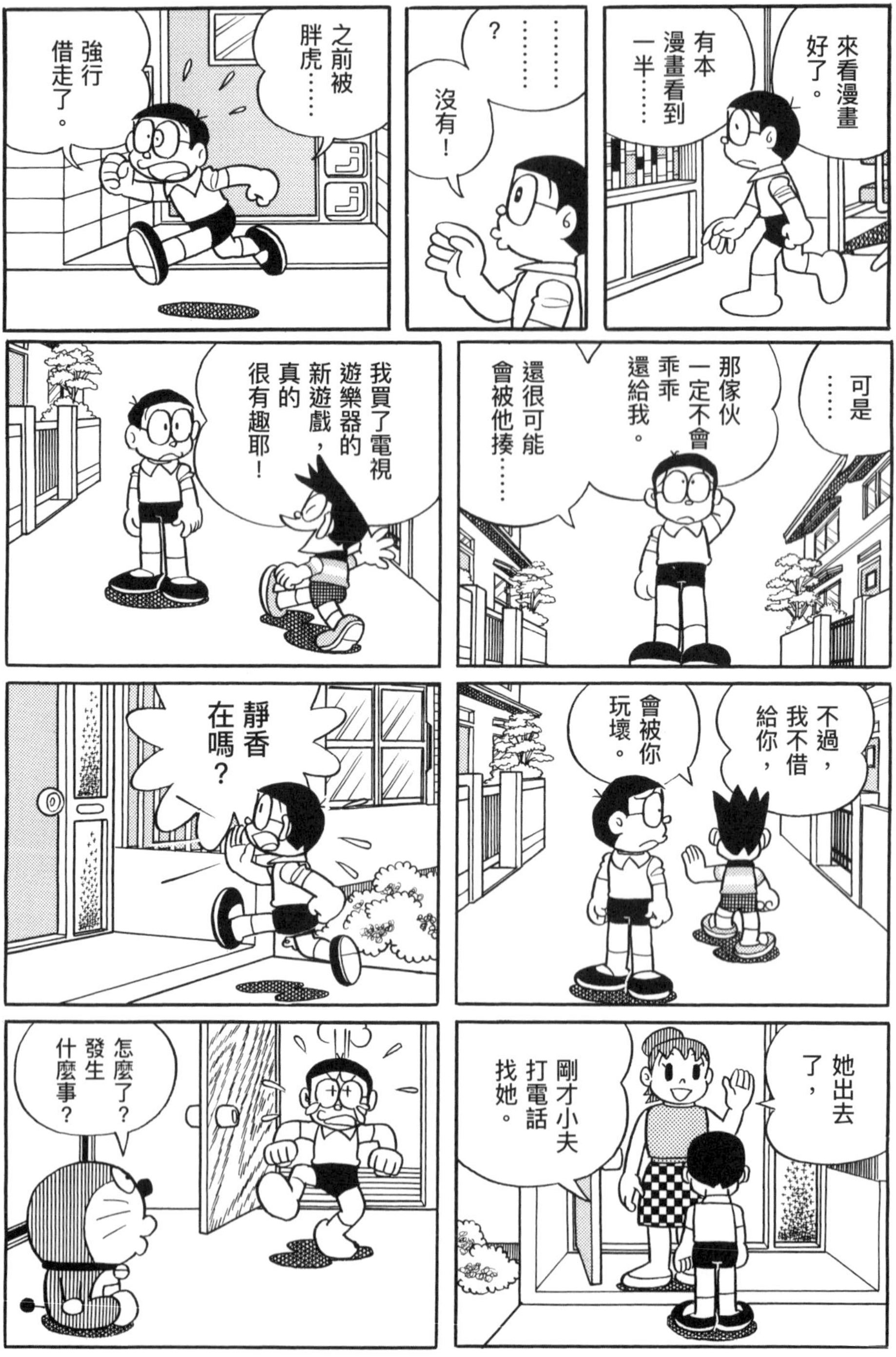

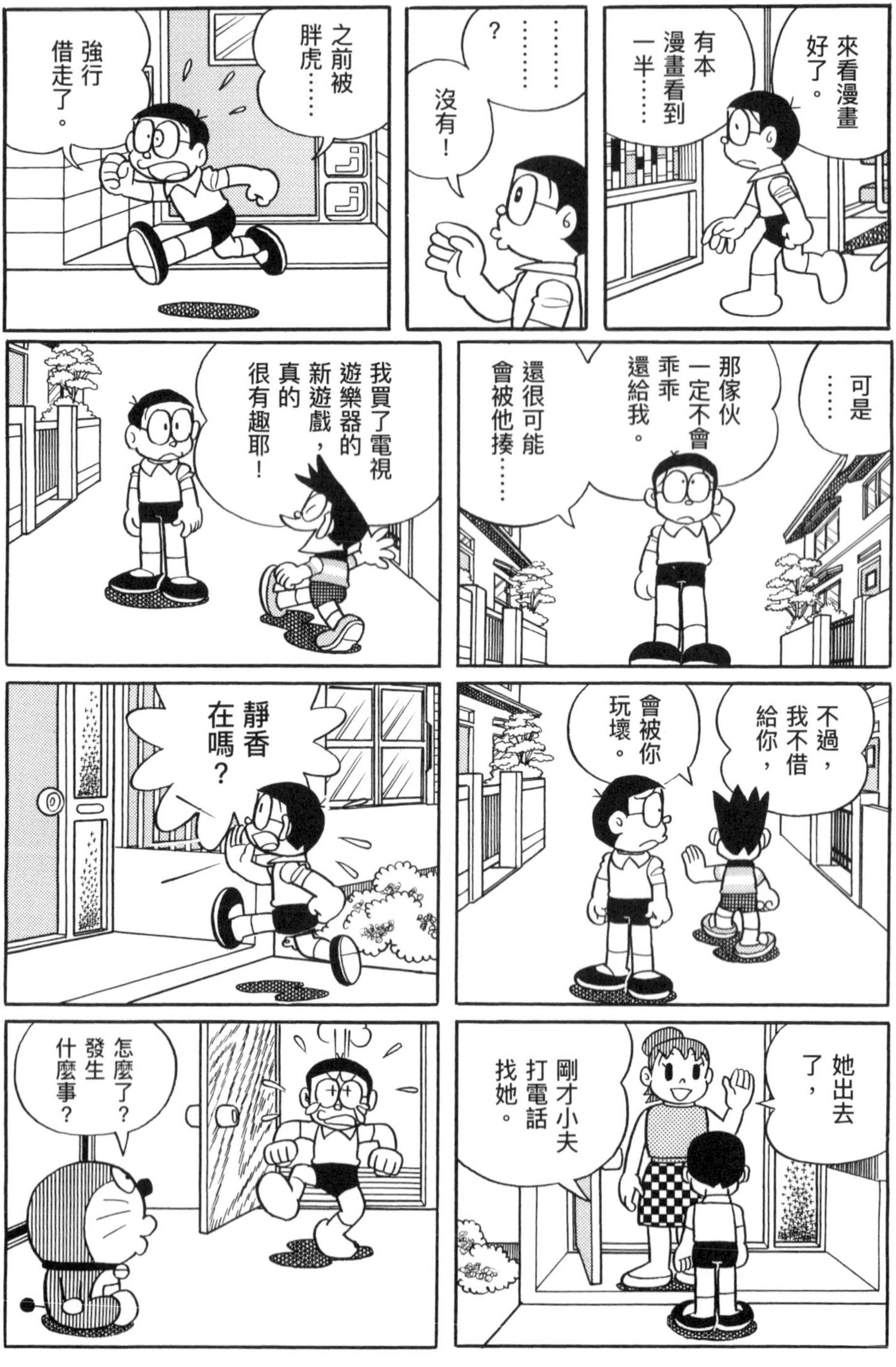

睡覺天才夢遊盒Q&A

Q 即使平日睡眠不足，只要假日「多睡一點」就能補回來，這是真的嗎？

A 假的。假日睡久一點也沒用！假設某天睡眠不足的時間是四十分鐘，要花三週才能補回那一天短缺的四十分鐘。

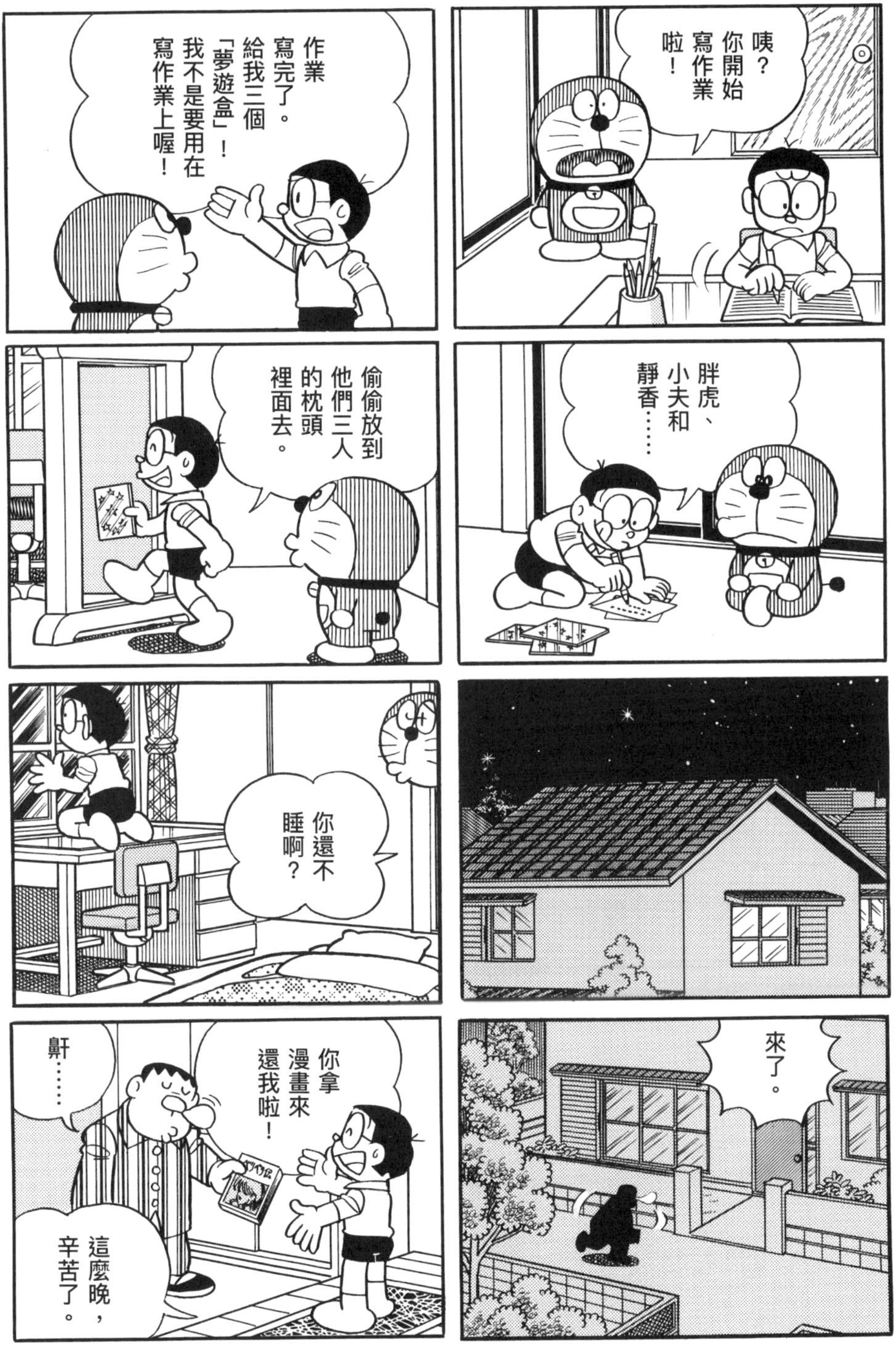

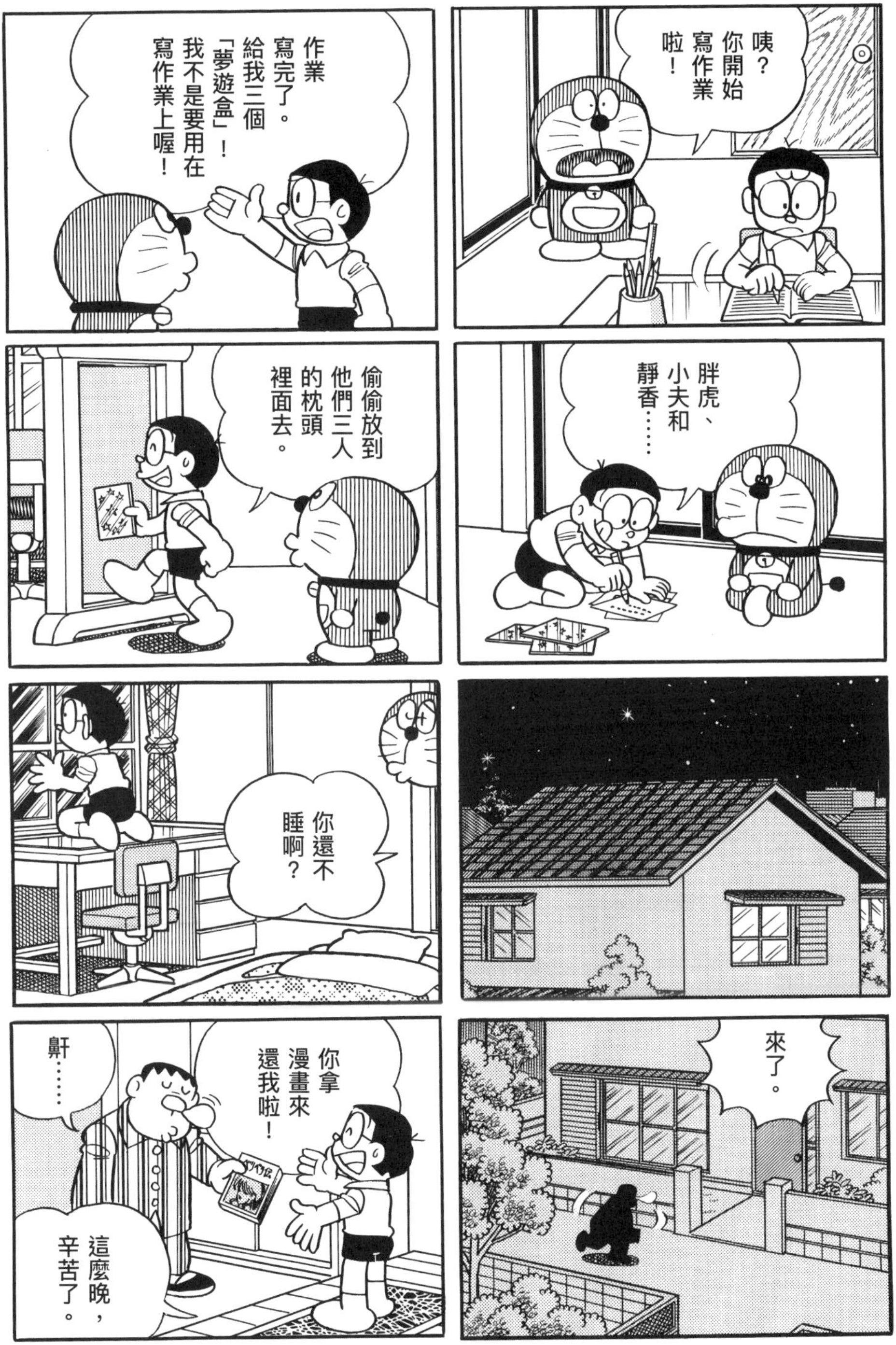

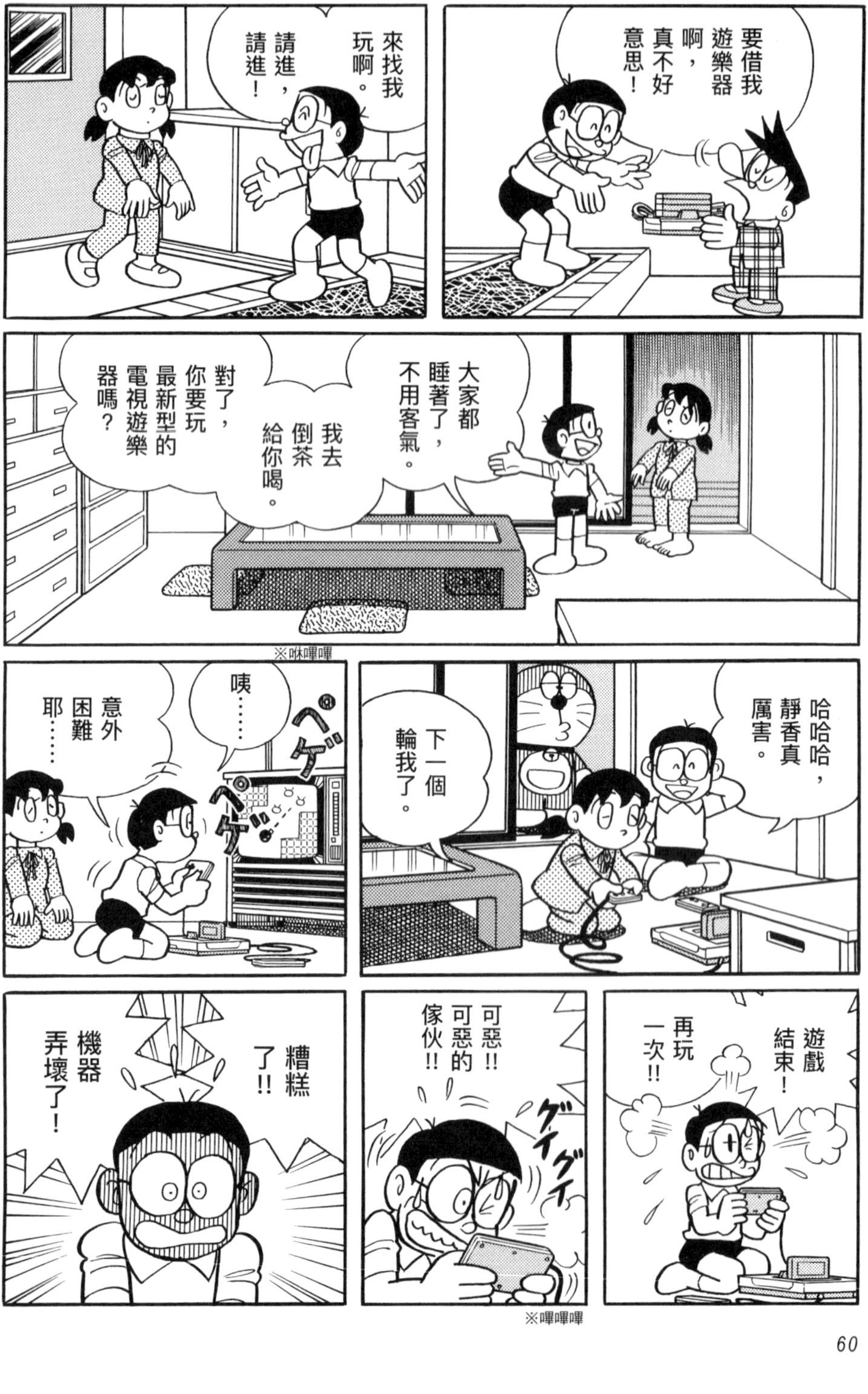
要借我遊樂器啊，真不好意思！
來找我玩啊。
請進，請進！
大家都睡著了，不用客氣。
我去倒茶給你喝。
對了，你要玩最新型的電視遊樂器嗎？
哈哈哈，靜香真厲害。
下一個輪我了。
※咻嗶嗶
咦……
意外困難耶……
遊戲結束！
再玩一次!!
可惡!!
可惡的傢伙!!
※嗶嗶嗶
糟糕了!!
機器弄壞了！

Q 海豹在水裡睡覺的時候不會做夢，這是真的嗎？

A 真的。海豹必須不時浮出水面呼吸空氣，因此睡覺時半邊腦部保持清醒，很少像人類一樣經歷快速動眼睡眠，在陸地睡時才會。

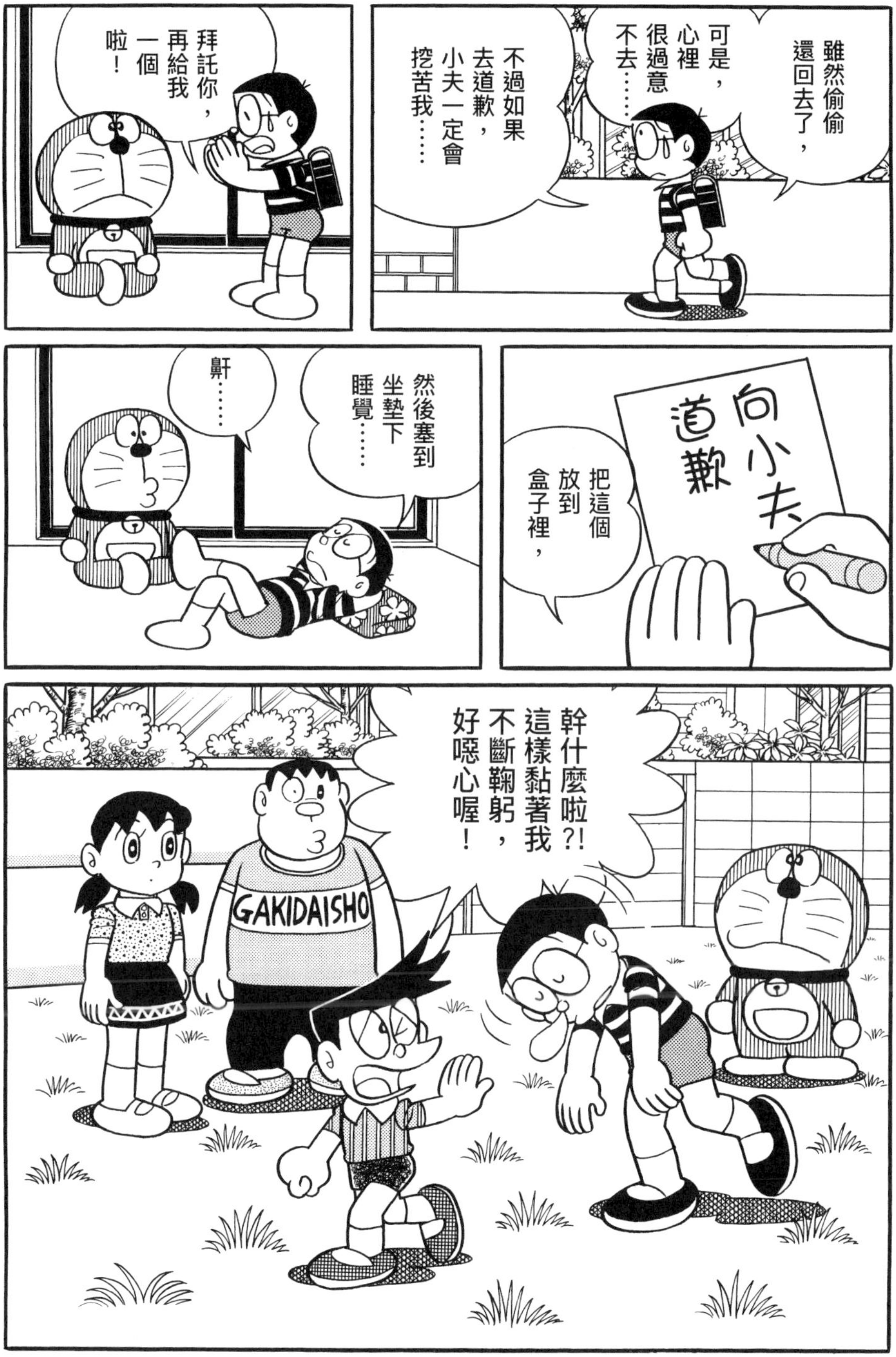

雖然偷偷還回去了，
可是，心裡很過意不去……
不過如果去道歉，小夫一定會挖苦我……
拜託你，再給我一個啦！
向小夫道歉
把這個放到盒子裡，
然後塞到坐墊下睡覺……
鼾……
幹什麼啦?!這樣黏著我不斷鞠躬，好噁心喔！

在飲食上下工夫就能睡得飽、精神好！

晚餐必須在睡前兩到三小時吃完

若在睡前吃東西，胃部必須在睡眠期間努力工作，消化食物，使人難以入眠。為了避免這個情形，睡前兩到三小時一定要吃完晚餐。

話說回來，有時候會遇到很晚才有時間吃晚餐，此時請避開消化時間較長的油炸食品與高蛋白質食物。請務必將這一點告訴家人喔！

不過，餓著肚子睡覺對身體也不好，不吃晚餐就睡更是大忌。肚子餓的時候，大腦下視丘會分泌食慾素，活化交感神經，讓人維持清醒狀態。

順帶一提，過去史丹佛大學的研究所曾經做了一個實驗，讓受試學生不睡覺，但學生紛紛表示肚子餓，研究小組只好大半夜派人出去買食物。或許正是因為晚上不睡覺，體內的食慾素增加，才讓學生感到飢餓。

能讓身體冷卻的食物有益睡眠

想要晚上睡得好，吃一些可以讓身體冷卻的食物是很好的方法。副交感神經的作用之一，是讓體溫下降。也就是說，降低體溫有助於喚醒副交感神經。當副交感神經活躍，在剛開始入睡的前九十分鐘順利進入熟睡狀態，就能充分消除疲勞。

番茄和小黃瓜等夏季蔬菜是冷卻身體最好的食材，茄子、秋葵、青椒也是很好的選擇。

可以有效冷卻身體的食材

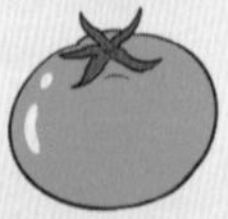

●夏季蔬菜

番茄、小黃瓜、茄子、秋葵、青椒

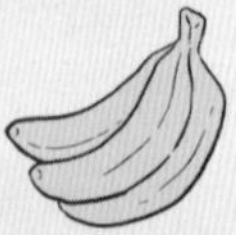

●水果

香蕉、奇異果、鳳梨、芒果、橘子

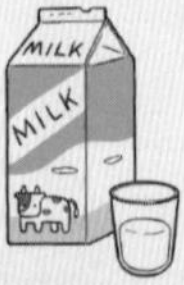

●飲料

牛奶、麥茶

此外，還推薦香蕉、奇異果、鳳梨、芒果、橘子等熱帶盛產的水果。飲料則以牛奶、麥茶為佳。

吃早餐時細嚼慢嚥即可喚醒身體

接下來要說的是清醒以後的事。晚上睡得好，早上起床後精神百倍才是優質睡眠。

你的自律神經是否運作如常呢？副交感神經在晚上活躍，到了早上（白天）就會沉靜，改由交感神經主導身體。

交感神經與副交感神經必須輪流發揮作用，才能維持規律的日常作息。若要交感神經與副交感神經輪流發揮作用，其中之一就要在一定的時段主導身體運作，時間到了再由另一個跳出來維持身體機能。

喚醒交感神經，讓人神清氣爽的最好方式就是「細嚼慢嚥」。咀嚼時會用到太陽穴附近的咀嚼肌，此處的肌肉是由「三叉神經」直接控制。三叉神經直接連接大腦，因此咀嚼有助於刺激腦部，活化交感神經。因此，好好吃早餐就能夠喚醒交感神經。

食物也是一大重點。睡前吃可降低體溫的食物，但醒來後要攝取味噌湯等可以升高體溫的食物。溫暖身體有助於活化交感神經。

好好睡專欄

細嚼慢嚥也會影響記憶力！

曾經有實驗團隊以老鼠為對象，研究咀嚼的影響。研究人員給其中一組老鼠吃較硬的顆粒狀飼料，另一組則是餵食磨成粉末的飼料。

實驗結果發現，餵食不須咀嚼的粉狀飼料的老鼠，會在應該清醒的時間睡覺，積極活動的時間減少，行為也變得很平靜，看不出活潑的感覺。

不僅如此，這項實驗也證實咀嚼與記憶力有關。吃硬質顆粒狀飼料的老鼠，腦中掌管記憶的神經細胞增加；吃粉狀飼料的老鼠，與記憶有關的細胞未見成長。這個結果告訴我們，細嚼慢嚥好處多多！

早餐吃湯料豐富的味噌湯

相信各位已經知道，吃早餐可以活化交感神經，一整天充滿活力。在此建議各位早餐最好選擇湯料豐富的味噌湯。味噌湯不僅能溫暖身體，若搭配切得較大塊的湯料，就能增加咀嚼次數，充分刺激交感神經。

相反的，不吃早餐會降低身體活動量。這是因為身體擔心接下來沒有食物可以消化，所以盡可能不耗費多餘能量。於是，人會感到沒有精神，身體也會儲備脂肪（脂肪可以轉化成能量），以防不時之需。在此狀態下，很難唸書或運動。

好好吃早餐也是在告訴身體「無須擔心能量不足，可以盡情活動」。

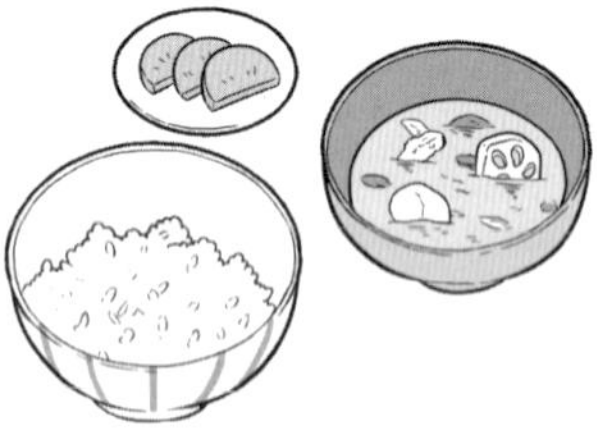

▲日式早餐推薦食材：白飯、湯料豐富的味噌湯、醃漬食物等

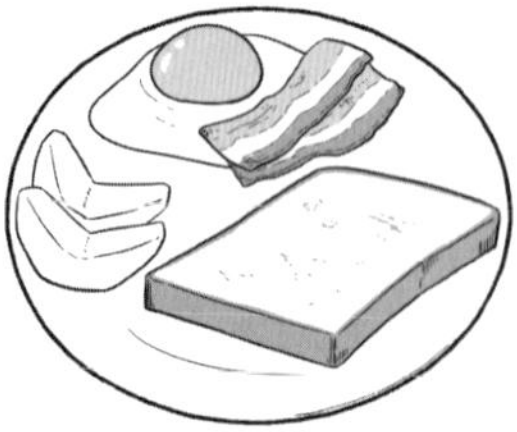

▲西式早餐推薦食材：吐司、火腿蛋、蘋果等

下午想睡 不單純是吃午餐的緣故！

各位還記得第一章第二十一頁講解生理時鐘時，曾經提過的「晝夜節律」嗎？晝夜節律指的是人體內的每日週期，很接近地球自轉的二十四小時週期。

各位吃完午餐後，是不是常在下午兩點左右感到強烈睡意？這種許多人都有的午後睡意，稱為「午後低落（Afternoon Dip）」現象。

過去大家都認為，人吃完午餐之所以想睡覺，是因為血液都流到胃部幫助消化，導致運送到大腦的血液循環變差，但是近幾年研究發現，這項說法是錯的。

無論飯前或飯後，流往大腦的血液不會改變，午後想睡的原因來自於起床後七到八小時，人體就會進入想睡的週期。事實上，實驗證實午餐後想睡的人，即使不吃午餐也想睡。

既然如此，該如何消除午後的睡意呢？首先，要慢慢增加每天的睡眠時間。午後想睡的人很可能原本就有睡眠不足的問題。

其次，午餐不要吃太多。吃太飽會讓人產生倦怠感，降低努力工作或唸書的慾望。

最後，和早餐一樣，吃午餐也要細嚼慢嚥，刺激交感神經，維持神清氣爽的狀態。

昏昏欲睡時可以試著喝綠茶或可可

每次遇到應該要好好運動或唸書的時候就想睡，各位是否有過這樣的經驗？想消除睡意，飲用含有「咖啡因」的飲料很有效。

咖啡因是咖啡、紅茶中含有的物質，綠茶、可樂及用可可豆做成的巧克力、可可飲料也含有咖啡因。有些能量飲也有添加此物質。

腺苷是讓人產生睡意的物質之一，咖啡因可以阻擾腺苷發揮作用。

不僅如此，咖啡因還可以促進血液循環，活化身體。與親友一起喝咖啡或紅茶，開心的聊天，可以進一步提升咖啡因的功效。

另一方面，咖啡因攝取過量容易引起失眠、噁心、暈眩、心跳加快等症狀，有危害健康之虞，世界各國都呼籲應注意咖啡因的攝取量。

專家認為十歲以下的幼童不適宜喝咖啡，如果真的想喝，請以四分之一杯的咖啡加上四分之三杯的牛奶稀釋飲用。十二到十五歲且體重超過五十公斤的小孩，一天喝一杯咖啡是沒問題的。

有鑑於咖啡因的功效，家長一定要控制孩子的咖啡因攝取量，睡前也絕對不能喝。咖啡因進入體內會溶於血液裡，循環全身，必須花四小時才能將血液中的咖啡因濃度減半。

食品中的咖啡因濃度

咖啡（100mℓ）	60mg
紅茶（100mℓ）	30mg
可可（100mℓ）	8mg
綠茶（100mℓ）	20mg
烏龍茶（100mℓ）	20mg
可樂（100mℓ）	10mg
能量飲料（100mℓ） ※不同商品的濃度各異	32～300mg
巧克力（50g）	10mg

相反做夢藥

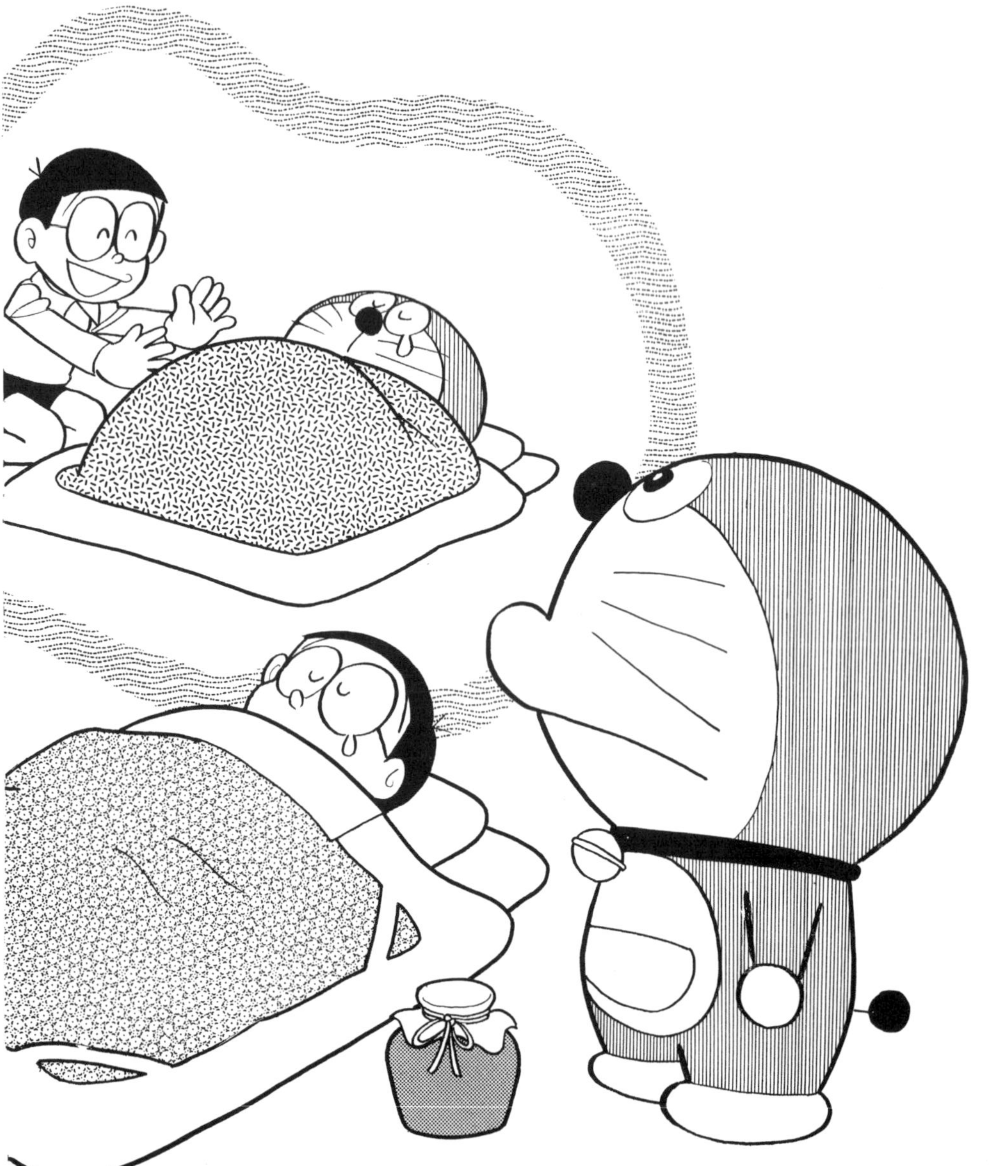

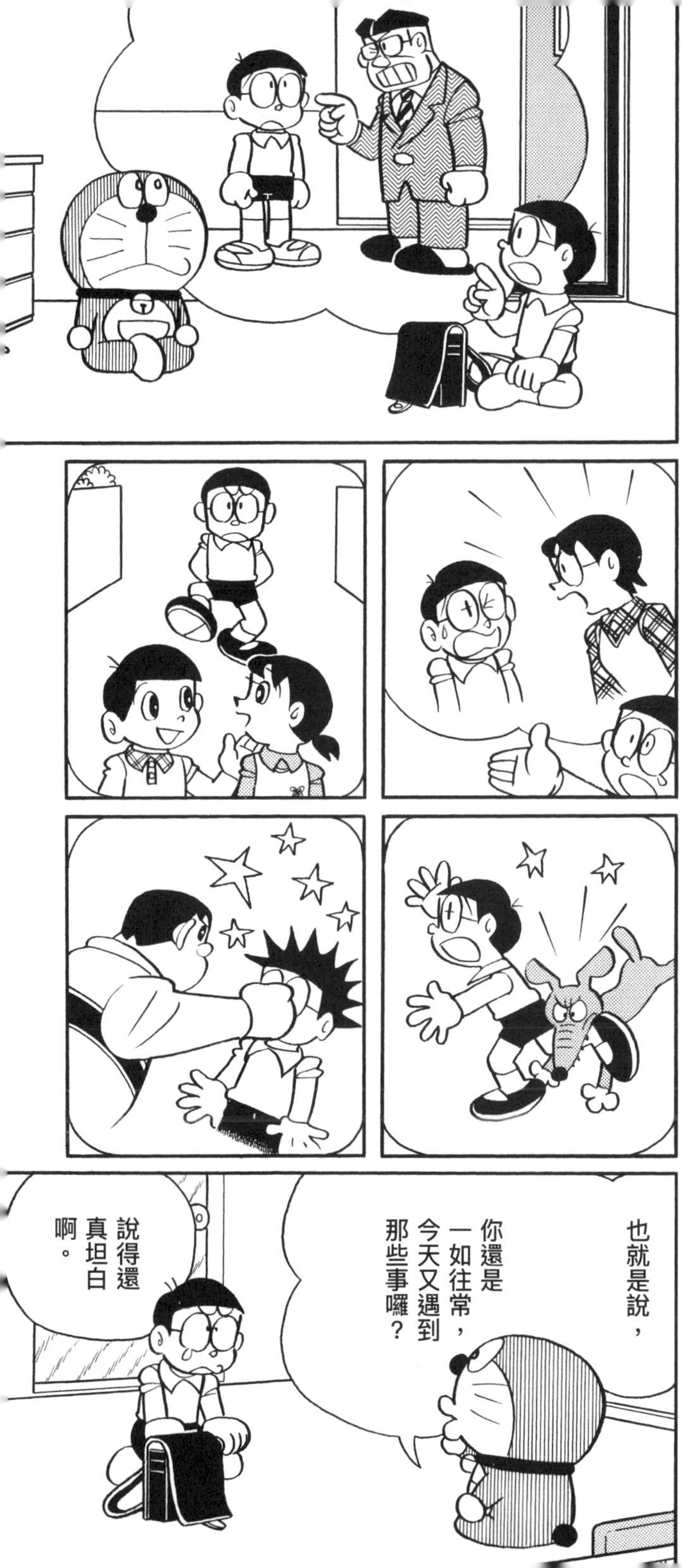
也就是說，
你還是一如往常，今天又遇到那些事囉？
說得還真坦白啊。

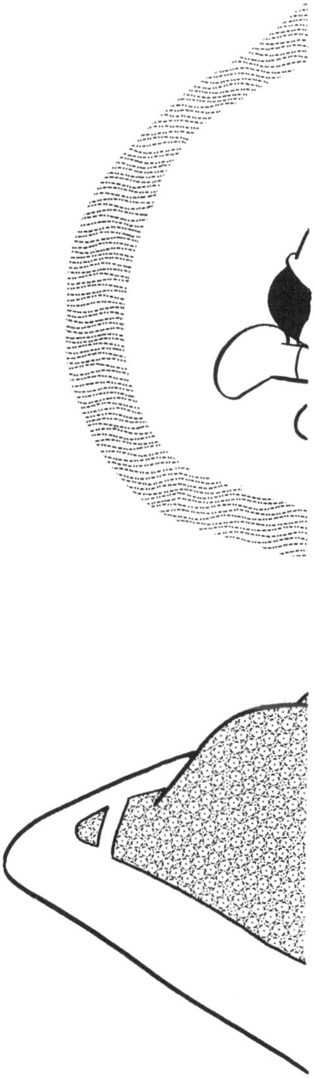

睡覺天才夢遊盒Q&A

Q 聽說魚沒有眼瞼，這是真的嗎？

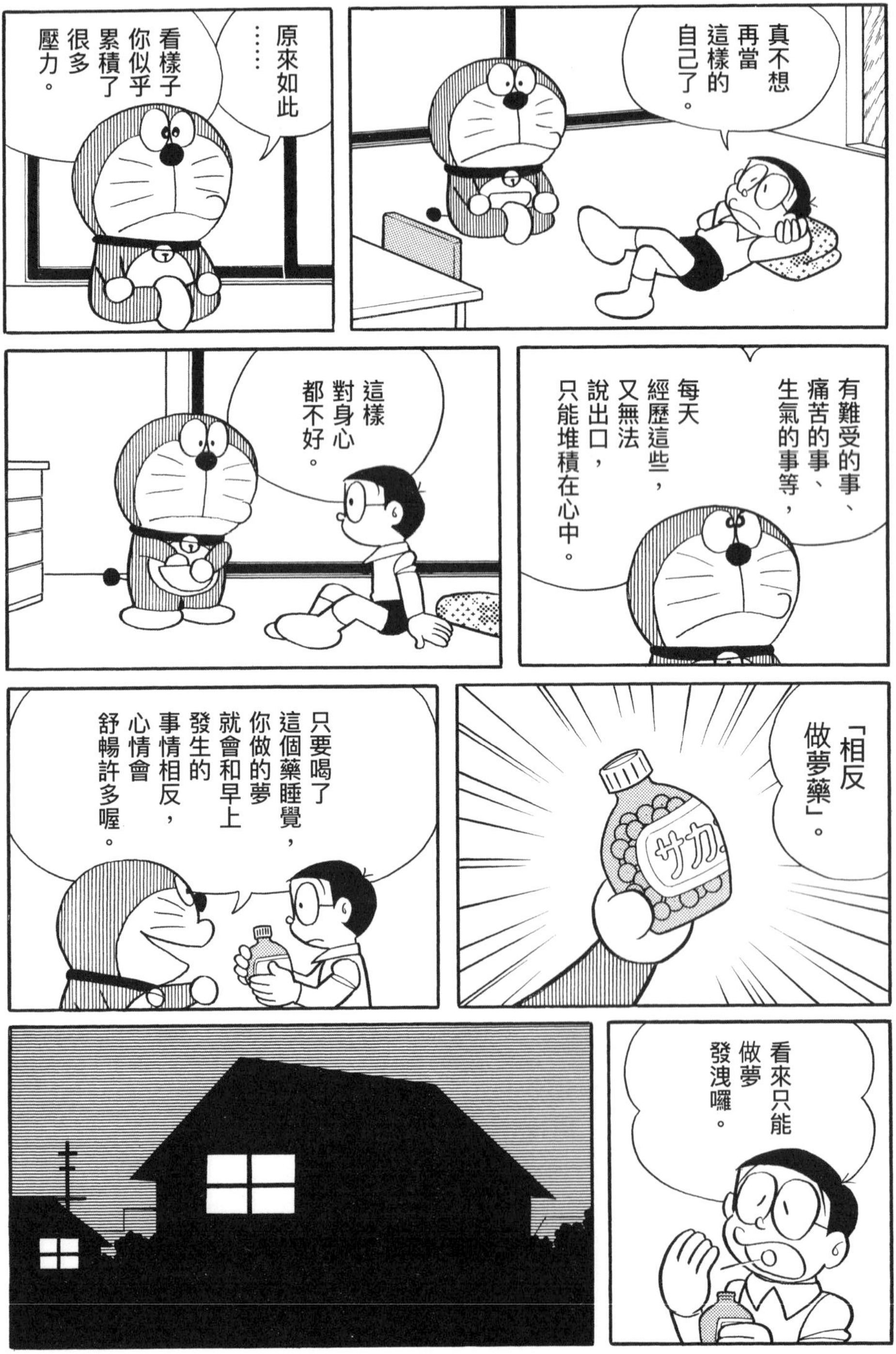

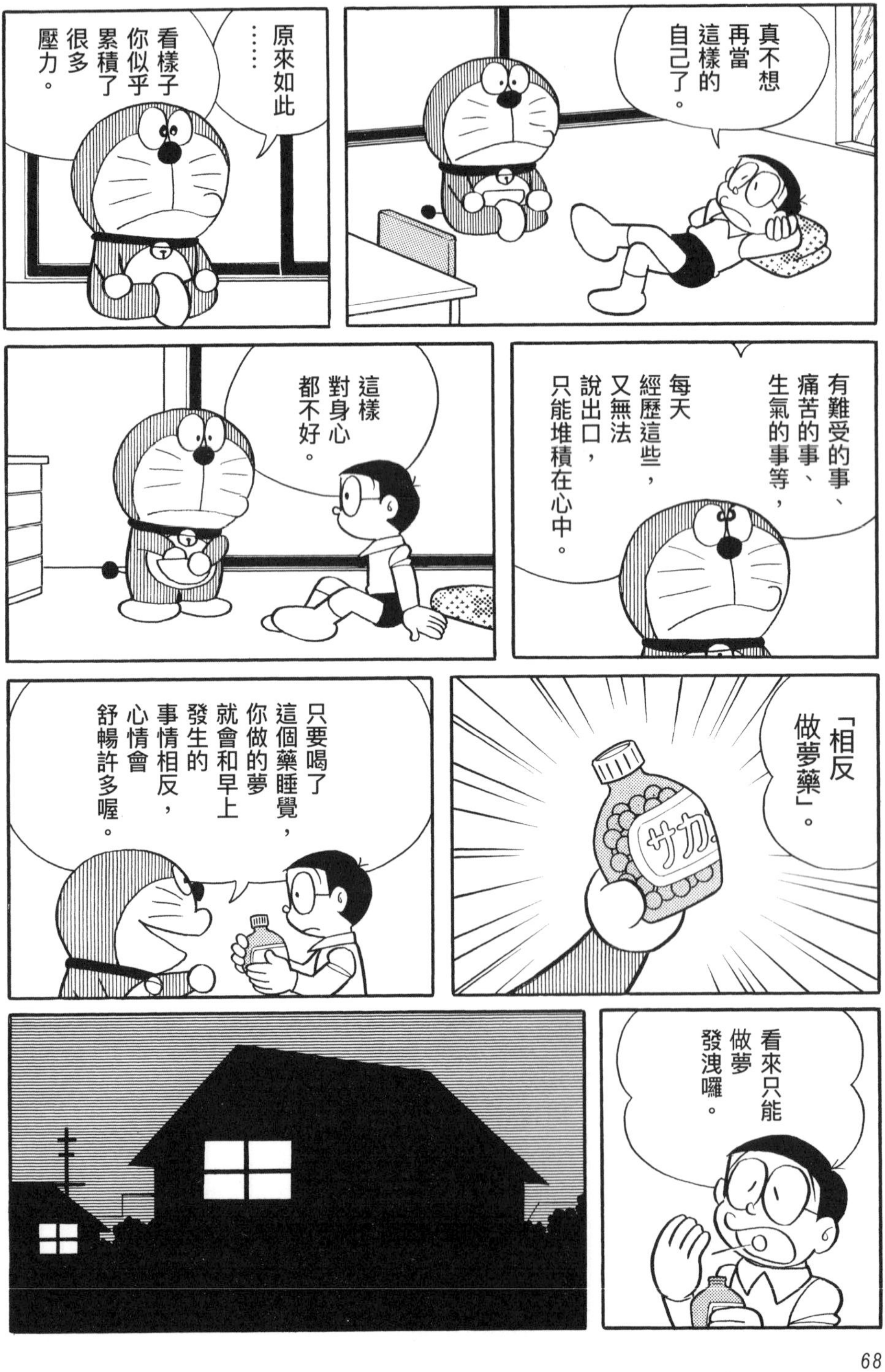

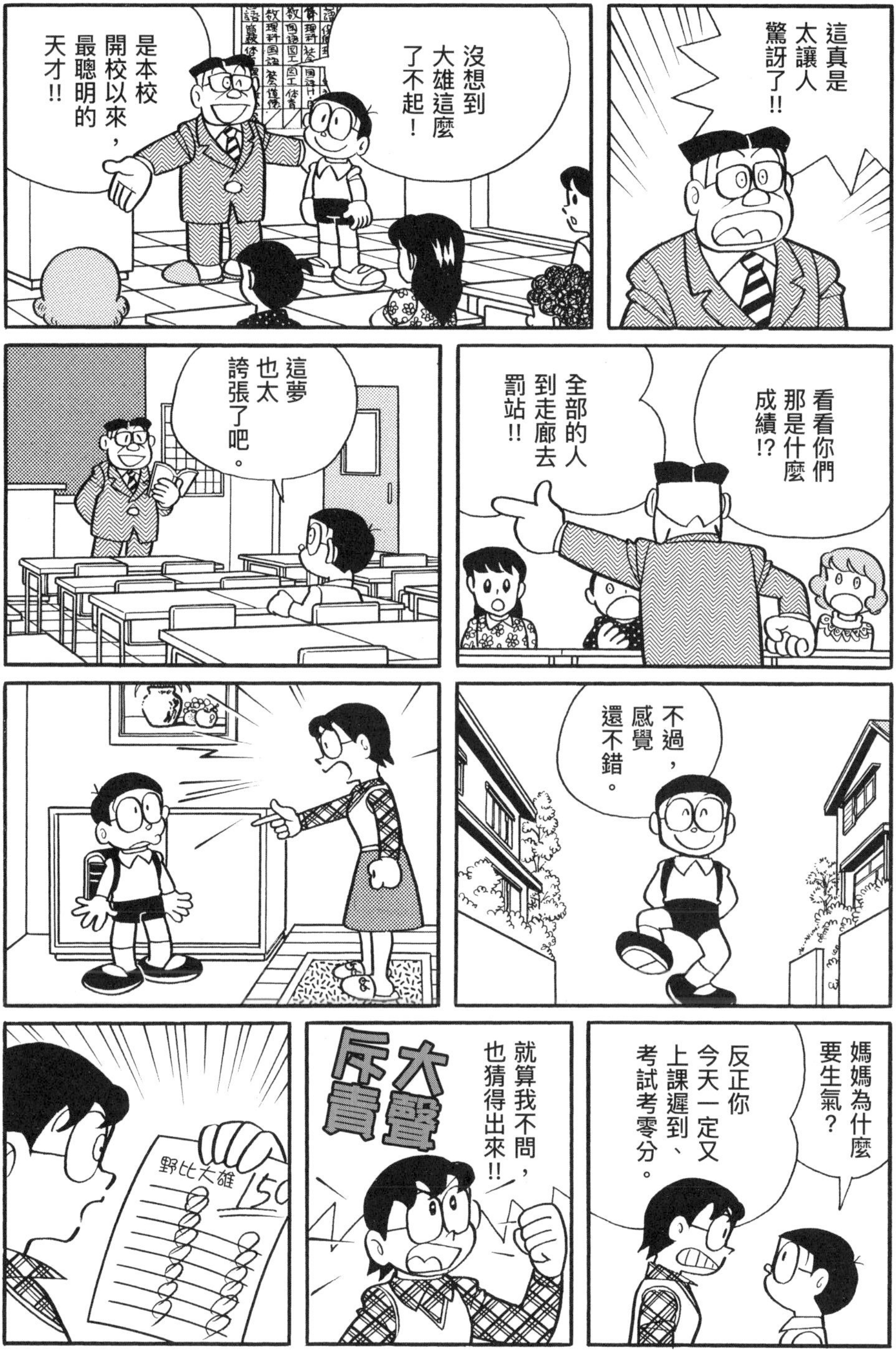
這真是太讓人驚訝了!!
沒想到大雄這麼了不起！
是本校開校以來，最聰明的天才!!
看看你們那是什麼成績!?
全部的人到走廊去罰站!!
這夢也太誇張了吧。
不過，感覺還不錯。
媽媽為什麼要生氣？
反正你今天一定又上課遲到、考試考零分。
大聲斥責
就算我不問，也猜得出來!!
野比大雄
150

A 假的。絕大多數魚類都沒有眼瞼，張開眼睛睡覺，但曼波魚、鯊魚、河豚等族群有眼瞼。

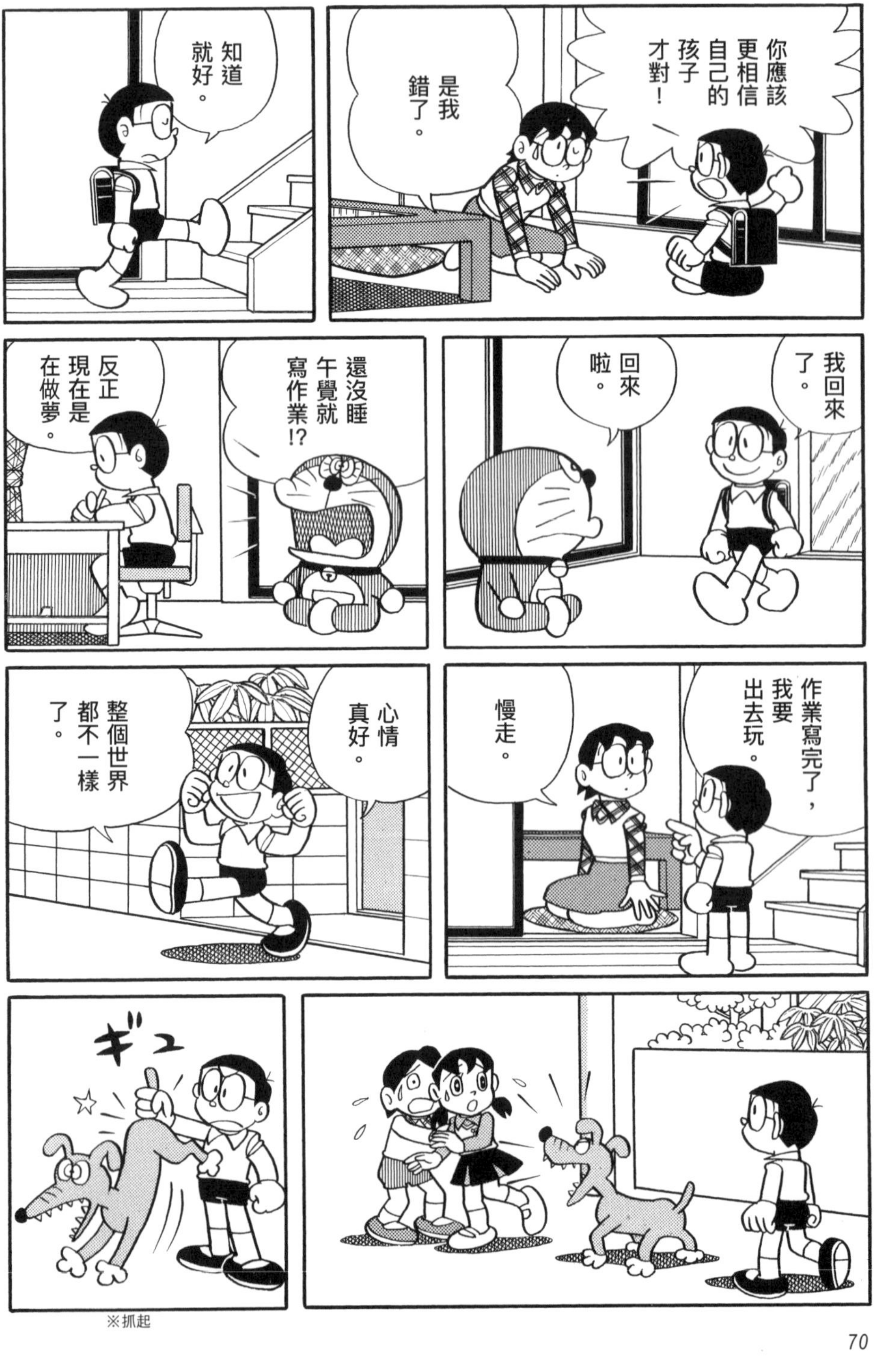

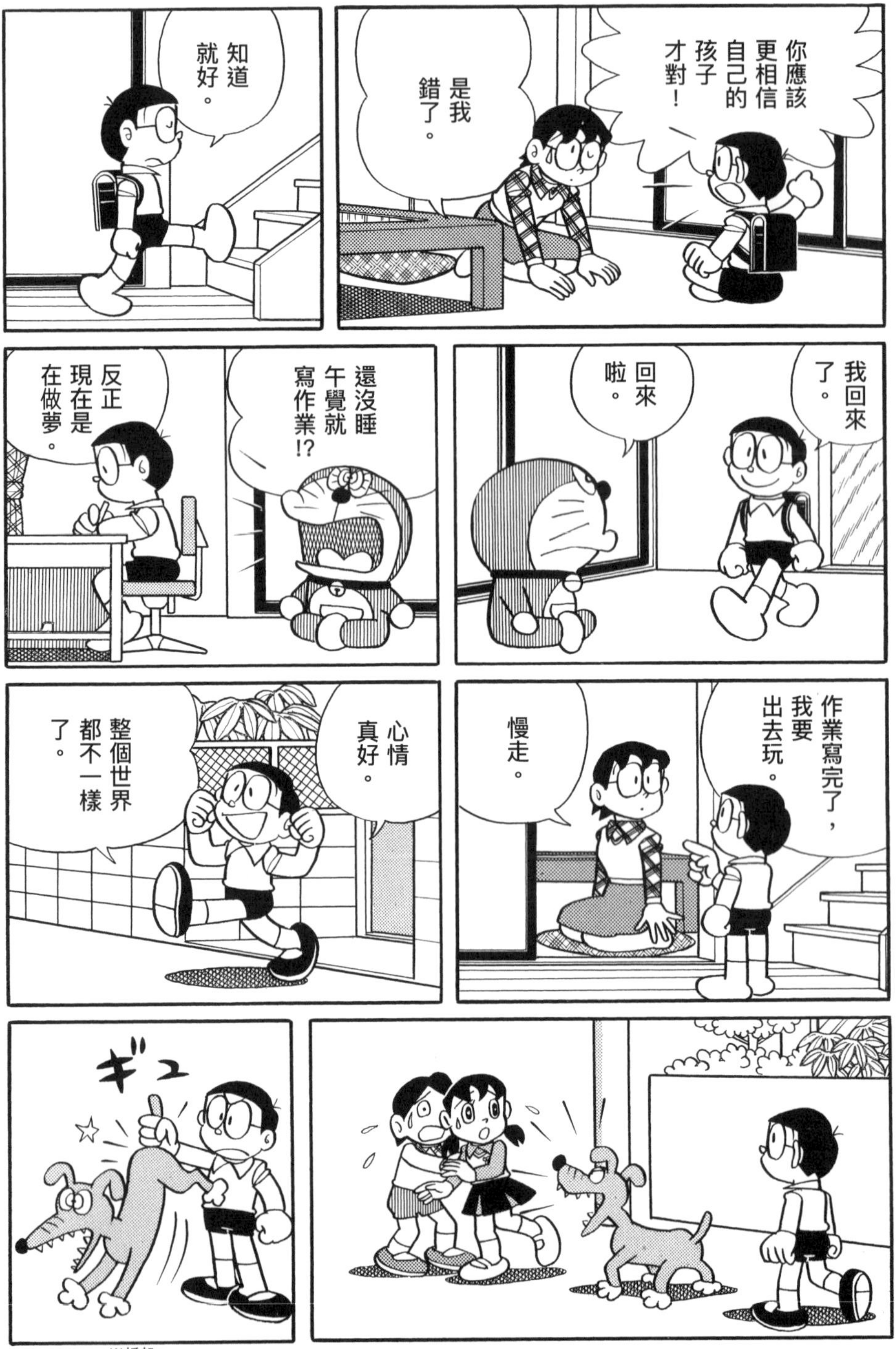

※抓起

睡覺天才夢遊盒Q&A

Q 以下日本諺語的○中該填入哪個字？「○○は寝て待て」（○○要睡著等待）

A 果報。意思是無需著急，靜心等待，自然會有好的結果與幸運。

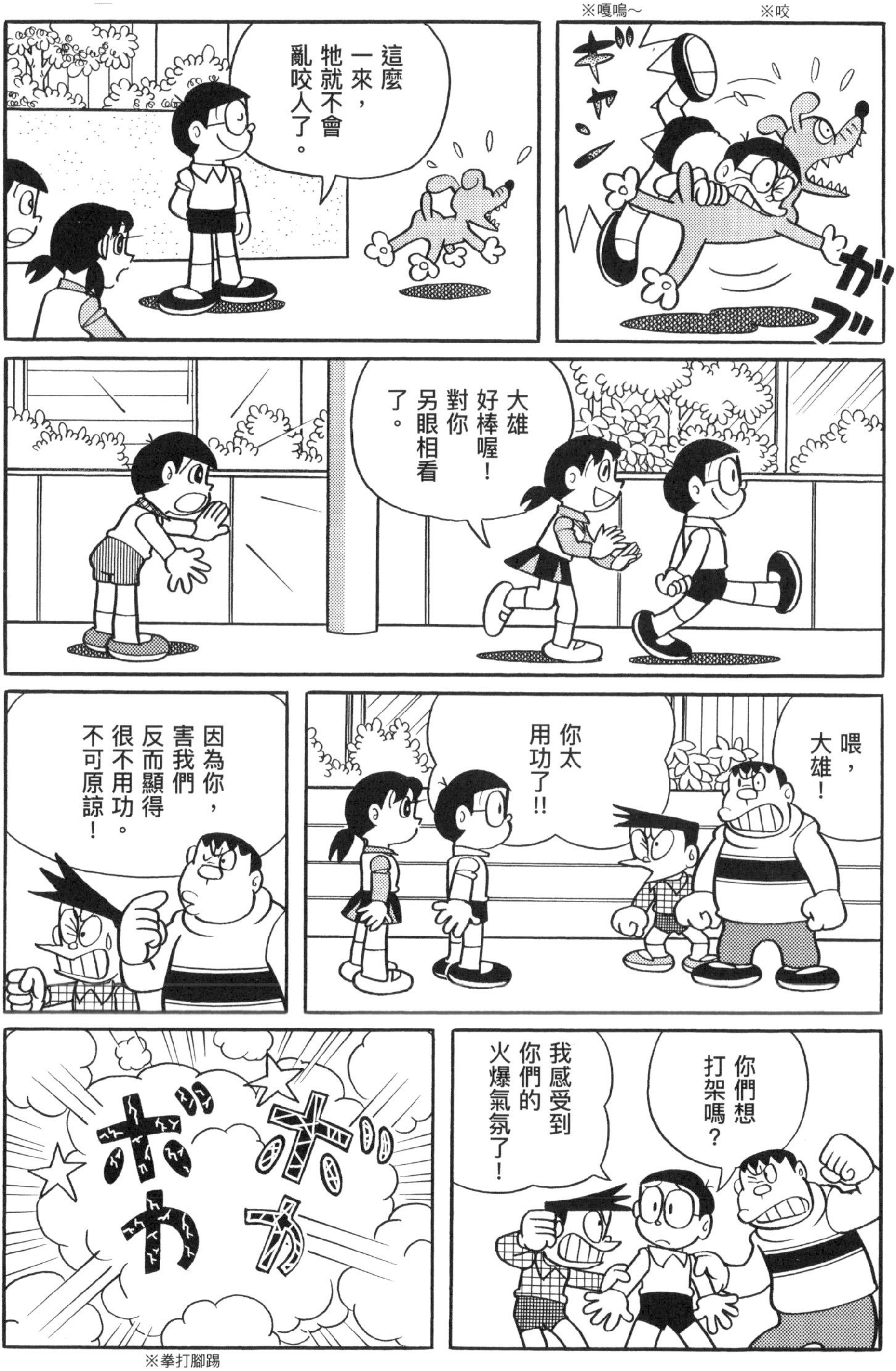

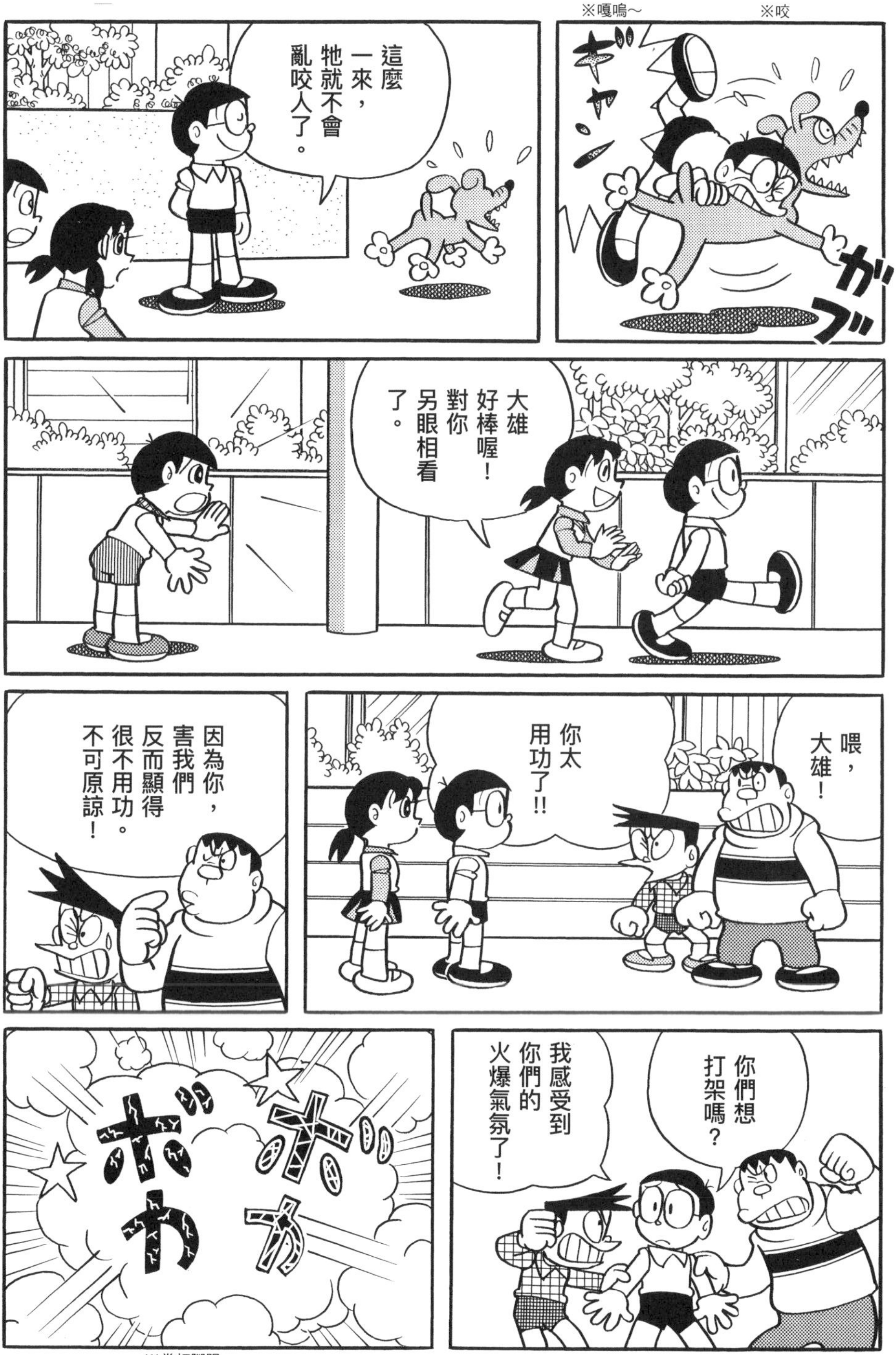

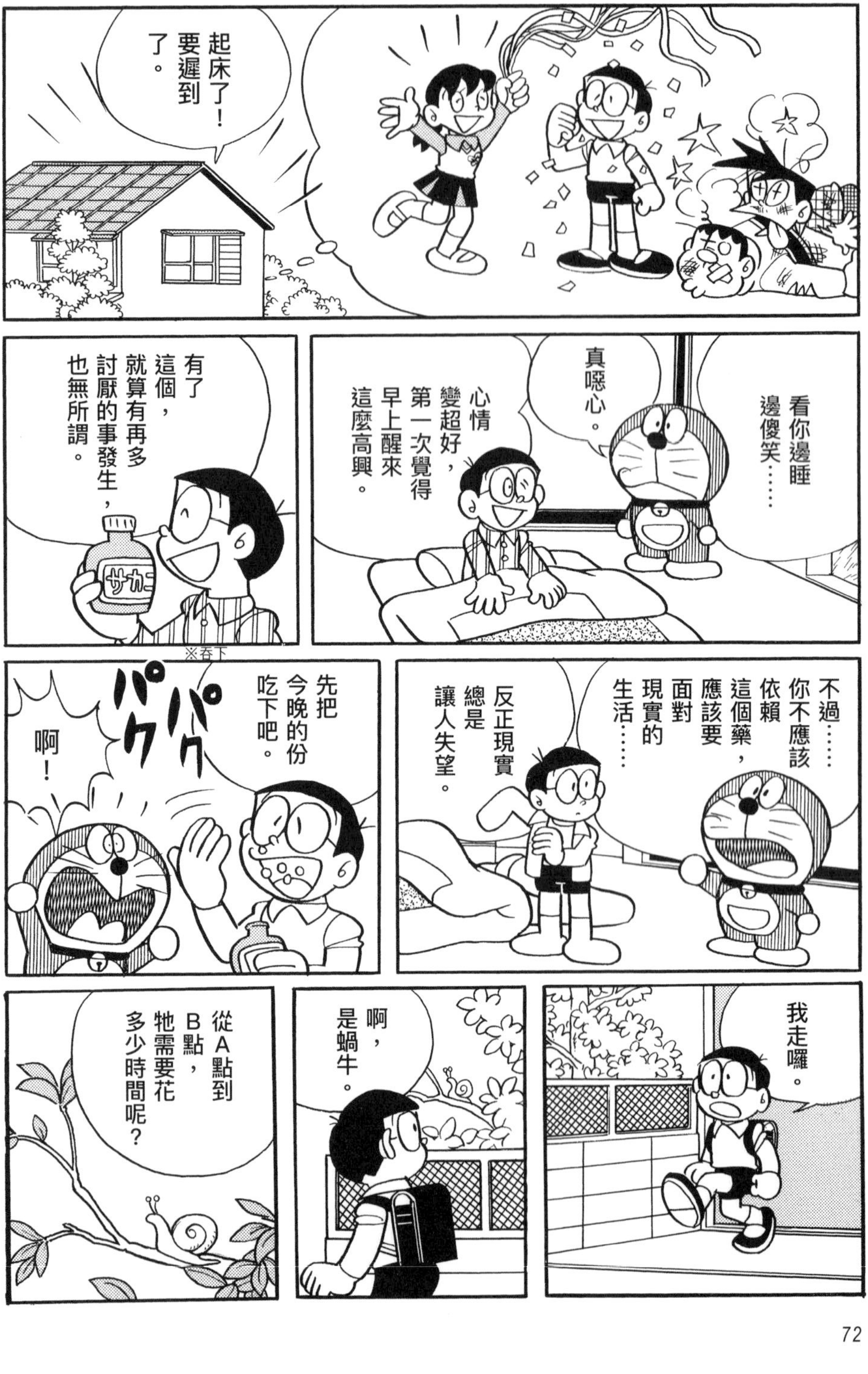

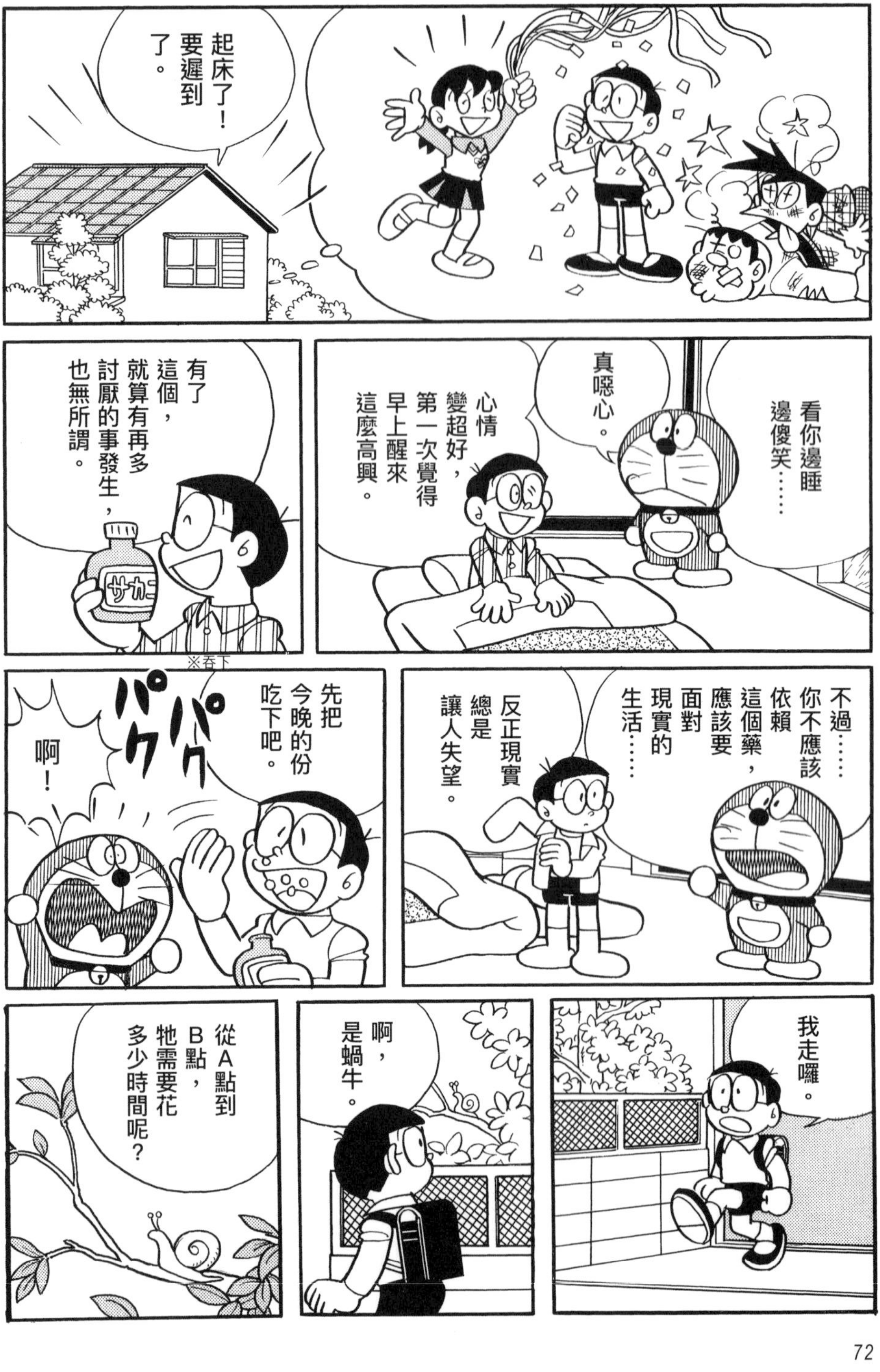

睡覺天才夢遊盒Q&A

Q 野生的袋熊睡覺時，會將身體的哪個部位伸出巢穴外？①頭部 ②鼻子 ③屁股

A ③屁股。為了避免遭受敵人攻擊，睡覺時特地將屁股放在巢穴外。據説袋熊的屁股外皮很硬，被咬也不會痛。

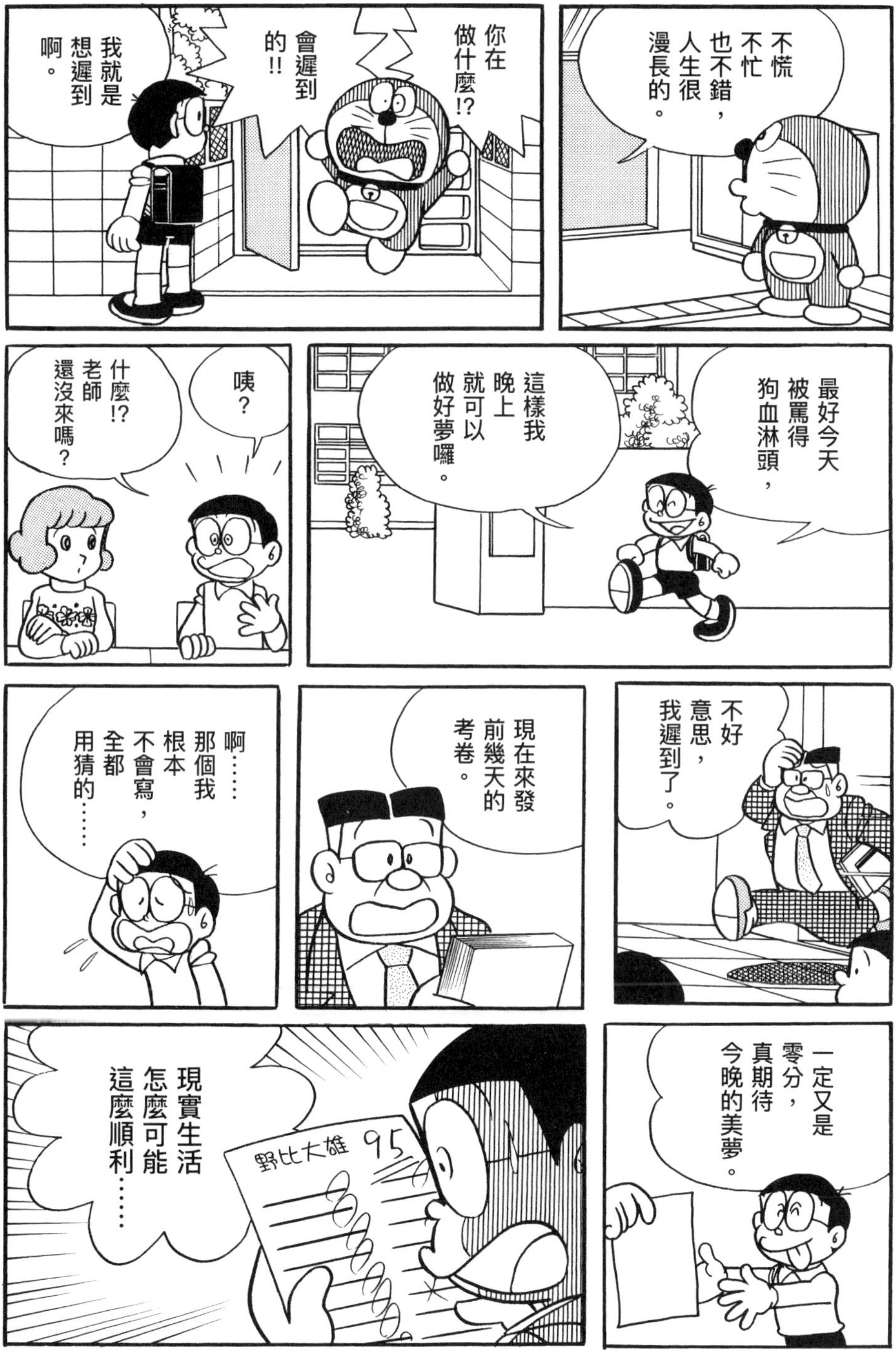

不慌不忙也不錯，人生很漫長的。
你在做什麼!?
會遲到的!!
我就是想遲到啊。
最好今天被罵得狗血淋頭，
這樣我晚上就可以做好夢囉。
咦？
什麼!?老師還沒來嗎？
不好意思，我遲到了。
現在來發前幾天的考卷。
啊……那個我根本不會寫，全都用猜的……
一定又是零分，真期待今晚的美夢。
現實生活怎麼可能這麼順利……
野比大雄 95

※心事重重

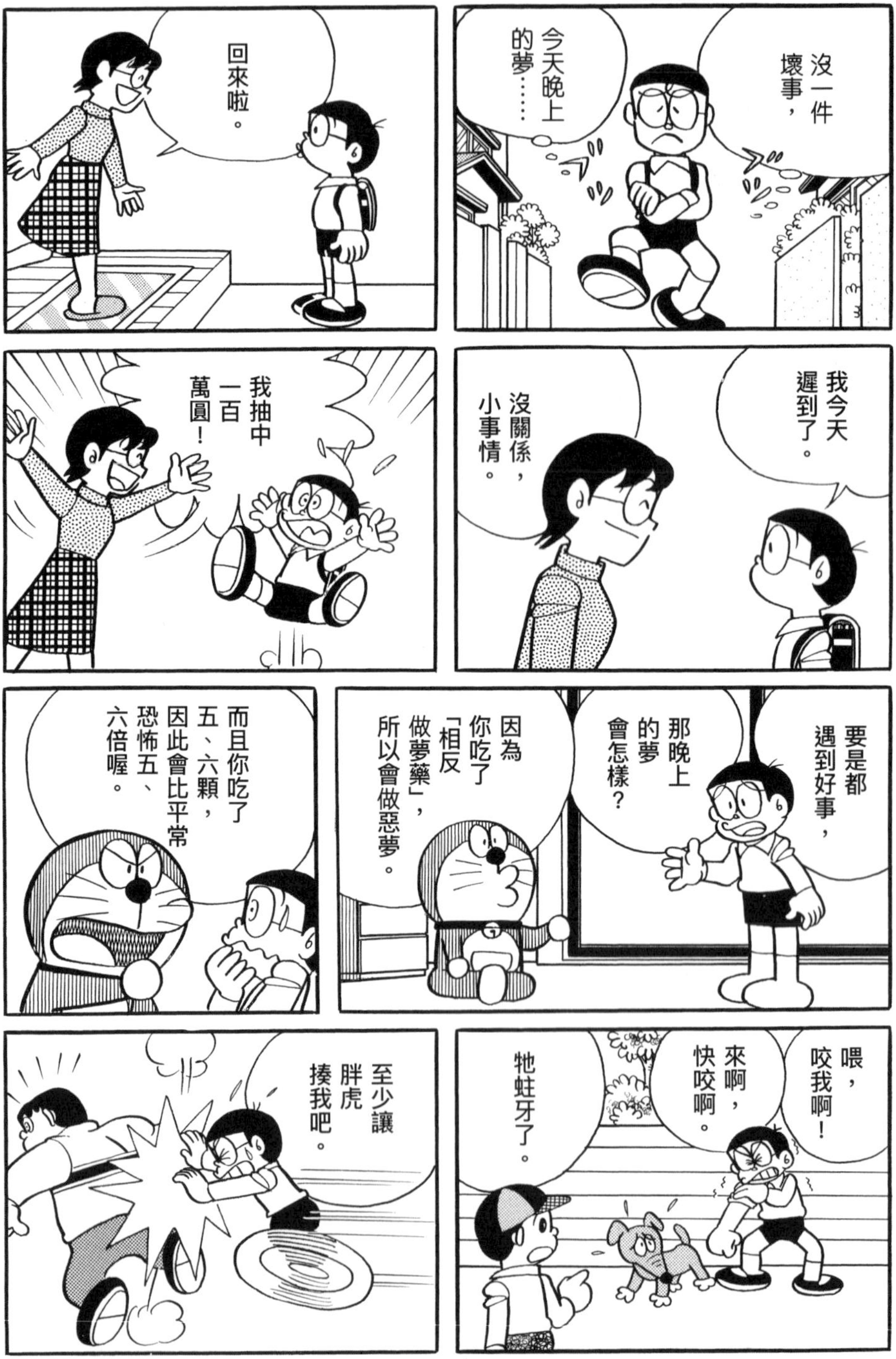

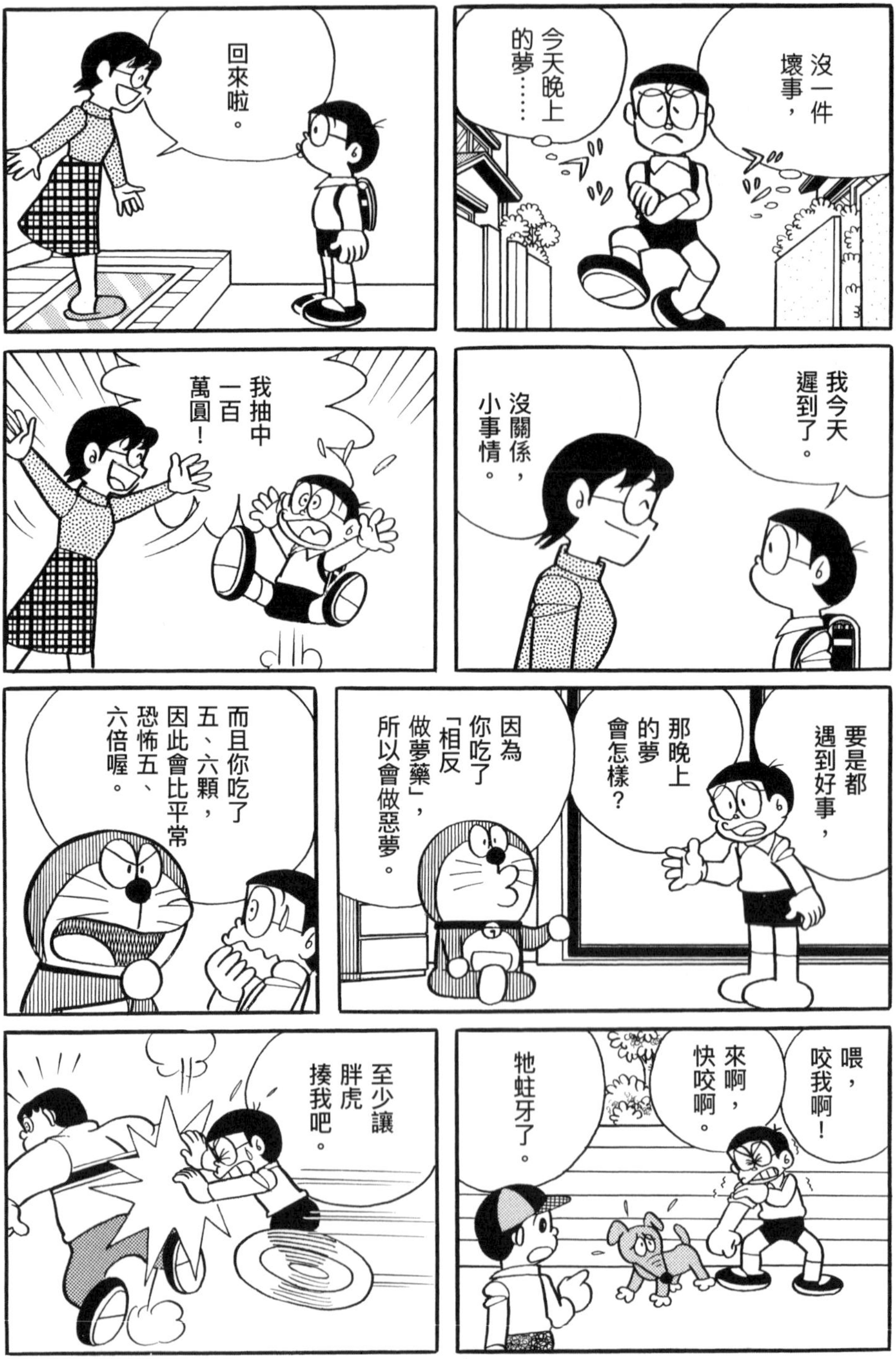

睡覺天才夢遊盒Q&A

Q 只有人類會熬夜，這是真的嗎？

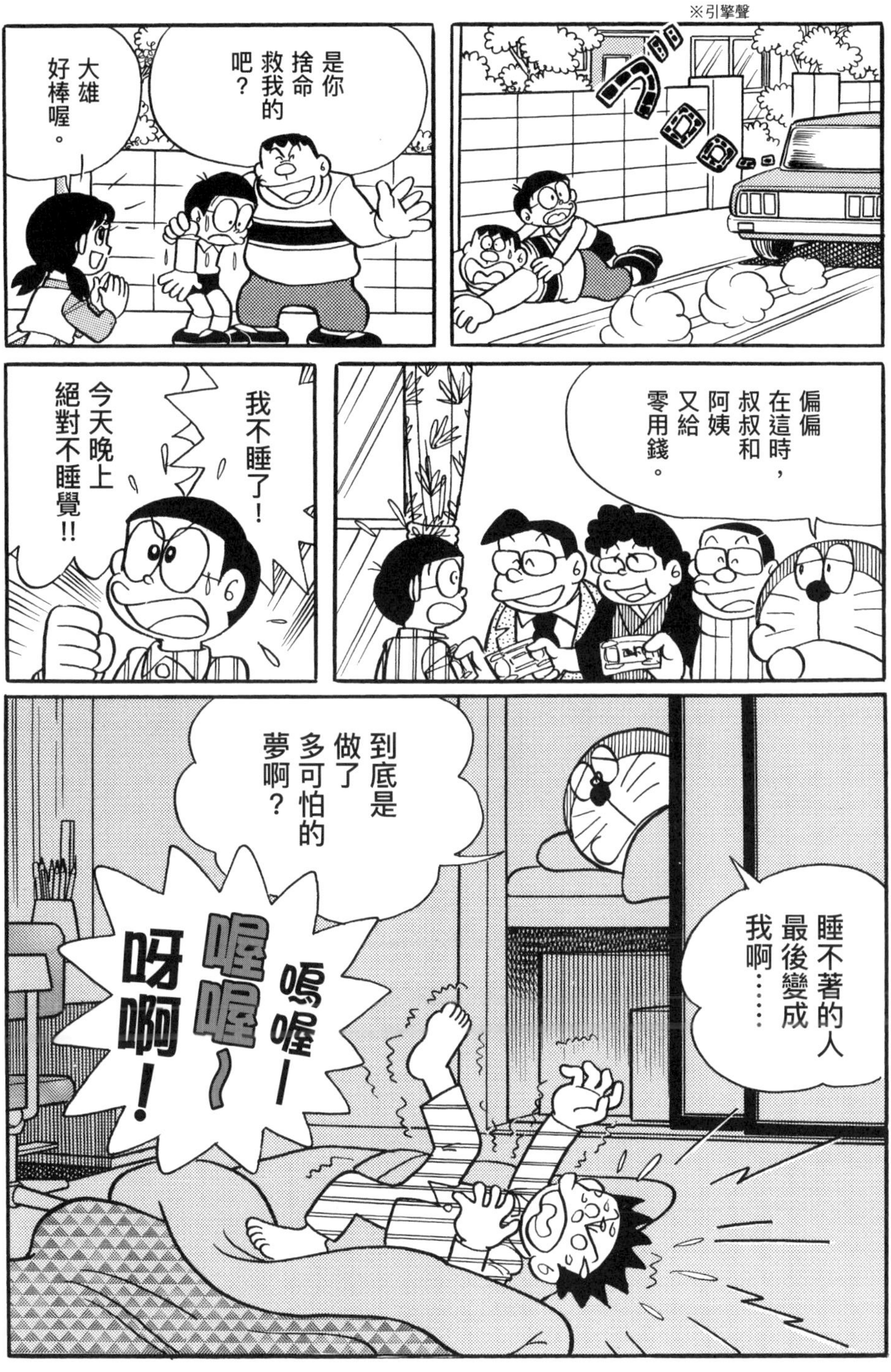
※引擎聲
是你捨命救我的吧？
大雄好棒喔。
偏偏在這時，叔叔和阿姨又給零用錢。
我不睡了！
今天晚上絕對不睡覺!!
睡不著的人最後變成我啊……
到底是做了多可怕的夢啊？
嗚喔ー
喔喔～
呀啊啊！

A 真的。人類是唯一想睡卻可以不睡的動物，其他生物除非面臨生存危機，不然都是該睡就睡。

黃金九十分鐘是熟睡關鍵

入睡後的第一個非快速動眼期最重要

有些人的睡眠時間很長，有些人很短。儘管睡眠時間不同，但有個時段對所有人來說都很重要。

那個時段就是入睡後最初的九十分鐘左右（一個半小時），稱為「黃金九十分鐘」。

黃金九十分鐘其實指的是入睡後第一個出現的非快速動眼期。第二章解說過非快速動眼期，人類在這個時段，腦部和身體處於充分休息的靜止狀態。

非快速動眼期一晚可重複四到五次，但第二次以後非快速動眼期的睡眠深度不會比第一次深。也就是說，若黃金九十分鐘睡得又淺又短，之後的睡眠會更淺。早上醒來之後，就會覺得睡不好，無精打采。

入睡之後，睡意會越來越深，而且自律神經會從原本由交感神經主導，切換至副交感神經主導的狀態。當自律神經切換順利，腦部和身體就能夠充分放鬆，得到很好的休息。

自律神經能控制呼吸、體溫、心臟跳動、腸胃作用等身體機能，所以在黃金九十分鐘進入熟睡狀態，對調整自律神經相當重要。前一晚睡得好，隔天早上起床就能精神百倍，白天也不會想睡覺。

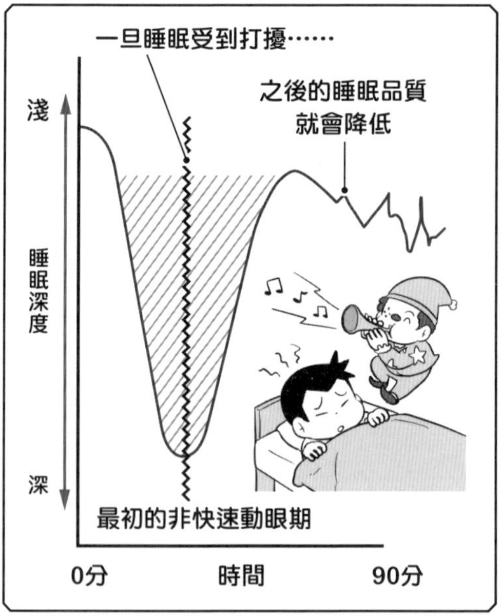

▲當黃金九十分鐘的睡眠又淺又短，之後的睡眠就會變得更淺，睡眠品質也會下降。

一暝大一寸是真的！

黃金九十分鐘睡得好，就能分泌大量生長激素

台語有句俗諺說「一暝大一寸」，從科學角度來看，這句話是真的。誠如第二章解說過，睡眠時會分泌生長激素，促進細胞成長與新陳代謝。以前的人也很注意孩子的成長，才會有此體會。

生長激素分泌最多的時候，是非快速動眼期中睡得最深的「黃金九十分鐘」。不僅如此，晚上的分泌量佔一天總量的七到八成。

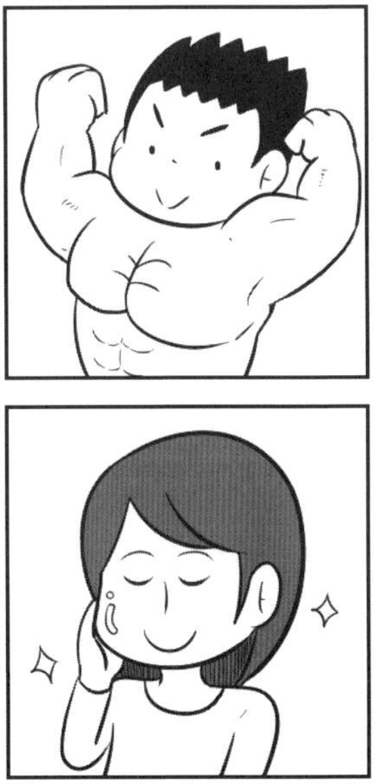

▲生長激素可使骨骼強健，肌膚充滿光澤。

這也是運動選手注重睡眠的緣故，睡得好才能養出不易受傷的強健體格。不僅如此，時尚模特兒也很重視美容覺，才能維持青春美貌。

睡眠不足也是導致學習力低下的原因

睡眠不足對腦部有百害而無一利。

嬰兒一整天幾乎都在睡覺，而且睡眠時間大多是快速動眼期，腦部也在這時努力建立神經迴路。

隨著年齡增加，嬰幼兒的睡眠時間會慢慢減少，清醒時間越來越多，但睡眠期間腦部的發育並未停止，仍舊持續著。關於孩童最理想的睡眠時間，三到五歲為十到十三個半小時；六到九歲為九到十一個小時。你現在的睡眠時間是否足夠呢？

話說回來，無論哪個年齡層，日本孩童的睡眠時間都大約少了一個小時。十歲以後的日本小孩，睡眠時間和成

年人相同，但大家都知道，全世界睡得最少的族群就是日本的大人（參見三十四頁）。

睡眠不足導致學習力低下的原因，不只是因為影響到腦部發育，對於專注力和幹勁的危害也不容輕忽。

實驗結果顯示，睡眠時間太短會讓人情緒不穩定。有實驗團隊將二十多歲、身體健康的受試者分成兩組，一組讓他們連續五天睡滿八小時，另一組則是連續五天只睡四小時。之後讓兩組人看許多照片，照片裡的男女展現出各種表情。結果發現，睡眠時間較短的那一組，對於憤怒和害怕的表情感到強烈不安與厭惡。

腦部有一個區域能讓情緒沉靜，但睡眠不足會影響這個區域發揮作用。

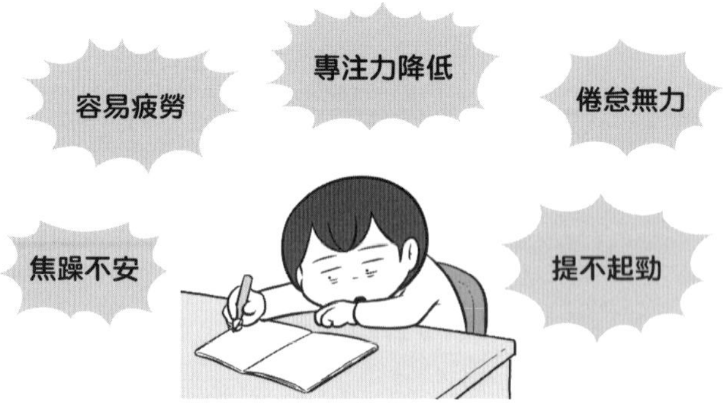
專注力降低
容易疲勞
倦怠無力
焦躁不安
提不起勁
▲長期睡眠不足，上課時會無法專心聽課。

此外，根據挪威科技大學的研究報告，睡眠時間變少，隔天早上就會感到無精打采，完全提不起勁。

睡眠不足造成的影響還包括讓人焦躁，容易亂發脾氣，上課時無法好好坐著聽課，不想做任何事，感到倦怠無力。

好好睡專欄

短時間睡眠者與長時間睡眠者

雖然不多，但確實存在著睡眠時間較短，身體卻很健康，而且完全不影響日常生活的人。這一類的人被稱為「短時間睡眠者」。

最有名的例子是法國皇帝拿破崙一世與發明家愛迪生，他們一天都只睡三到四小時。如今也有許多大公司老闆、政治人物、藝人等知名人士是短時間睡眠者。

不過，短時間睡眠者是受到基因影響的特殊體質，並非透過特別訓練而成。相反的，每天必須睡超過十小時的人，則稱為「長時間睡眠者」。

優質睡眠可以清除不好的記憶？

大腦在深層的非快速動眼期整理資料

睡眠的作用之一是「整理記憶」（參見十八頁）。

我們每天從起床到就寢的這段時間，做了許許多多的事情，包括上課學習、閱讀書籍和漫畫吸收知識、與朋友同學聊天等等。在這個過程中接觸到的大量資訊，我們不可能全部記住。

因此，大腦會整理分類重要與不重要的事情，重要的事情記住，不重要的事情就忘記。這項作業會在睡眠期間完成。

新獲得的資訊會以記憶的形式儲存在大腦的「海馬迴」中，海馬迴呈細長形，很像海中生物「海馬」，因此得名。

位於大腦最外層的「大腦皮質」是穩固記憶的部位，當我們進入最深層的非快速動眼期，記憶就會從海馬迴傳送至大腦皮質。由於此時資訊已經整理好了，無用的記憶早已經在海馬迴刪除，無須告訴大腦皮質哪些記憶很重要、哪些記憶不重要。

此外，有一說認為做夢是大腦正在整理記憶。支持這個說法的人認為，資訊傳送至大腦皮質時，記憶碎片轉換型態投射在腦部，讓人產生夢境。

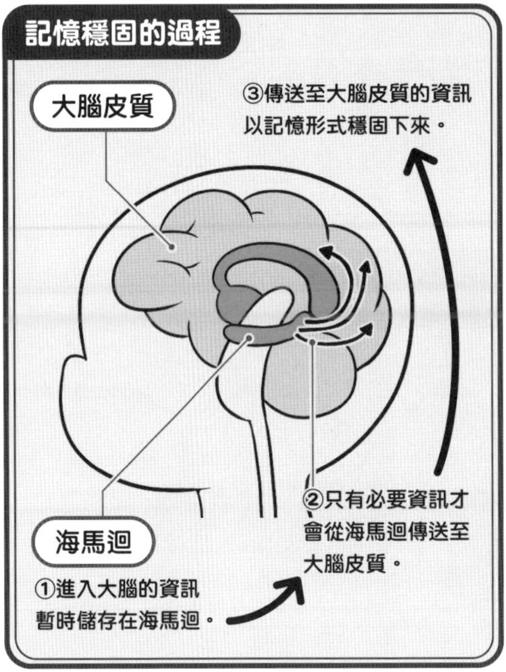
記憶穩固的過程
大腦皮質
③傳送至大腦皮質的資訊以記憶形式穩固下來。
②只有必要資訊才會從海馬迴傳送至大腦皮質。
海馬迴
①進入大腦的資訊暫時儲存在海馬迴。

身體記憶在淺層的快速動眼期穩固

和資訊記憶不同，有一種記憶是屬於身體的記憶，例如騎自行車、投球、演奏樂器等。這類記憶會在黃金九十分鐘之後，接近黎明時刻出現的淺層快速動眼期穩固在大腦裡，稱為「程序性記憶」。

以程序記憶穩固下來的資訊，只要記住就永遠不會忘記。假設你有十年沒騎自行車，十年之後再次騎車，一定會擔心自己還會不會騎。事實上，你的大腦與身體早已記住騎自行車的方法，只要一坐上自行車，自然就會騎。有趣的是，你卻不見得記得自己是在哪裡、什麼時候學會的。

誠如前方所述，唸書與運動所學到的資訊是在睡眠期間穩固在大腦裡。因此，優質的睡眠對於記住所學的知識十分重要。

許多專家都在研究「睡眠學習」，第一個進行的實驗發生在一九二四年。當時的實驗小組讓兩名受試者記住十個由英文字母組成的無意義單字，測試他們可以記住多少。結果發現，如果背完單字後一直保持清醒，受試者只能記住兩、三個單字；但如果是在睡前讓他們記單字，一個小時後叫醒他們，發現他們能夠記住七個單字。此外，還有實驗團隊進行活動身體的實驗，發現睡醒後的成績比較好。

由此可見，睡眠可以讓頭腦變聰明，運動表現更好。

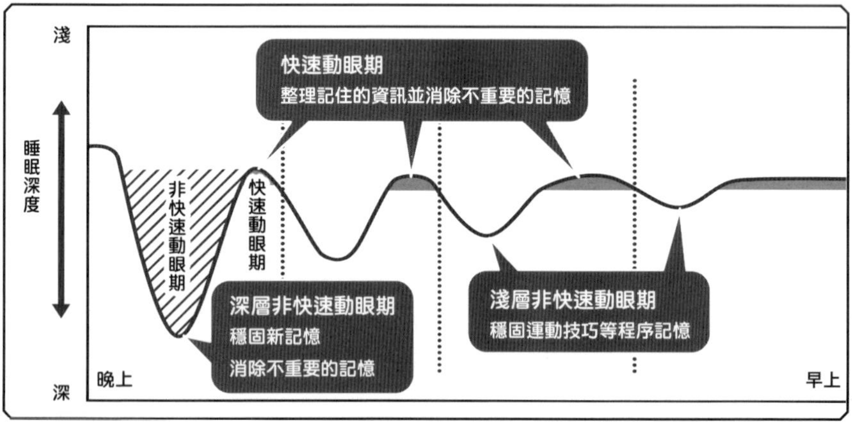

▲睡眠深度影響記憶穩固的種類。

體溫和大腦是充分應用黃金九十分鐘的祕訣

深層體溫與皮膚溫度是好眠關鍵

受到副交感神經作用的影響，人類睡覺時的體溫比白天清醒時低。身體內部的體溫稱為「深層體溫」，指的是內臟等身體內部的溫度。睡眠期間自律神經會降低內臟、肌肉與腦部溫度，讓它們好好休息。

另一方面，身體表面的溫度稱為「皮膚溫度」。各位是否覺得自己睡覺時手腳會變熱？與深層體溫相反，皮膚溫度在睡眠期間升高。

皮膚溫度上升，遍布手腳的微血管將熱氣排出體外。身體就是利用這個方式散熱，降低深層體溫。

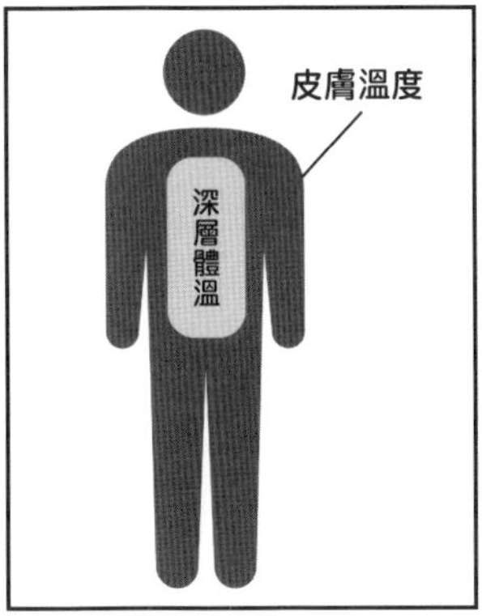

▲睡眠期間深層體溫會下降，皮膚溫度會升高。

白天清醒時，深層體溫會比皮膚溫度高出大約攝氏兩度。正常體溫在攝氏三十六度的人，皮膚溫度約為攝氏三十四點五度，深層體溫則約為攝氏三十六點五度。不過，晚上睡覺時兩者差距會變小。深層體溫在一天之內浮動幅度約為攝氏零點七度。順帶一提，用體溫計測量的體溫較接近深層體溫。

當皮膚的溫度上升、深層體溫下降，有助於我們享受優質的睡眠。

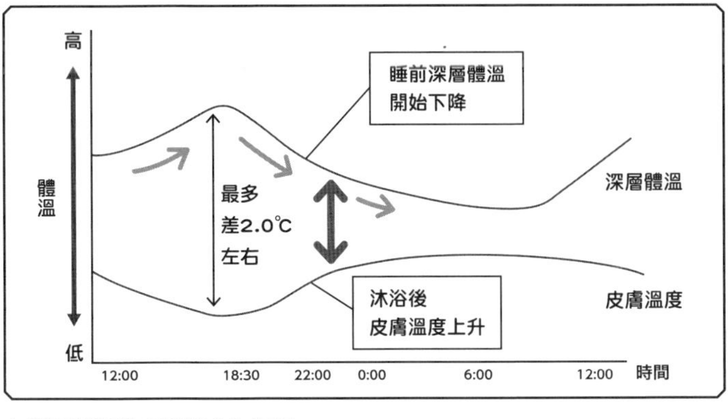

▲深層體溫與皮膚溫度之差距

泡澡有助於升高深層體溫

泡澡是使深層體溫浮動上升下降最有效的方法。泡水溫攝氏四十度的溫水澡十五分鐘，可升高深層體溫零點五度。由於深層體溫的特性是短時間內大幅升高，之後就會大幅下降，因此利用這個特性使深層體溫降低。

深層體溫從上升零點五度的狀態恢復原狀，再往下降，整個過程約需九十分鐘。因此睡前一個半小時泡溫水澡，效果最好。

值得注意的是，即使調節體溫，若大腦處於興奮狀態，仍然會睡不好。

當心裡有事或煩惱，想東想西，睡前打電玩，情緒高昂，就無法享受優質睡眠。

不僅如此，當天氣太熱、太冷，燈光太亮，環境太吵，遭受各種刺激，也會影響睡眠品質。大腦對於四周變化相當敏感，睡覺時最好待在安靜的地方。

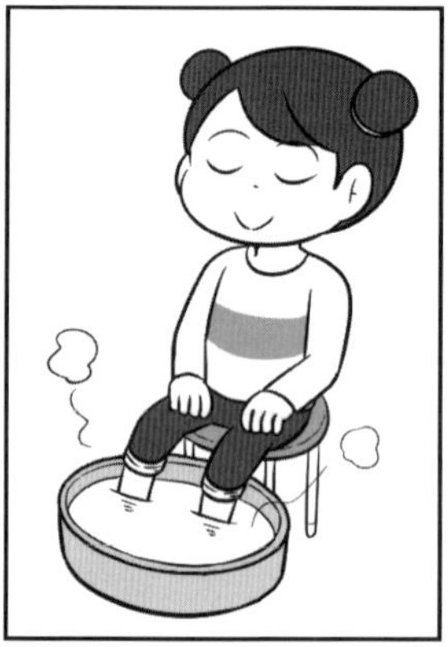

▲泡腳的效果與泡澡一樣。

各位搭電車時發呆，或是閱讀用字艱深的書籍時，是否也會想睡覺？這是因為眼睛看見的東西毫無變化，感覺乏味才會如此。此時大腦處於「單調狀態」。雖然這不是令人開心的狀態，卻很適合入睡。

好好睡專欄

睡滿 10 小時投籃就會變準？

美國史丹佛大學針對 10 名籃球選手進行實驗，要求他們每天睡 10 小時連續 40 天，結果發現受試者的運動能力變強，受傷頻率也減少。實驗團隊要求受試者即使無法睡滿 10 小時，也要在床上躺滿時數。

根據實驗結果，受試者球場折返跑 80 公尺的平均時間、罰球與三分球的平均命中率都上升，所有選手皆表示「身體狀況很好」、「身體動作很靈活」。後來選手們不再睡滿 10 小時，出賽成績也回到實驗前的水準。

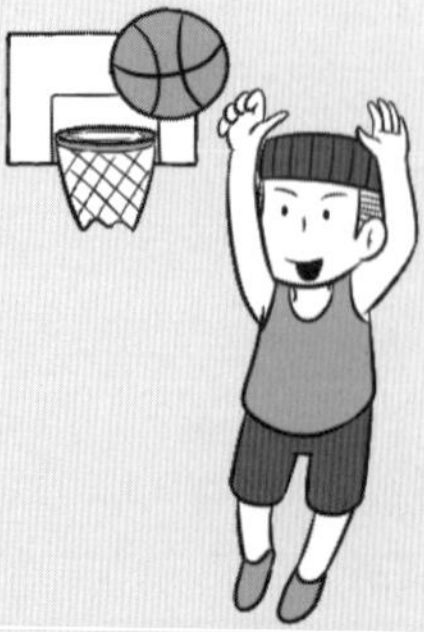

取出記憶的鏡片

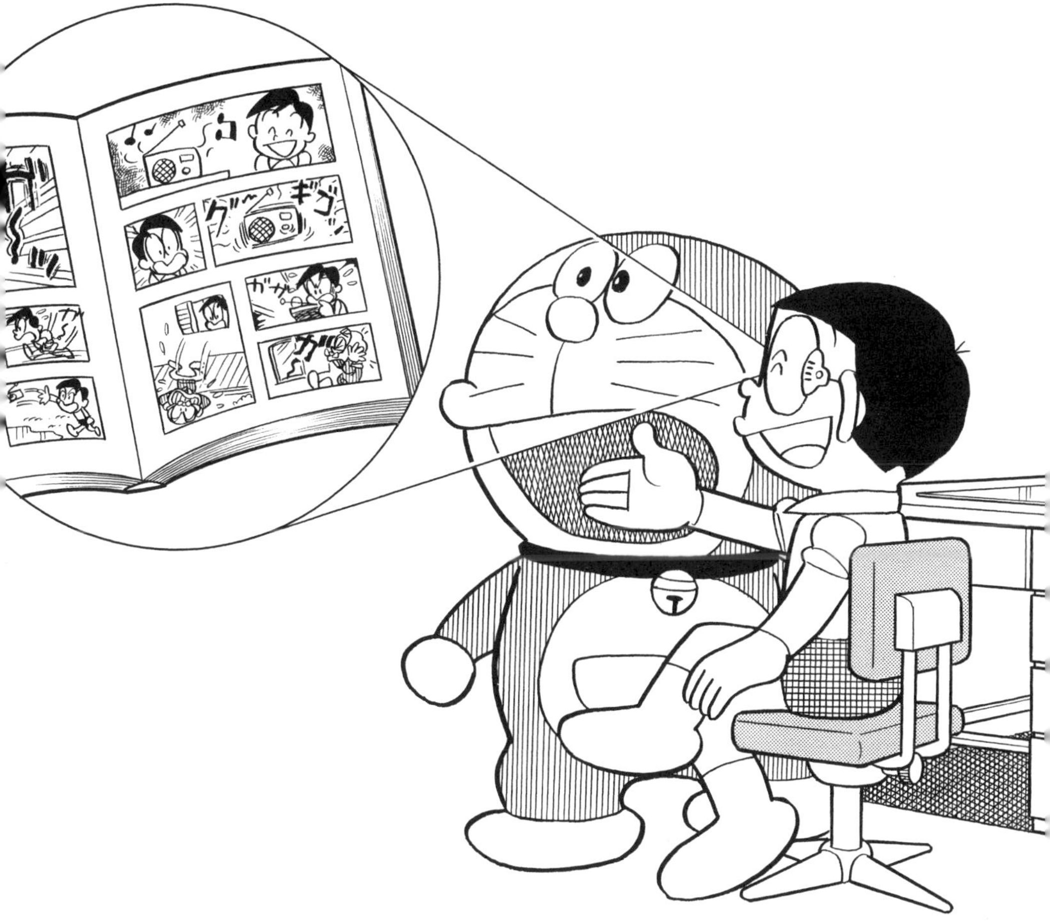

Q 唸書時若想睡，應該小睡多久最好？①15到20分鐘②45到50分鐘

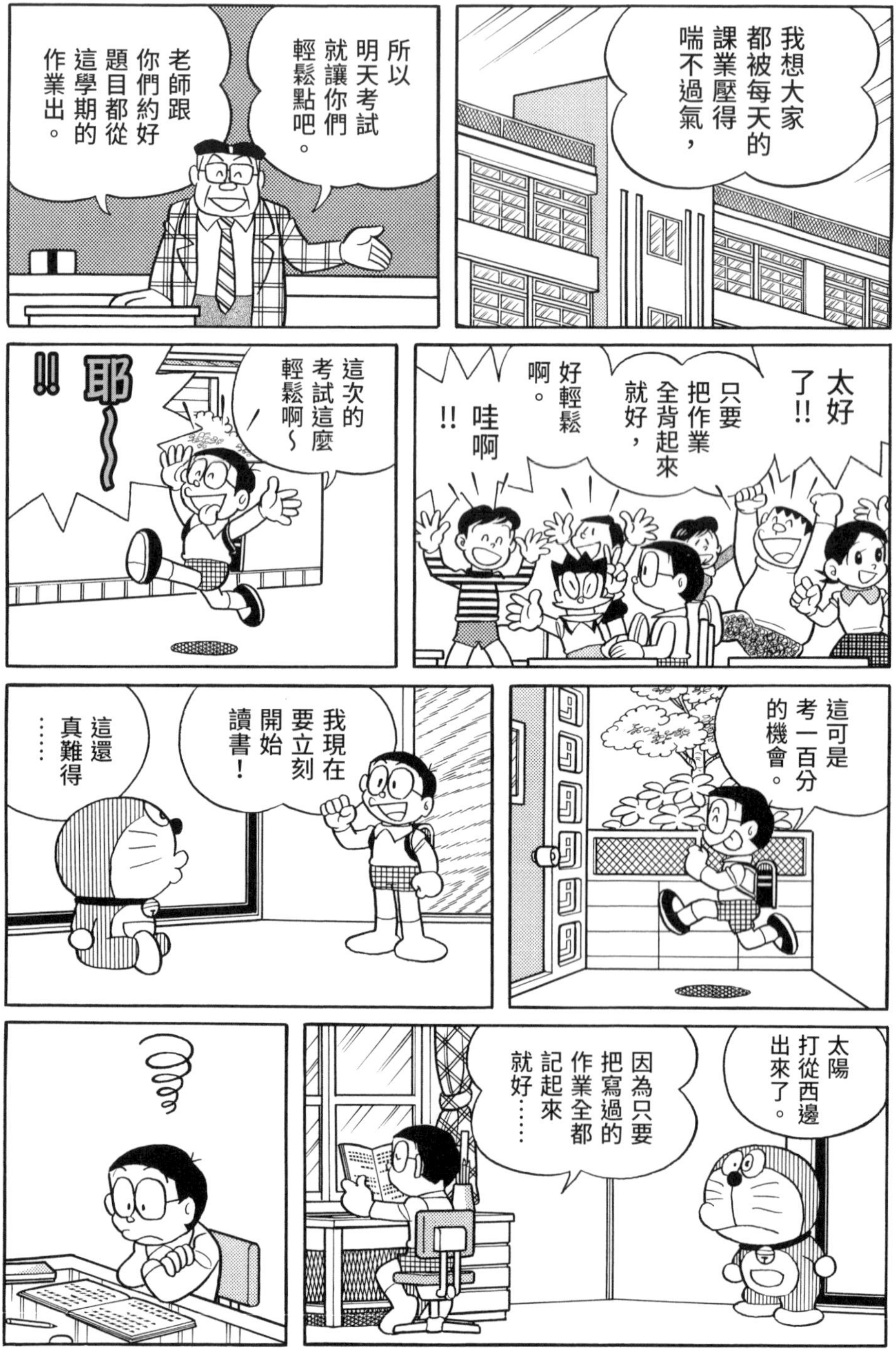

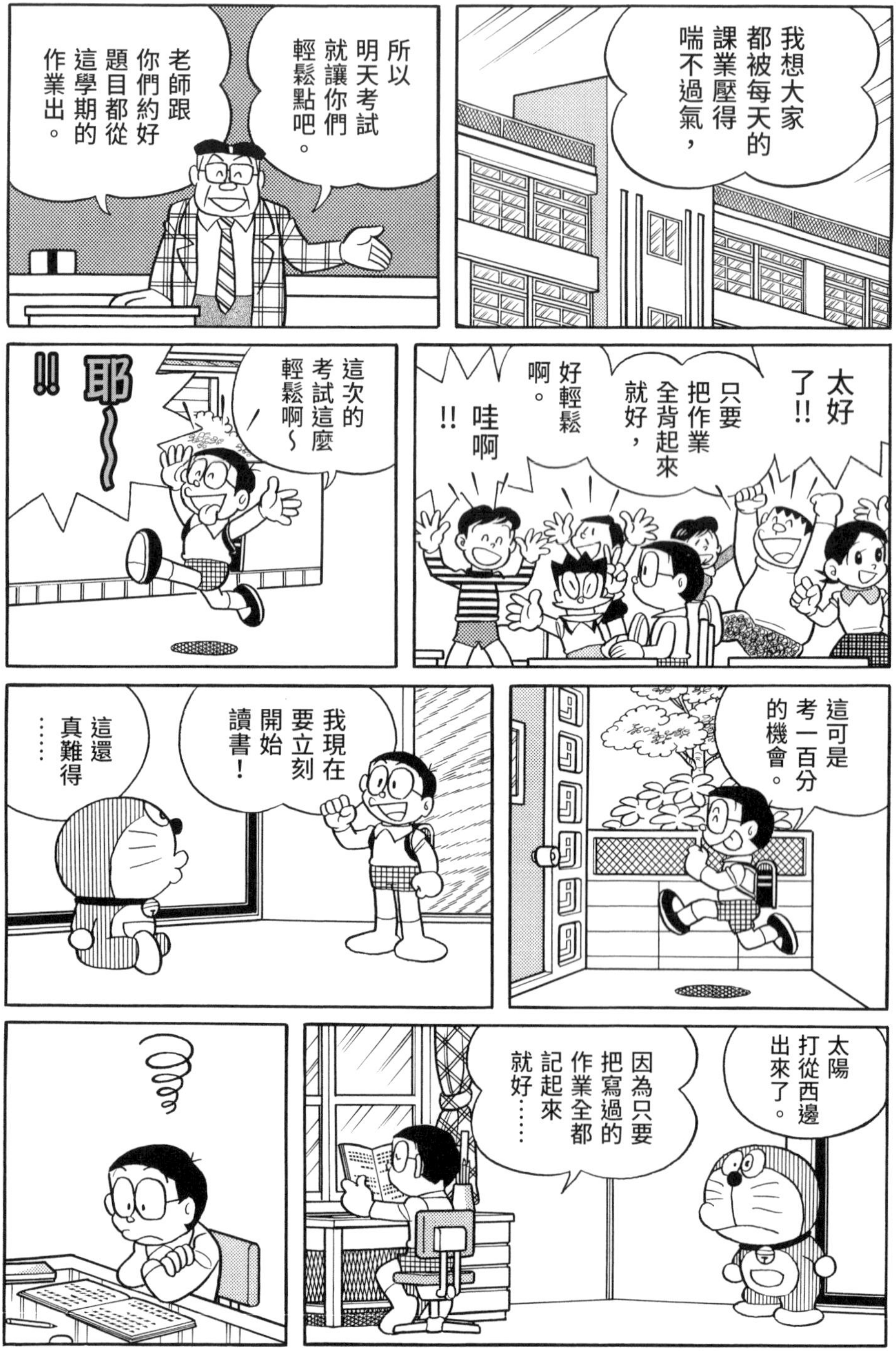

A ① 15到20分鐘。小睡15到20分鐘，醒來後精神變好，唸書會更有效率。若小睡時間超過30分鐘，就會進入深層睡眠。

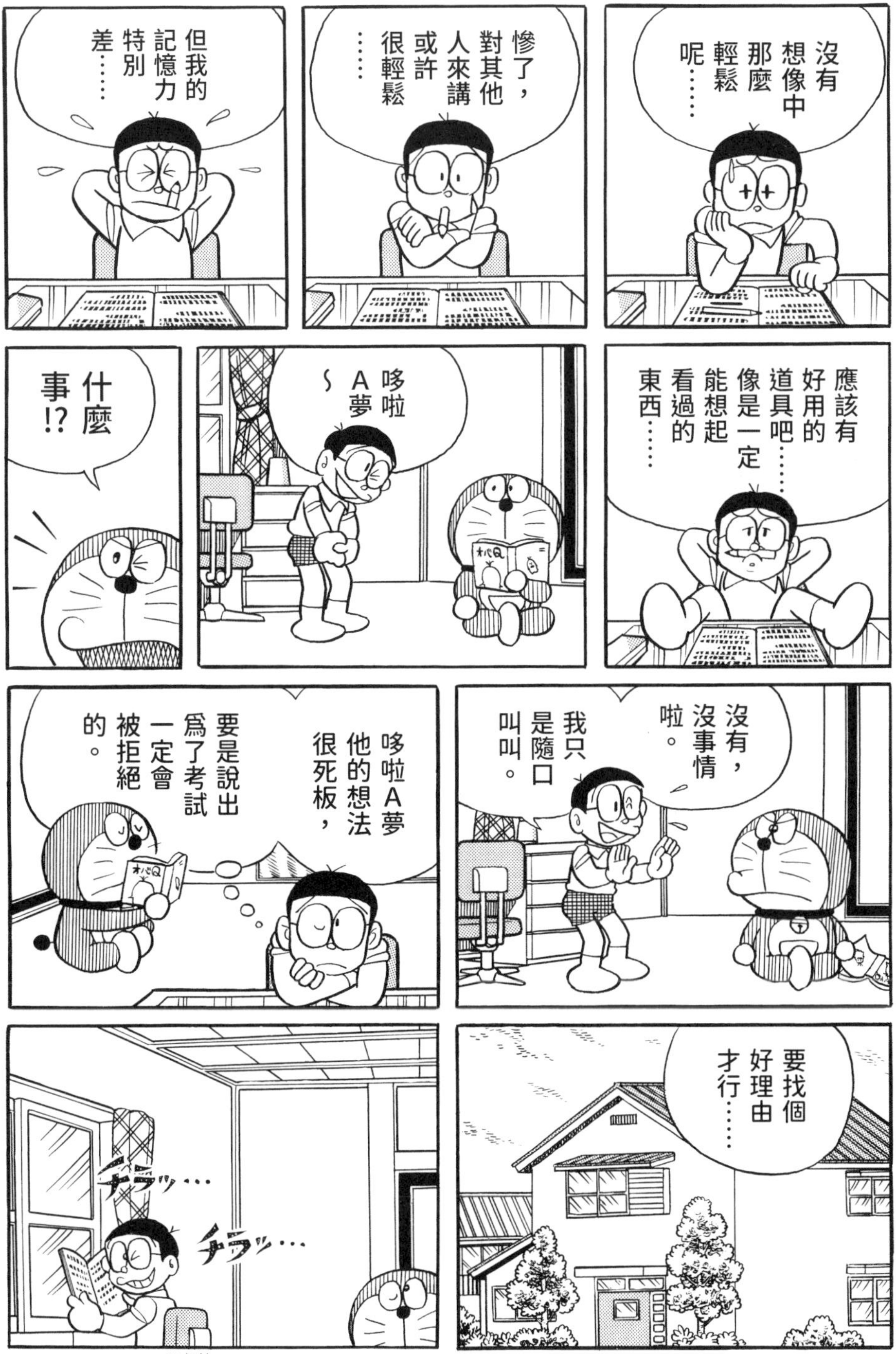

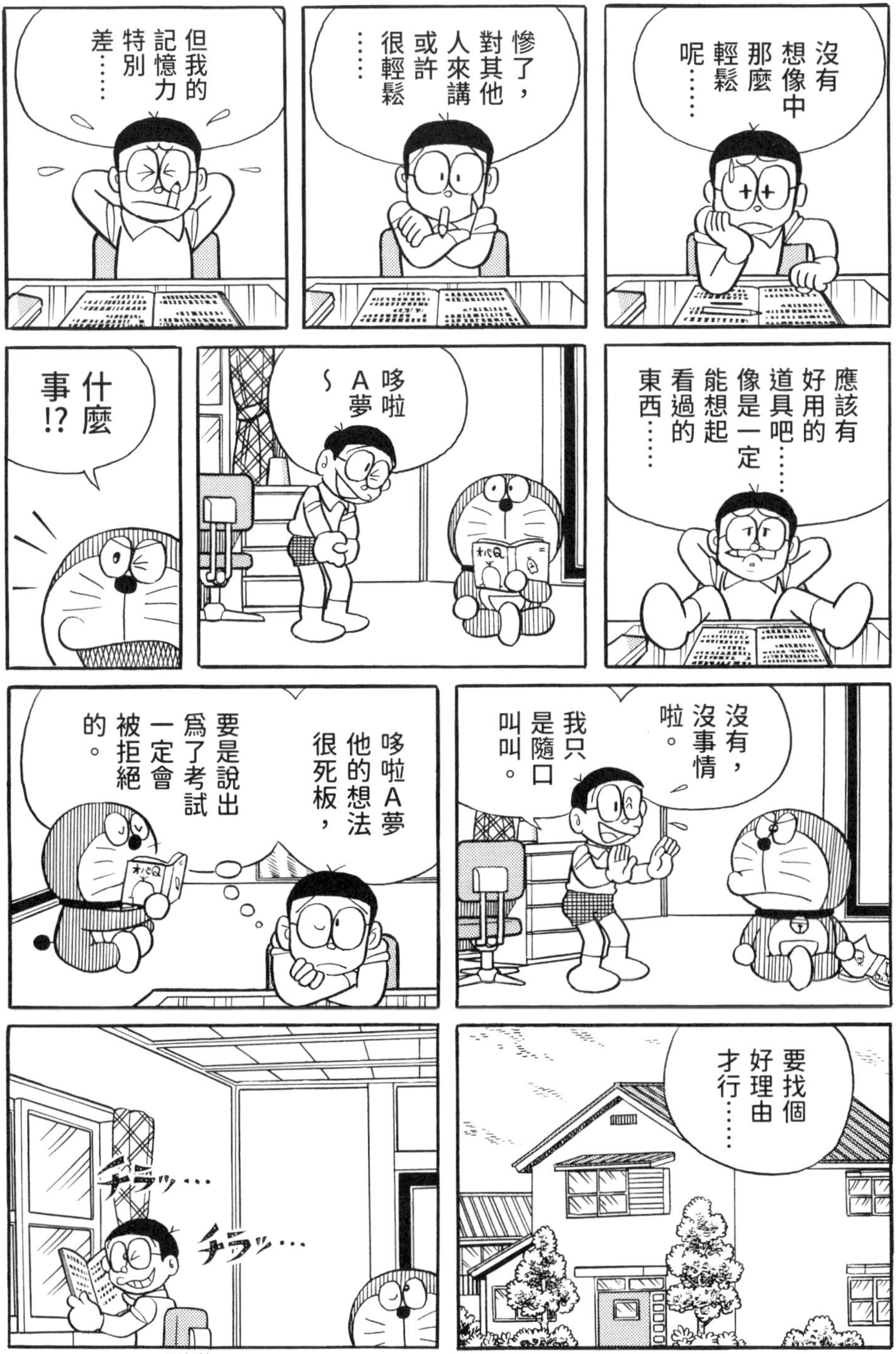

※奸笑

Q 貓咪蹲趴在地上磕頭膜拜的睡姿稱為什麼？

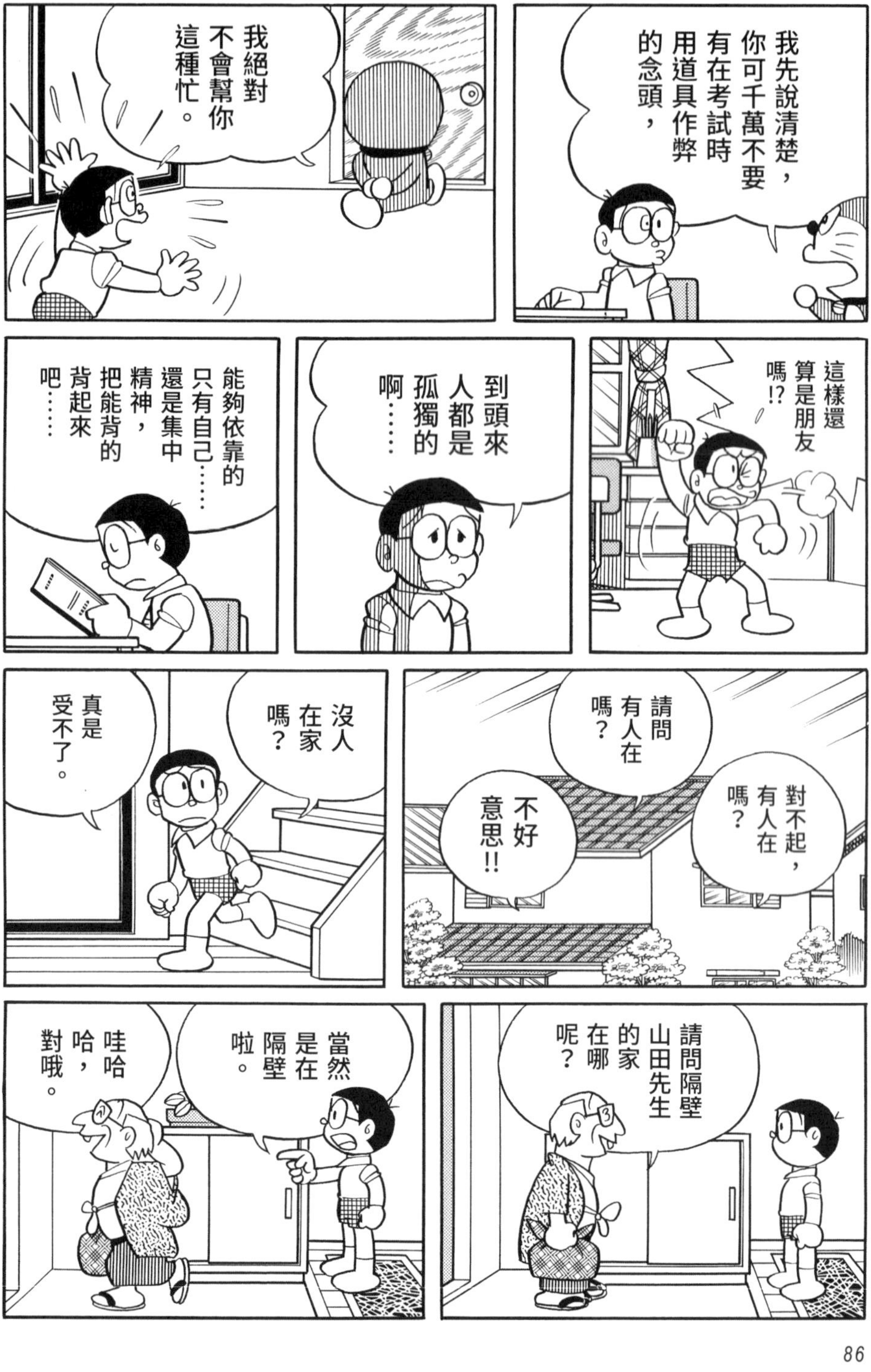

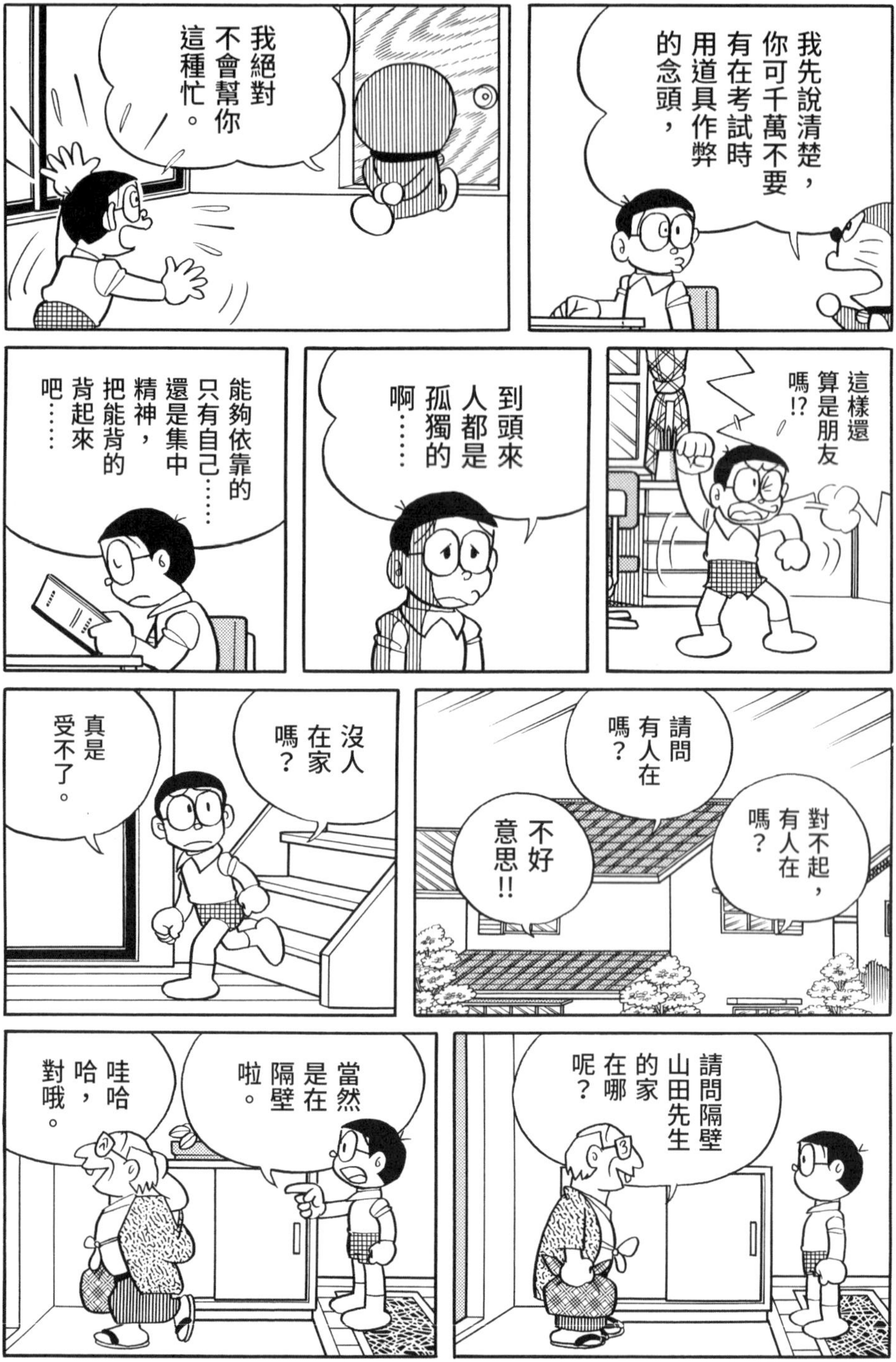

A 抱歉睡姿。由於這個睡姿很像在道歉，因此得名。又稱為「道歉睡姿」。

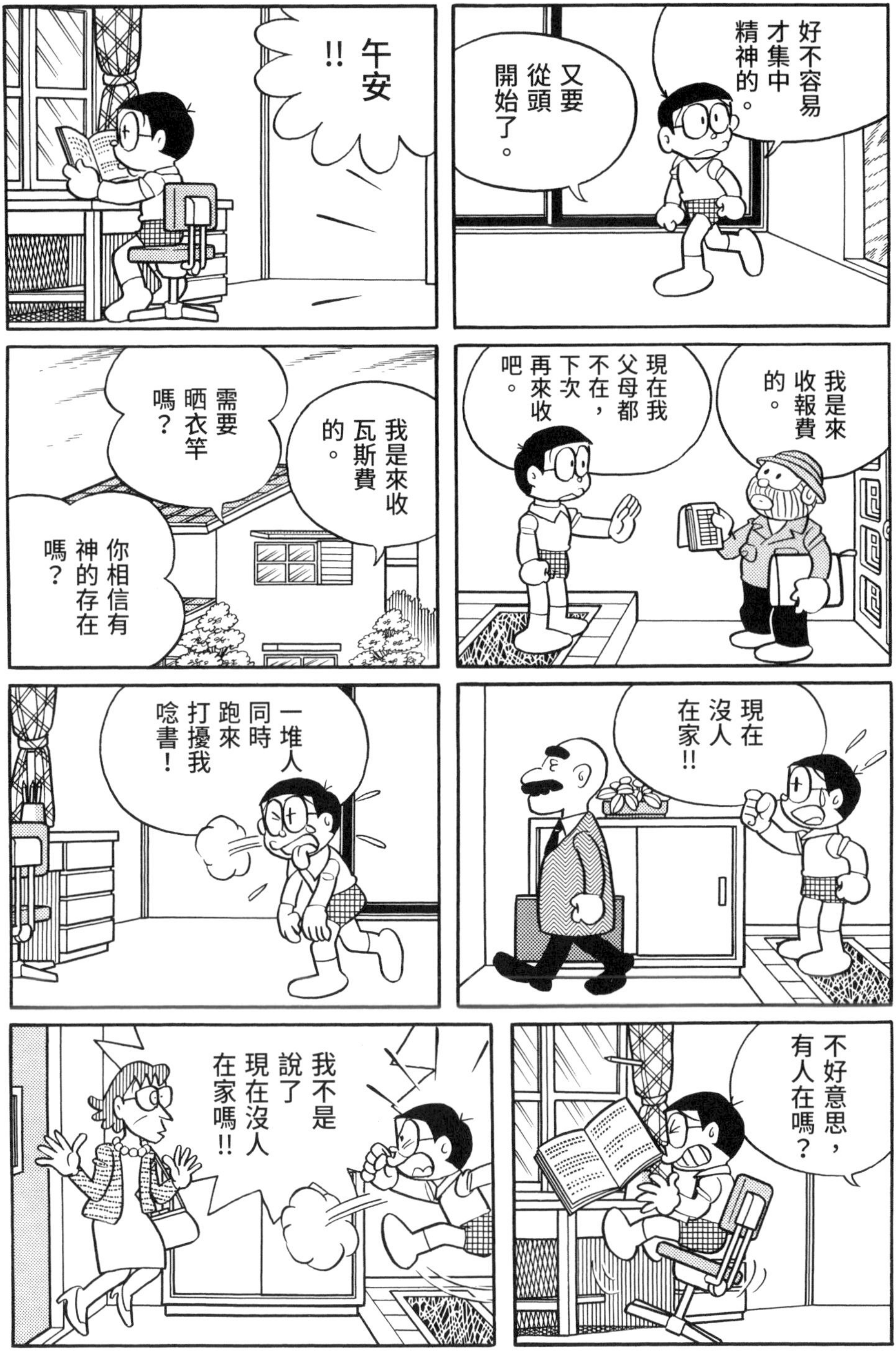
好不容易才集中精神的。
又要從頭開始了。
午安!!
我是來收報費的。
現在我父母都不在，下次再來收吧。
我是來收瓦斯費的。
需要晒衣竿嗎？
你相信有神的存在嗎？
現在沒人在家!!
一堆人同時跑來打擾我唸書！
不好意思，有人在嗎？
我不是說了現在沒人在家嗎!!

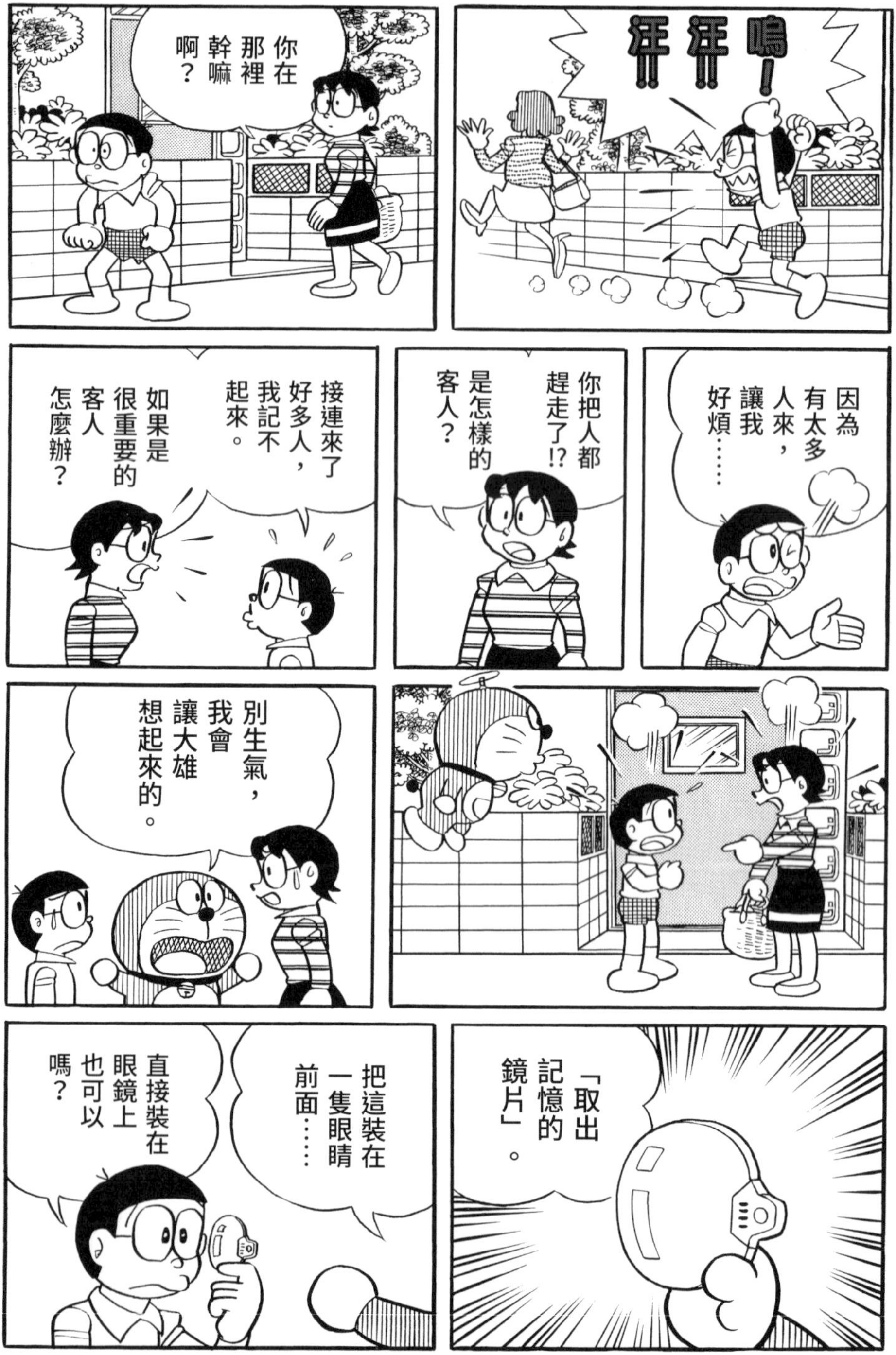

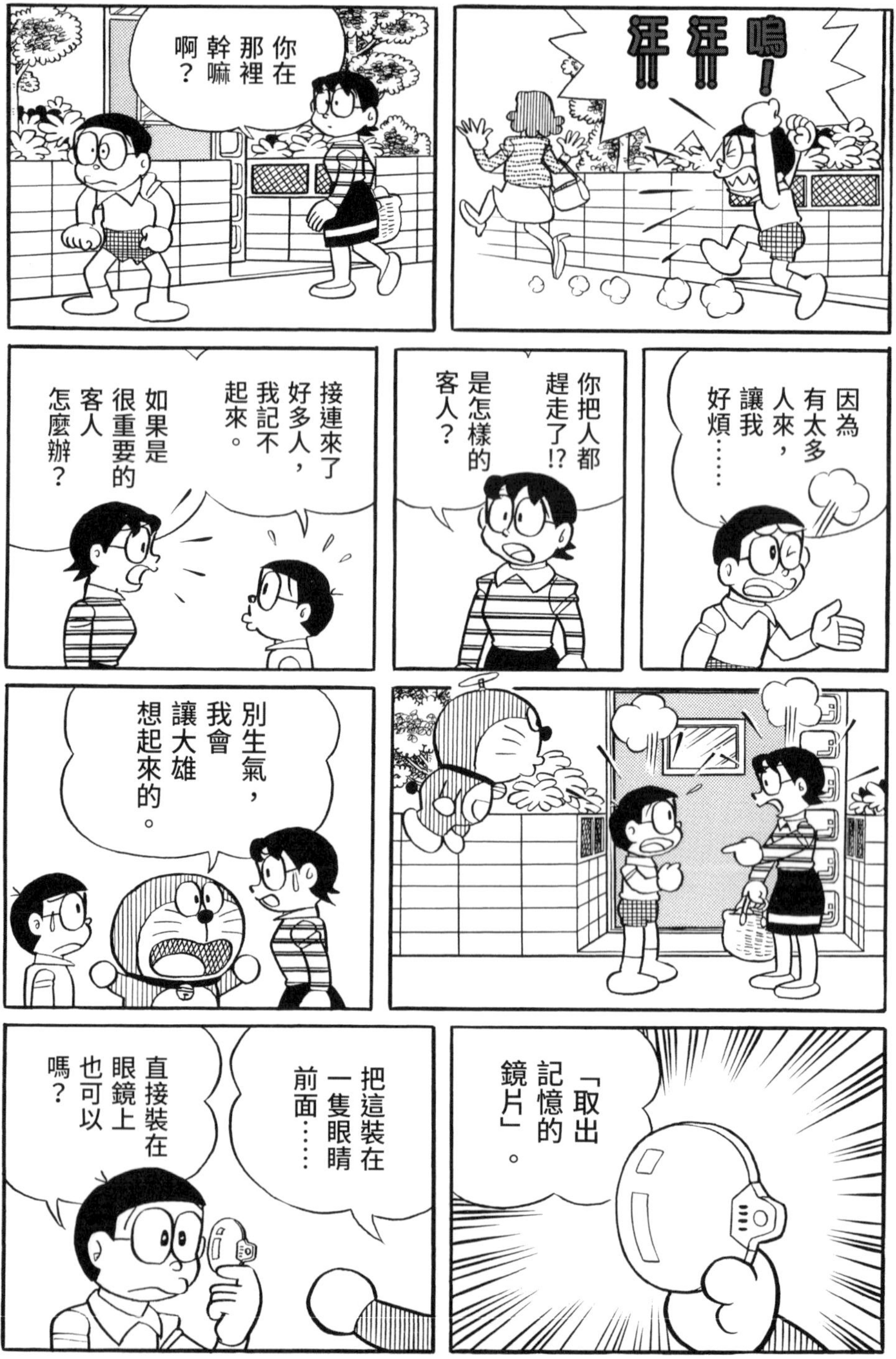

睡覺天才夢遊盒Q&A

Q 老人家常說不能回應別人說的夢話，這是真的嗎？

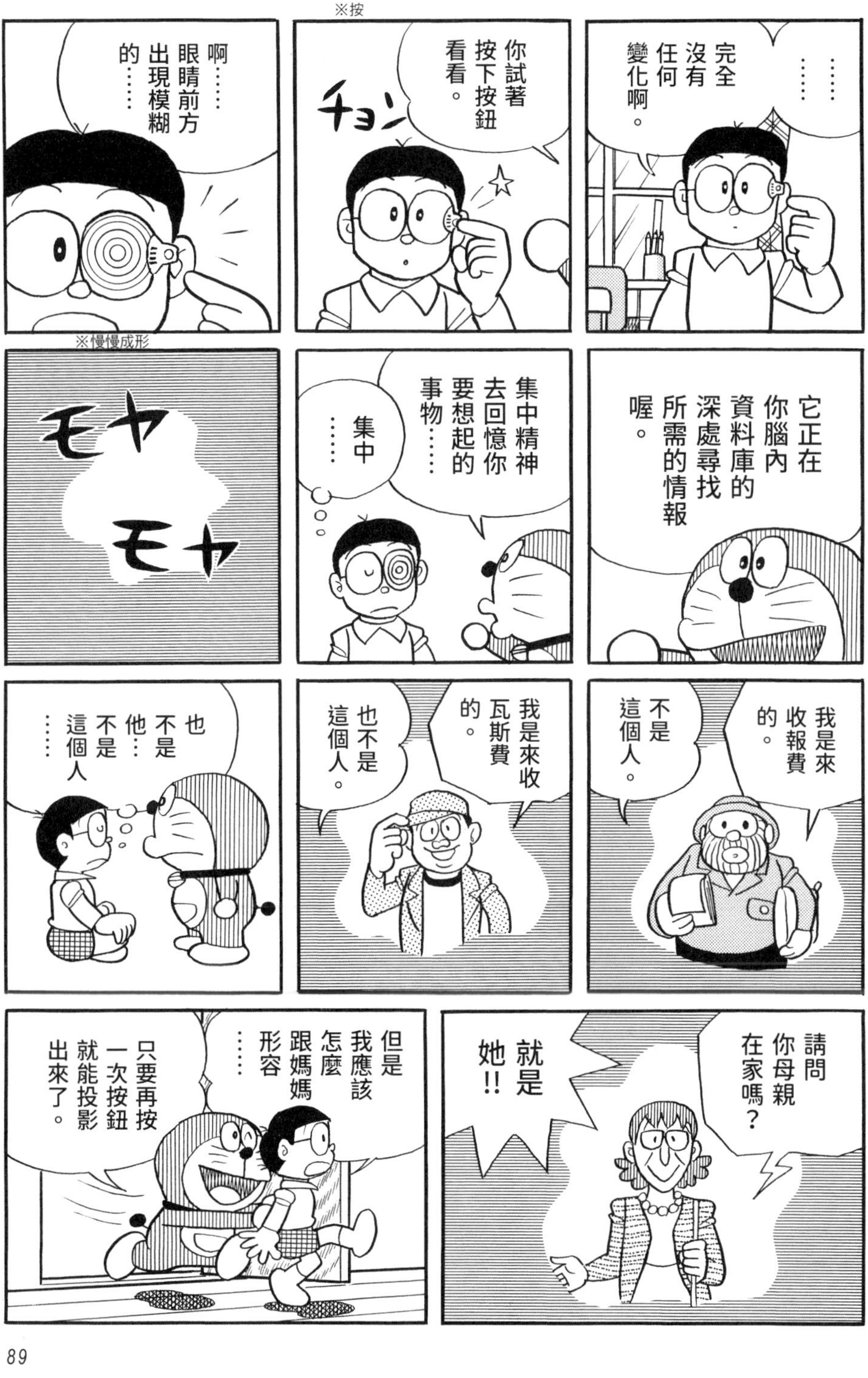

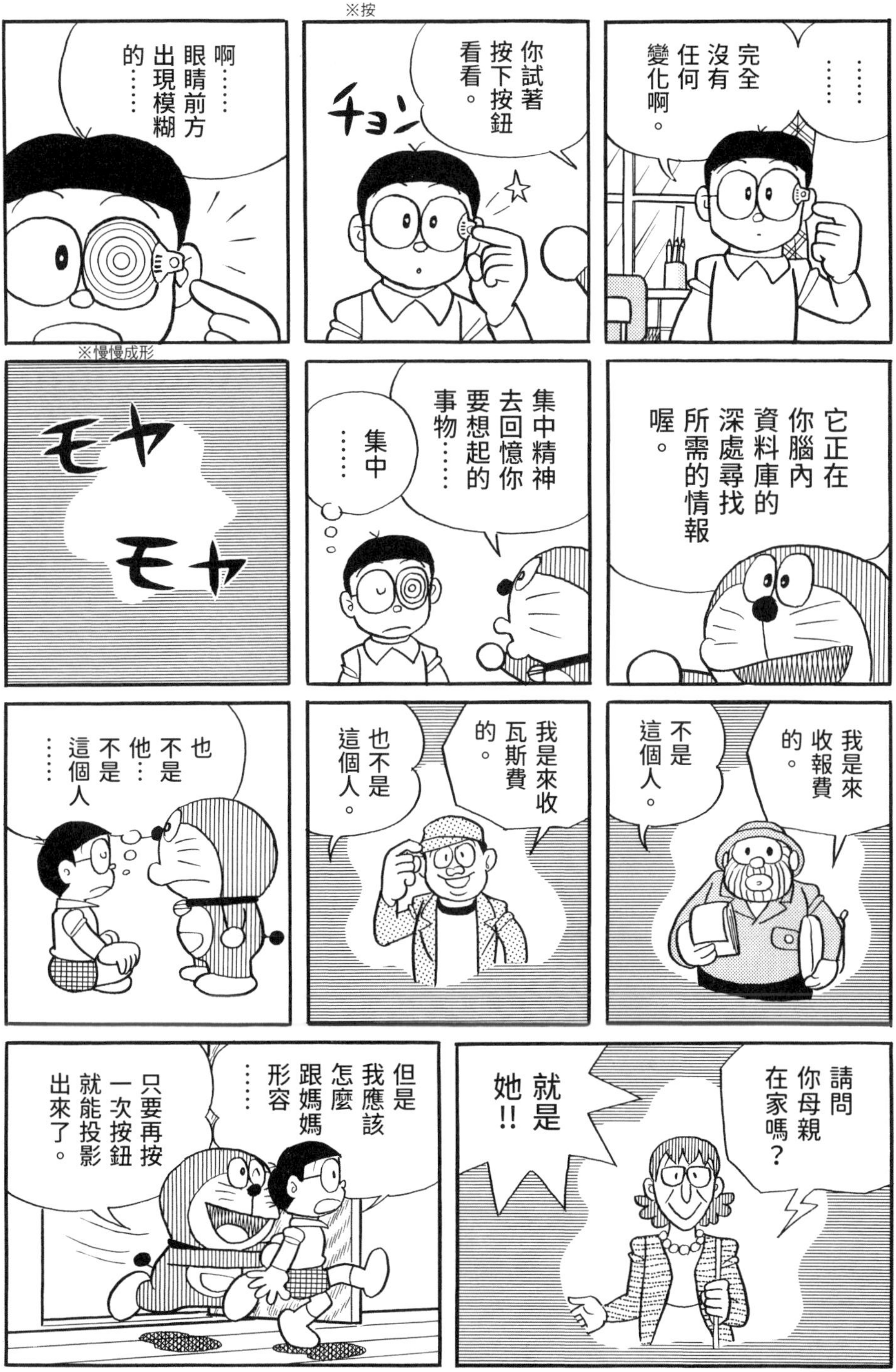

A 真的。夢話出現在淺眠時，若回應別人說的夢話，當事者的腦部就會產生反應，阻礙睡眠。

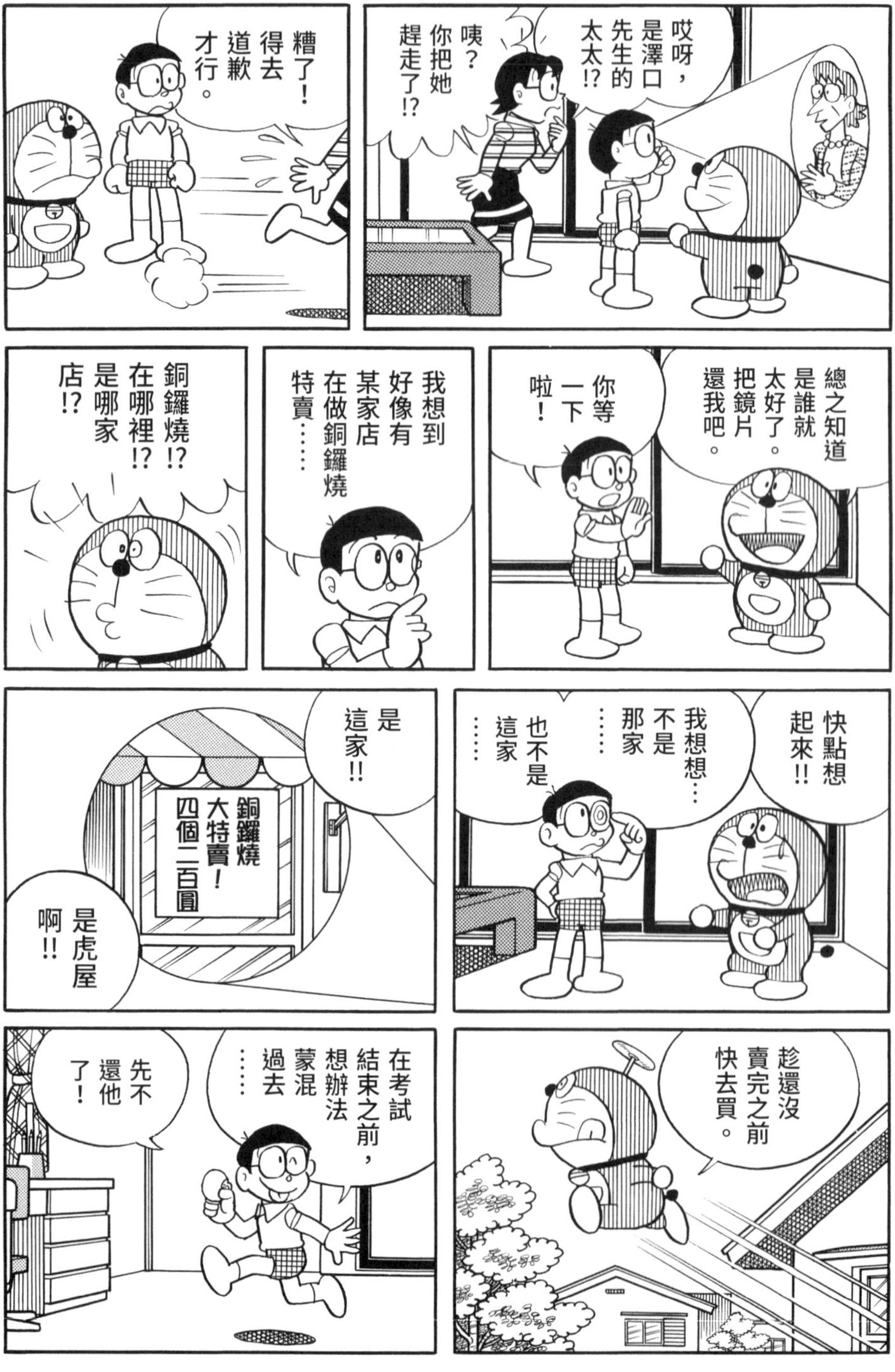

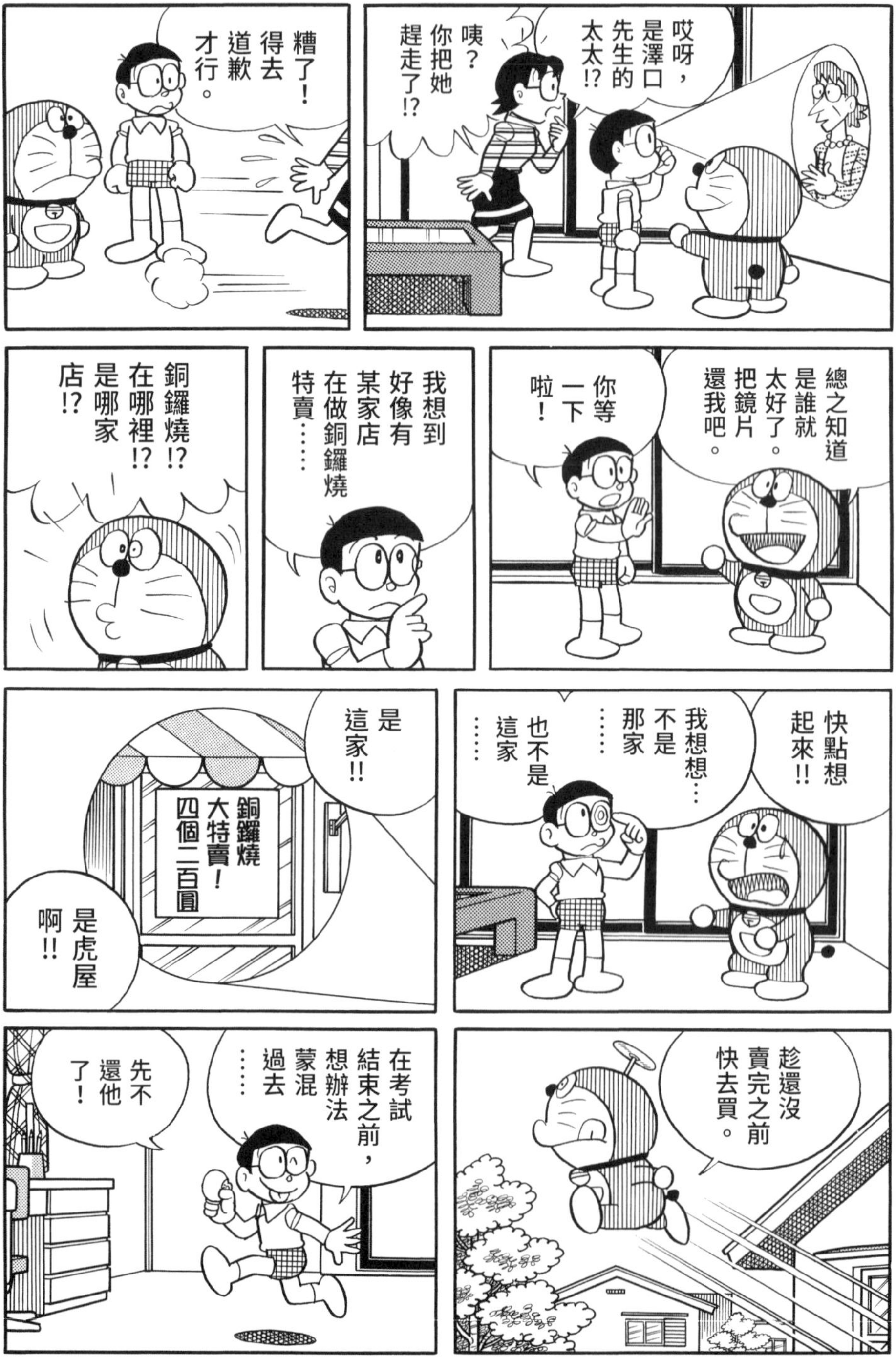

Q 章魚睡覺時也有非快速動眼期和快速動眼期之分，這是真的嗎？

A 真的。這是巴西腦科學家研究章魚睡姿得到的結論。說不定章魚在快速動眼期也和人類一樣會做夢。

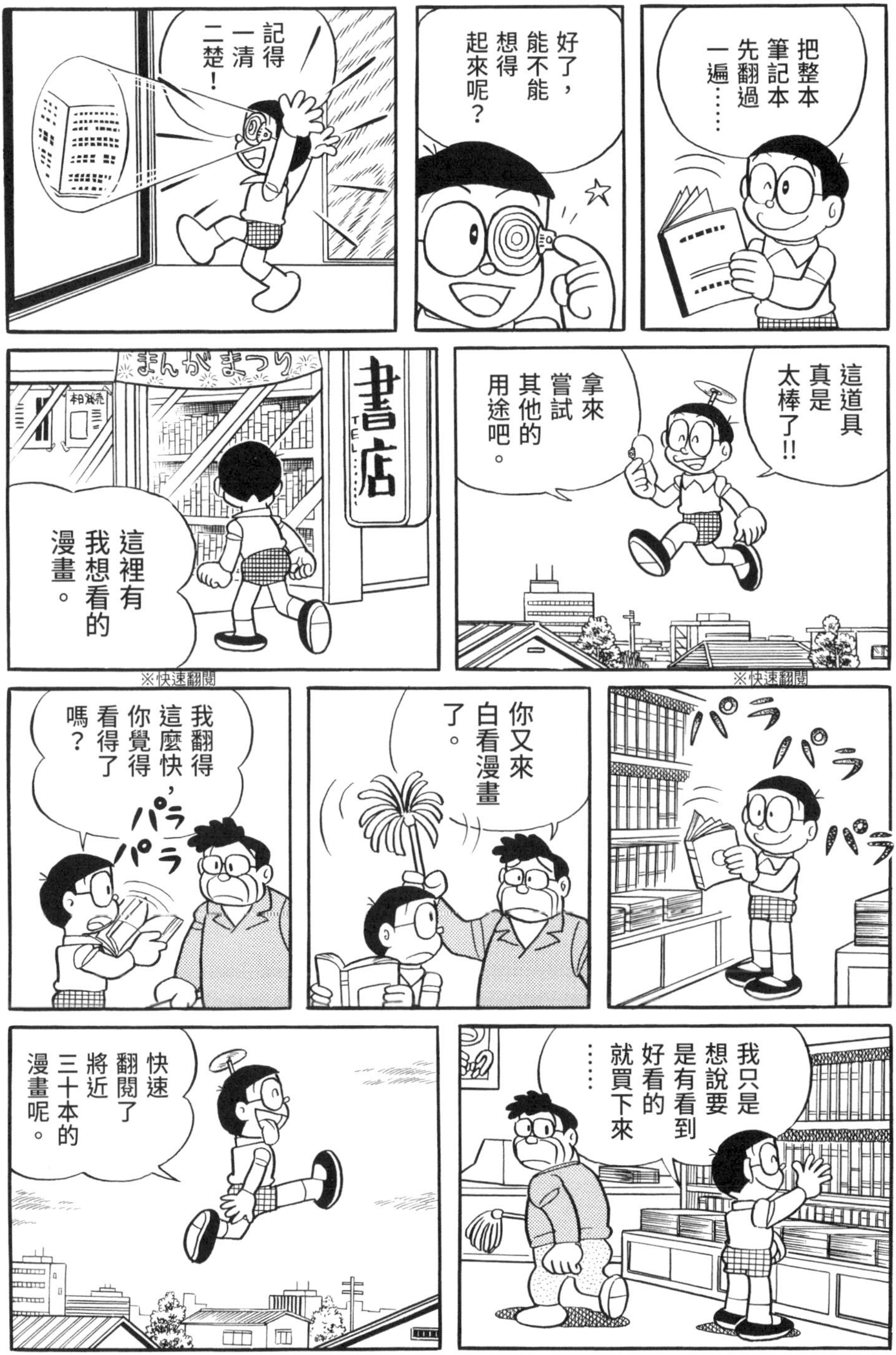

把整本筆記本先翻過一遍……
好了，能不能想得起來呢？
記得一清二楚！
這道具真是太棒了!!
拿來嘗試其他的用途吧。
書店
まんがまつり
這裡有我想看的漫畫。
※快速翻閱
※快速翻閱
パラ パラ パラ
你又來白看漫畫了。
我翻得這麼快，你覺得看得了嗎？
パラ パラ
我只是想說要是有看到好看的就買下來……
快速翻閱了將近三十本的漫畫呢。

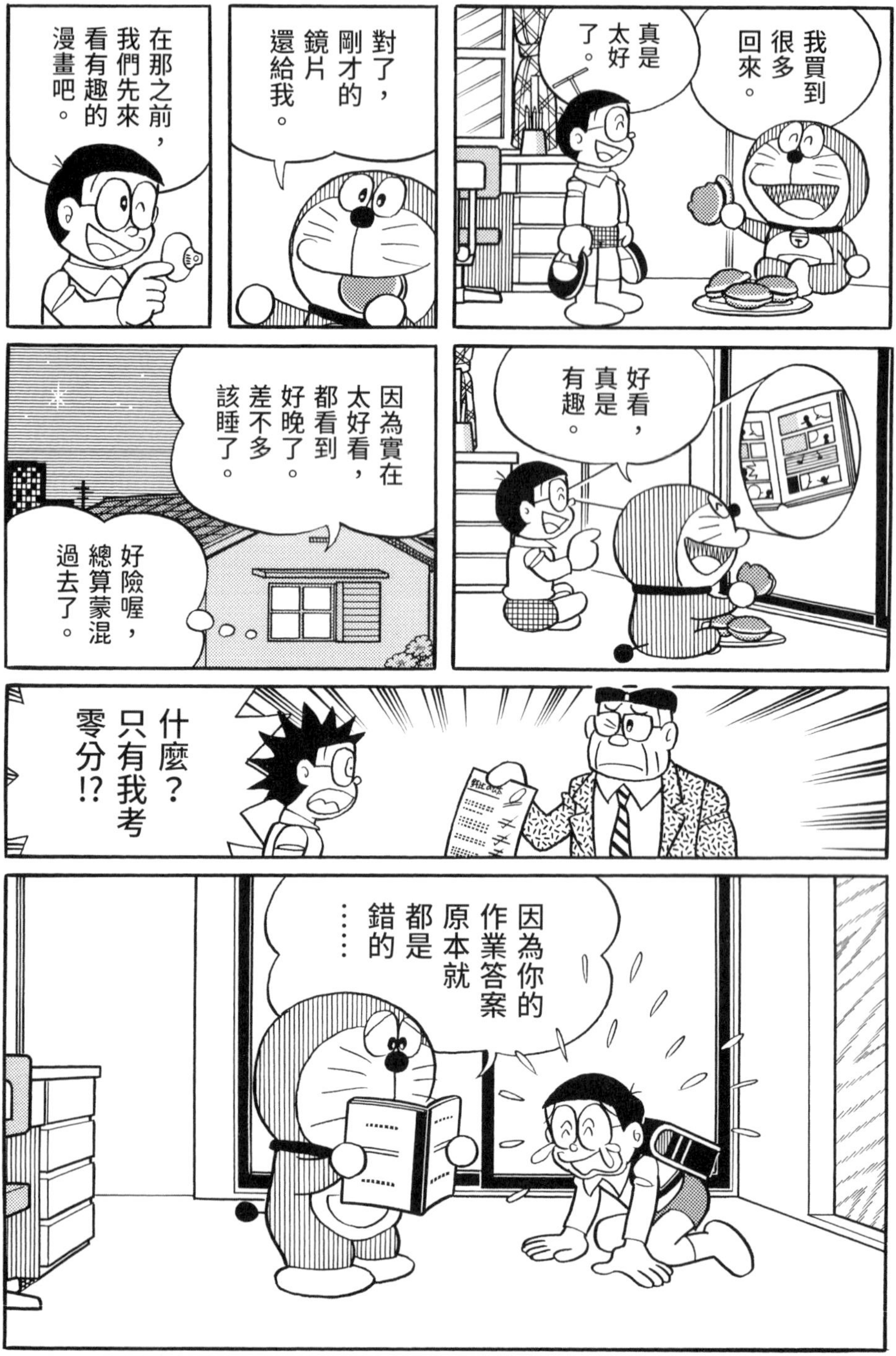

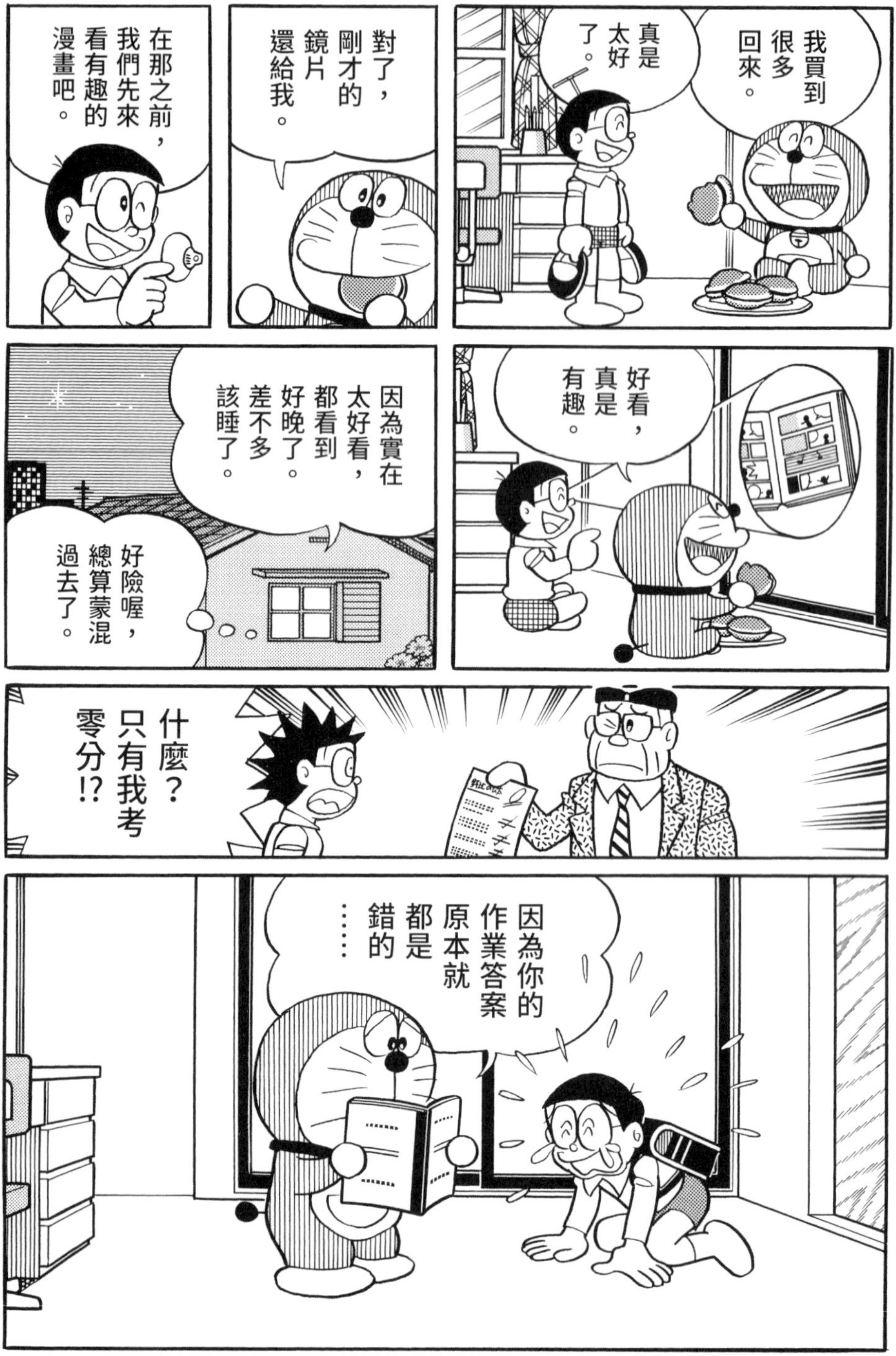

我買到很多回來。
真是太好了。
對了，剛才的鏡片還給我。
在那之前，我們先來看有趣的漫畫吧。
好看，真是有趣。
因為實在太好看，都看到好晚了。差不多該睡了。
好險喔，總算蒙混過去了。
什麼？只有我考零分!?
因為你的作業答案原本就都是錯的……

每個人的睡眠型態皆不同！

偉人、名人的睡眠小故事

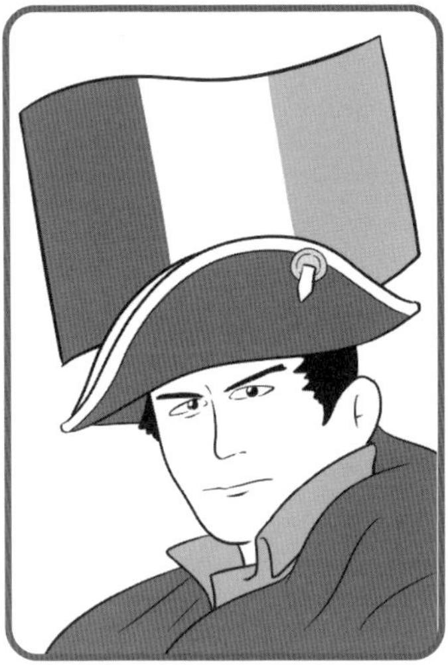

法國皇帝

拿破崙一世

（1769～1821／法國）

睡眠時間
3小時

拿破崙原本是一名軍人，政變後成為法國皇帝。推動近代化政治改革，靠強大的軍事實力統治歐洲的大半土地。正如他的名言「我的字典裡沒有不可能」展現出的自信，他是一名努力不懈、充滿活動力的強人。睡眠時間也很短。不過，據說拿破崙只要有空檔就會小睡一會兒。即使小睡的時間不長，只要能讓大腦休息，就能神清氣爽。拿破崙善於運用時間，令人佩服。

發明家

湯瑪斯・愛迪生

（1847～1931／美國）

睡眠時間
4小時

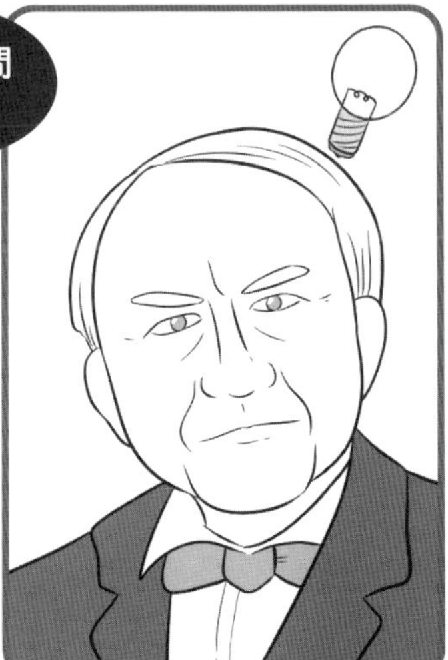

愛迪生的名言是「天才是百分之一的天分，加上百分之九十九的努力」。他在 29 歲時成立從事發明事業的愛迪生研究所，發明鎢絲燈泡、電影攝影機、蓄電池等物品，與研究所同仁一起努力，一生總共取得一千三百件專利。由於愛迪生研究所半夜仍然燈火通明，因此周邊鄰居都稱愛迪生與所有同仁為「不眠軍團」。由於愛迪生一天之中有很長的時間無法睡覺，因此只要一有空檔就會補眠。

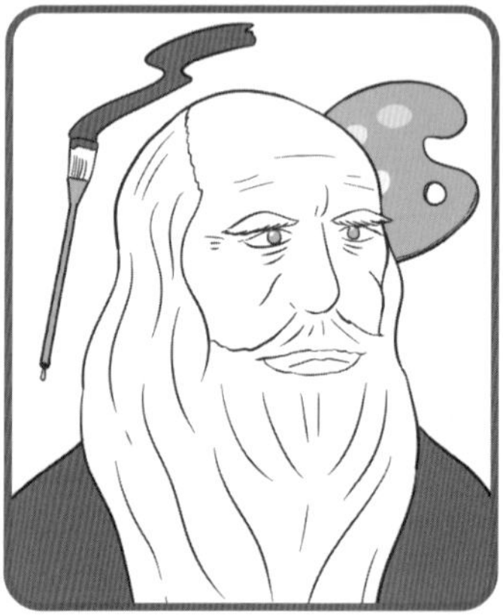

藝術家

李奧納多・達文西

（1452～1519／義大利）

睡眠時間
90分鐘

知名畫作《蒙娜麗莎》的繪者，也是一名科學家，被譽為萬能的天才。聽說他每 4 小時睡 15 分鐘，雖說白天小睡有助於清神醒腦，但一整天採取小睡的睡眠方式令人嘖嘖稱奇。

日本戰國武將

織田信長

（1534～1582／日本）

睡眠時間
3～7小時

日本戰國安土桃山時代的武將，擅長使用葡萄牙傳入的火繩槍，懷抱以武力統一天下的志向。有人說他一天只睡 3 個小時，也有人說他每天晚上 11 點入睡，早上 6 點起床，睡眠時間為 7 個小時。或許是平時作息正常，遇到戰事就沒時間睡覺，才會有兩種說法。

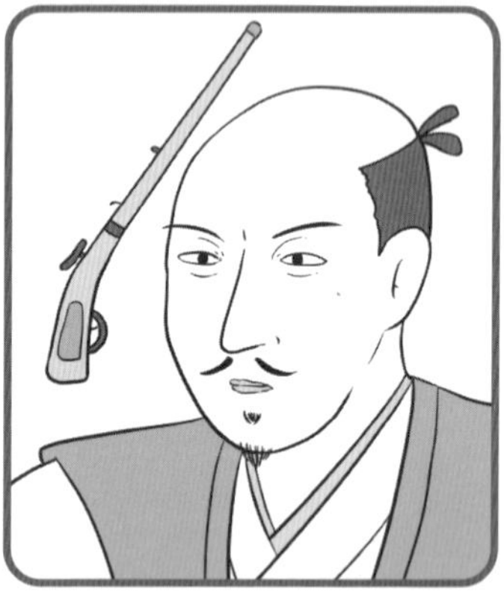

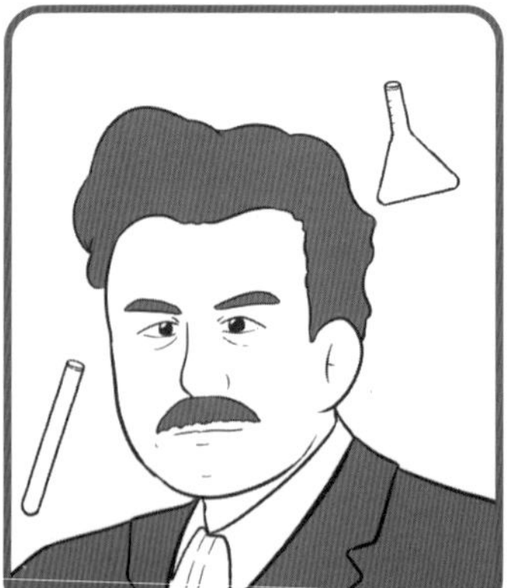

細菌學者

野口英世

（1876～1928／日本）

睡眠時間
3小時

口頭禪是「拿破崙只睡三小時」，每天勤奮向學，終於成為醫師，研究傳染病。遠赴美國仍舊不改其志，持續研究。據說與他共事的美國研究學者都驚訝的問：「日本人都不用睡覺的嗎？」

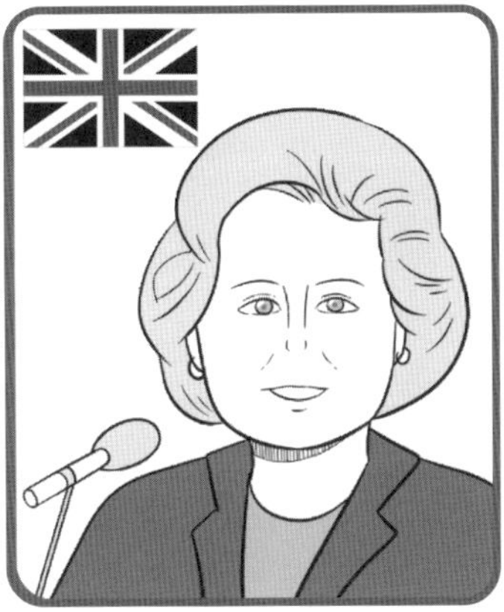

前英國首相

柴契爾夫人

（1925～2013／英國）

睡眠時間 4小時

1979 年，成為英國第一位女首相。積極重振經濟，政治作風強硬，獲得「鐵娘子」的稱號。她的睡眠時間很短，只有 4 個小時。或許受到睡眠時間較短的影響，晚年罹患失智症。

微軟創辦人

比爾・蓋茲

（1955～／美國）

睡眠時間 7小時

全球最大電腦軟體公司微軟的創辦人之一。開發出「Windows」作業系統。比爾・蓋茲的睡眠時間很規律，晚上 12 點到早上 7 點，而且睡前會讀一個小時的書。他說這麼做能讓他睡得很好。

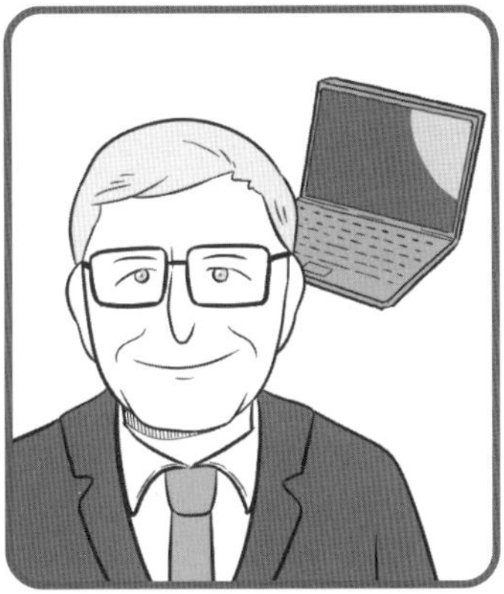

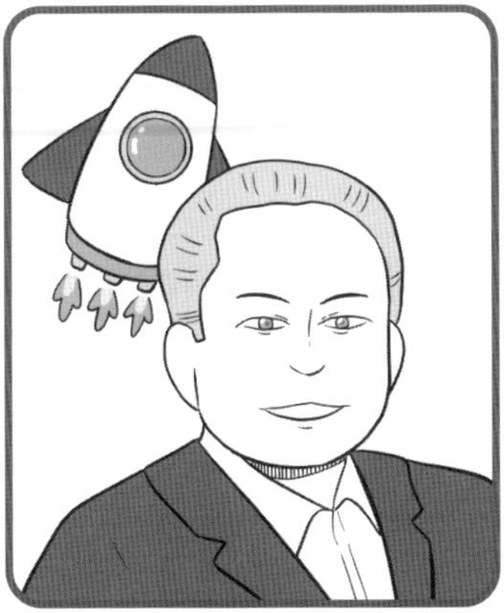

創業家

伊隆・馬斯克

（1971～／美國）

睡眠時間 6小時

電動車特斯拉與太空探索技術公司 SpaceX 的創辦人。全世界第一位資產超過三千億美元的富豪。平時睡眠時間為 6 個小時，從凌晨 1 點到早上 7 點。為了獲得優質睡眠，睡前 6 小時不攝取咖啡因。

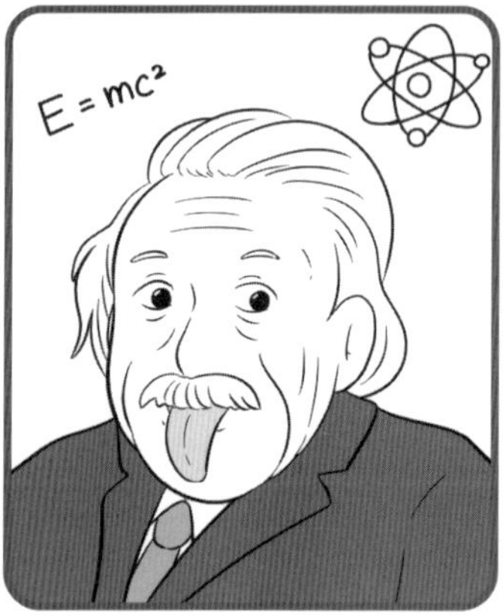

理論物理學家

阿爾伯特·愛因斯坦

睡眠時間 10小時

（1879～1955／出生於德國）

透過在他腦中進行的「思考實驗」，建立了震驚全球的「相對論」，是一名重量級物理學家。據說他很重視睡眠，每天睡 10 個小時，而且睡覺時會鎖房門。他曾說：「並不是我聰明，只是我和問題相處得比較久。」

職業高爾夫球選手

老虎·伍茲

睡眠時間 10小時

（1975～／美國）

從青少年時期就在無數大賽中奪冠的知名高爾夫球選手，平均睡眠時間為 10 個小時。他會在早上五點起床，練習 10 個小時，而且每天會花 3 個小時玩電玩，從事個人興趣。長年以來，他都維持同樣的生活作息。

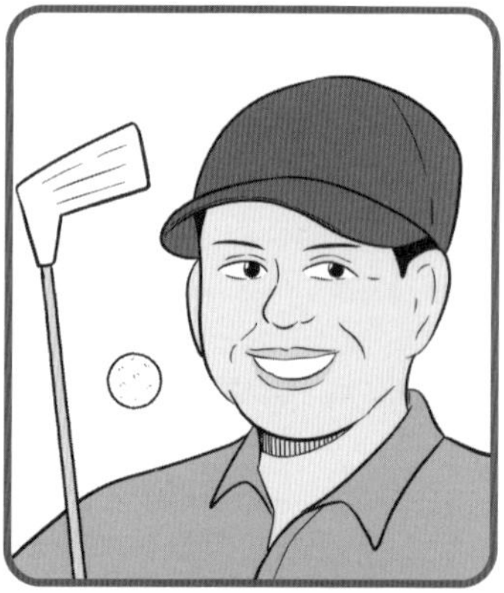

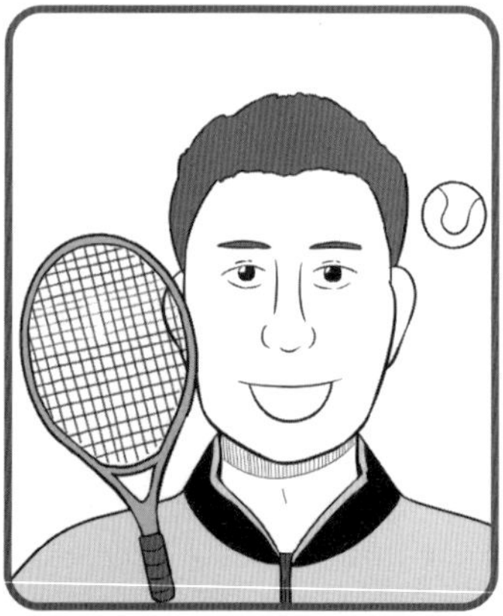

職業網球選手

錦織圭

睡眠時間 9～12小時

（1989～／日本）

全球知名的日本頂尖職業網球選手。他曾說：「睡覺也是運動員很重要的一項工作」。他每天最少會睡 9 個小時，休假日睡 12 個小時。而且每天都會好好泡澡。

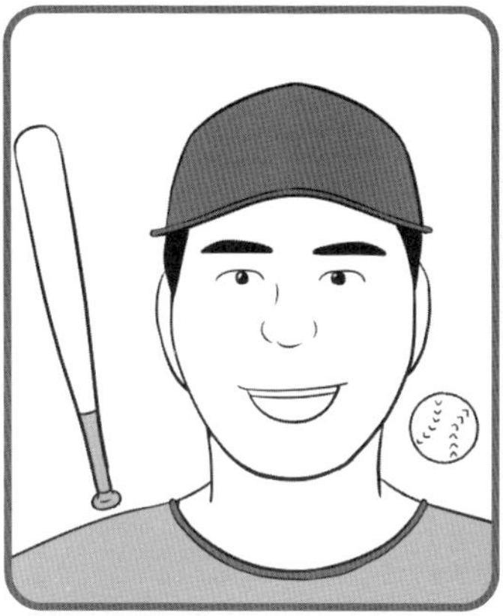

職棒選手

大谷翔平

（1994～／日本）

睡眠時間
11小時

在美國大聯盟持續創下各項新紀錄的職棒選手。據說他從小學時期，每天晚上都會好好睡覺，睡滿 10 個小時，而且還會午睡。長大之後依舊維持這個習慣，加上午睡時間，每天睡 11 到 12 個小時。

物理學家

小柴昌俊

（1926～2020／日本）

睡眠時間
11小時

設計出可探測微中子的超級神岡探測器，是全世界第一位成功觀測來自太陽系外微中子（小粒子）的物理學家。2002 年榮獲諾貝爾物理學獎。他每天晚上 8 點入睡，早上 7 點起床，生活十分規律。

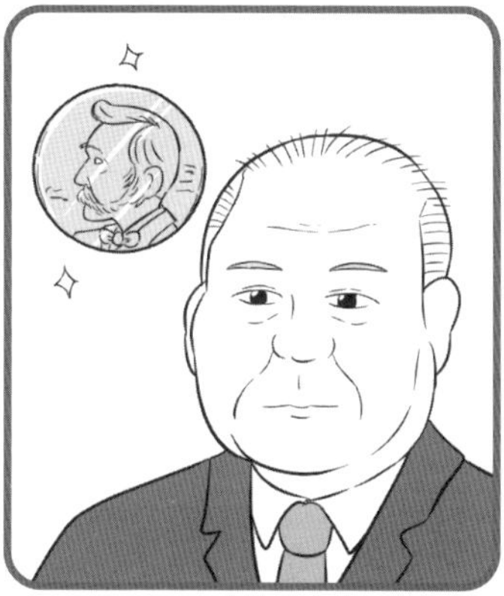

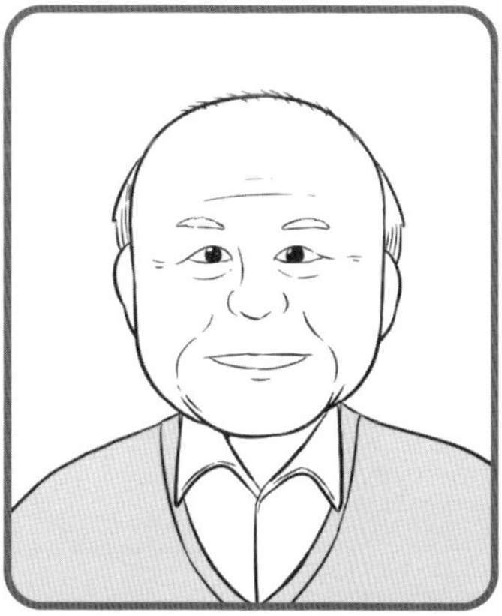

漫畫家

水木茂

（1922～2015／日本）

睡眠時間
10小時

代表作為《鬼太郎》，是知名的妖怪研究專家。他表示睡覺可以治癒大多數疾病，而且幾乎沒有生過病。最久可以睡 12 小時，曾經說過：「睡眠力是幸福力。」

出木杉睡覺大作戰

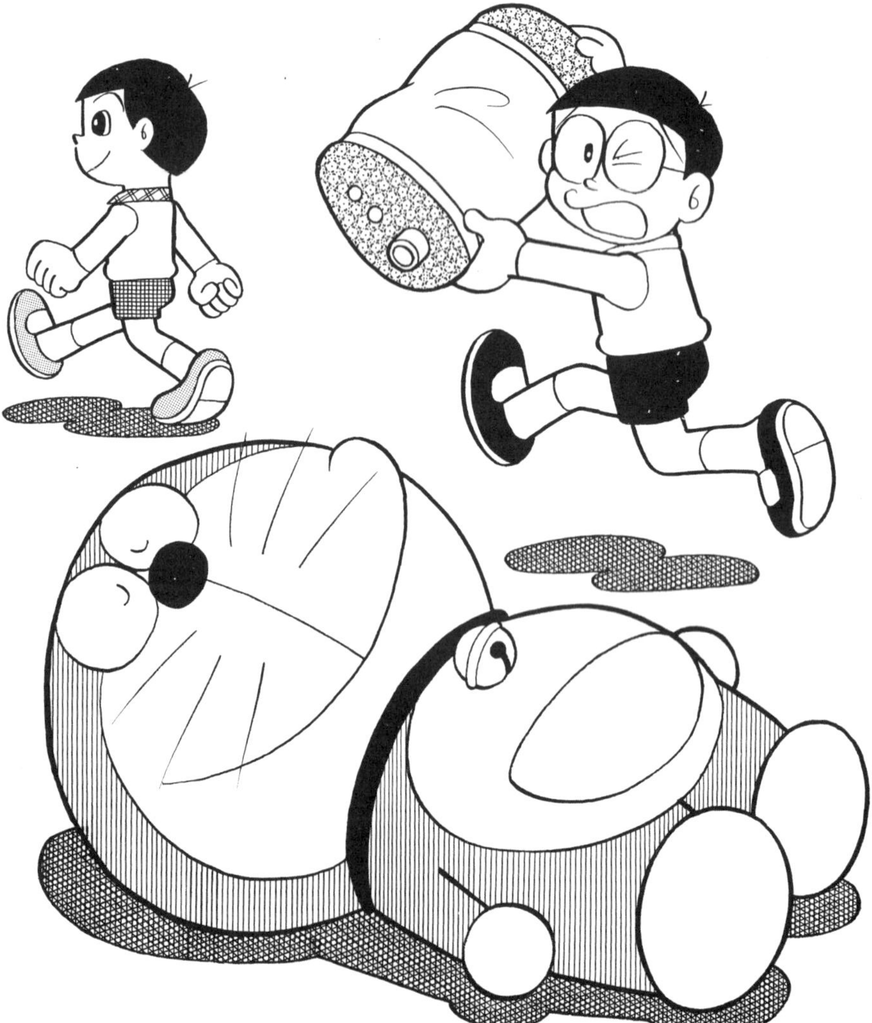

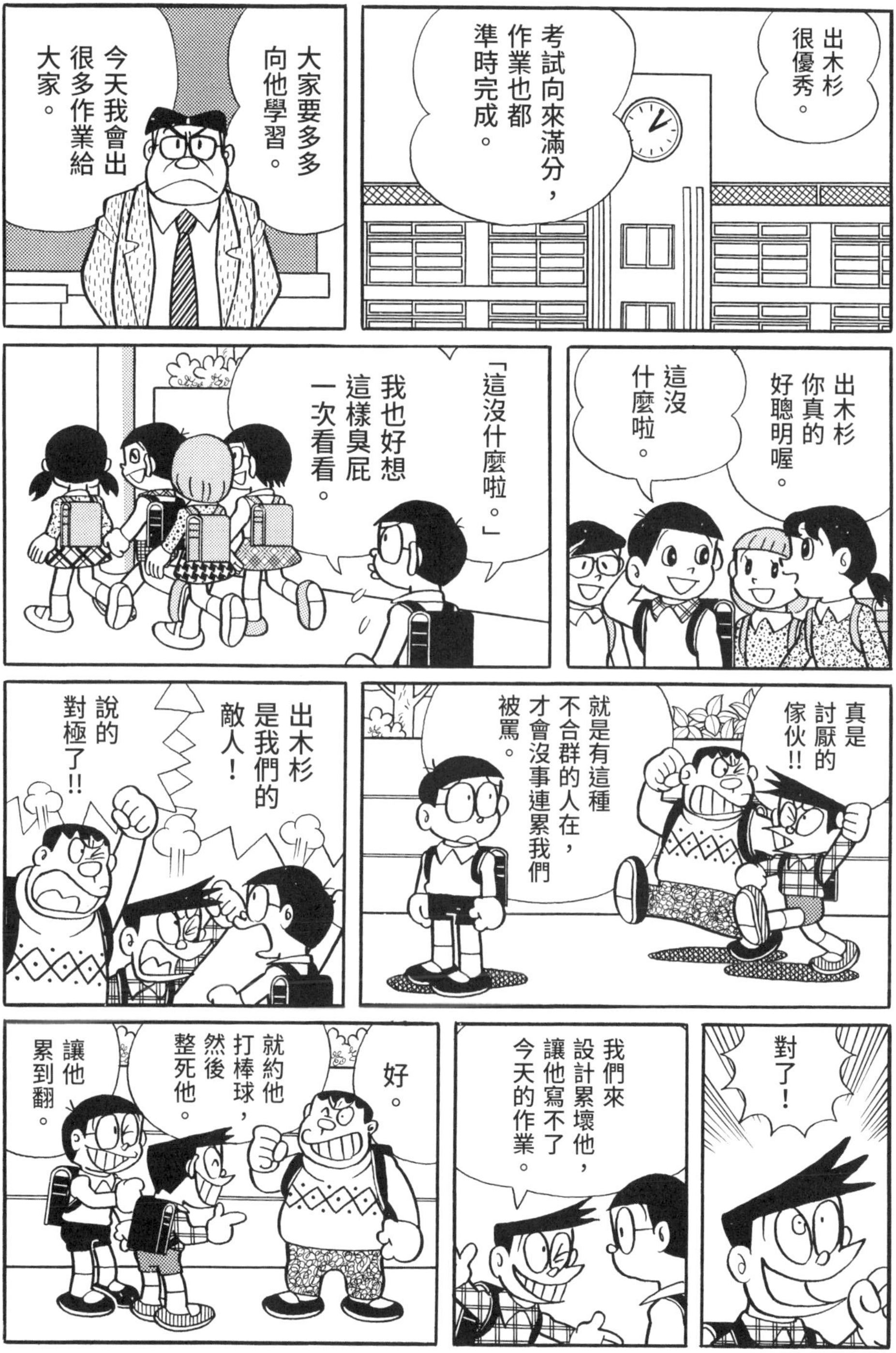
出木杉很優秀。
考試向來滿分，作業也都準時完成。
大家要多多向他學習。
今天我會出很多作業給大家。
出木杉你真的好聰明喔。
這沒什麼啦。
「這沒什麼啦。」
我也好想這樣臭屁一次看看。
真是討厭的傢伙!!
就是有這種不合群的人在，才會沒事連累我們被罵。
出木杉是我們的敵人！
說的對極了!!
對了！
我們來設計累壞他，讓他寫不了今天的作業。
好。
就約他打棒球，然後整死他。
讓他累到翻。

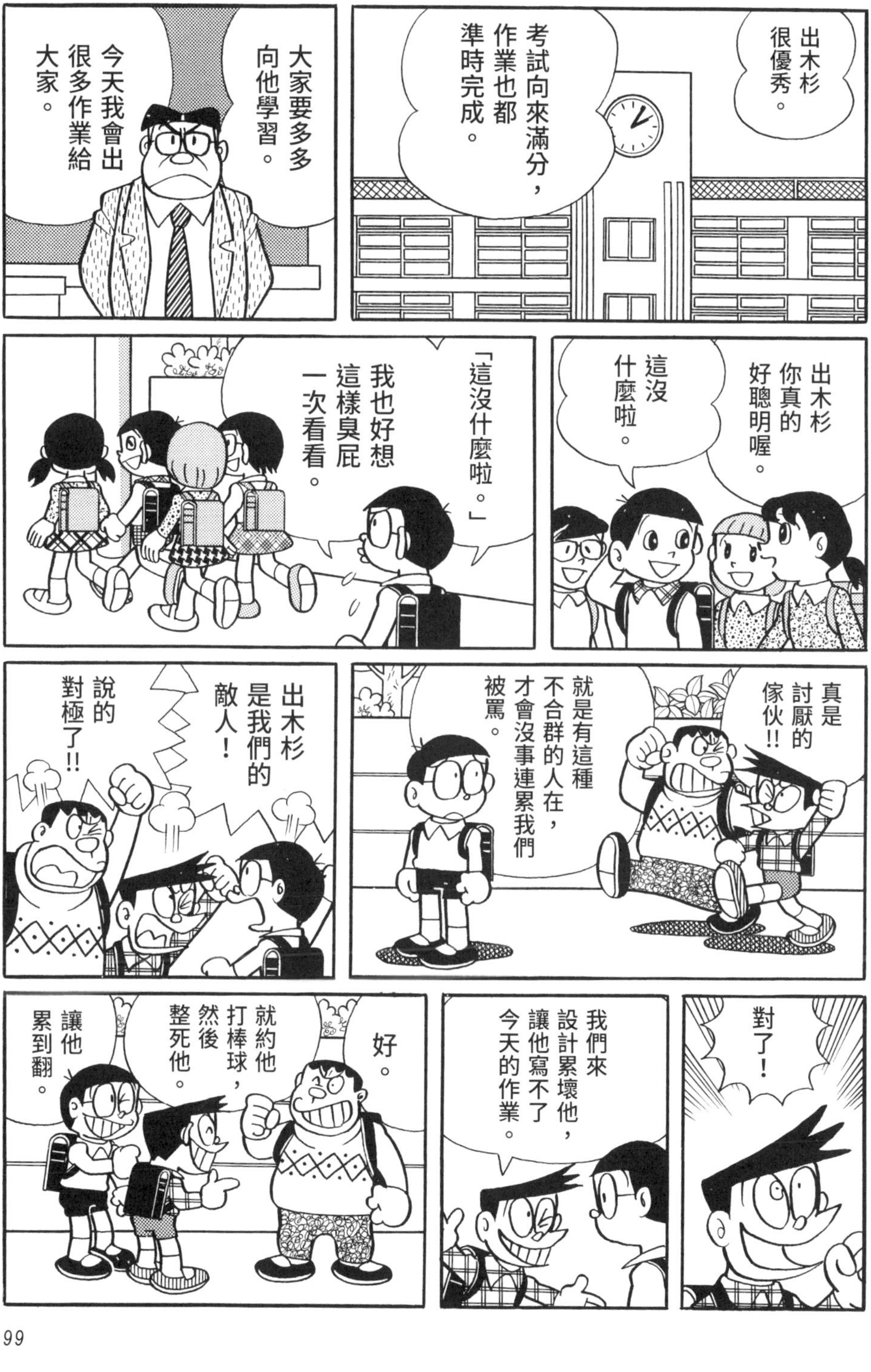

我回來了。
※咚噠咚噠咚噠
ドタドタバタ
※咚噠啪噠咚噠
ドタバタドタ
打棒球囉。
※咚噠咚噠咚噠
我要出門囉!!
ドタドタバタ
如果出木杉不參加怎麼辦？
拖也要把他拖去。
棒球!?好啊，我要去!!
敢失誤我就扁你喔。
來吧，打棒球囉。
※鏘！哇哇哇
カーン
ワー
ワー
ワー

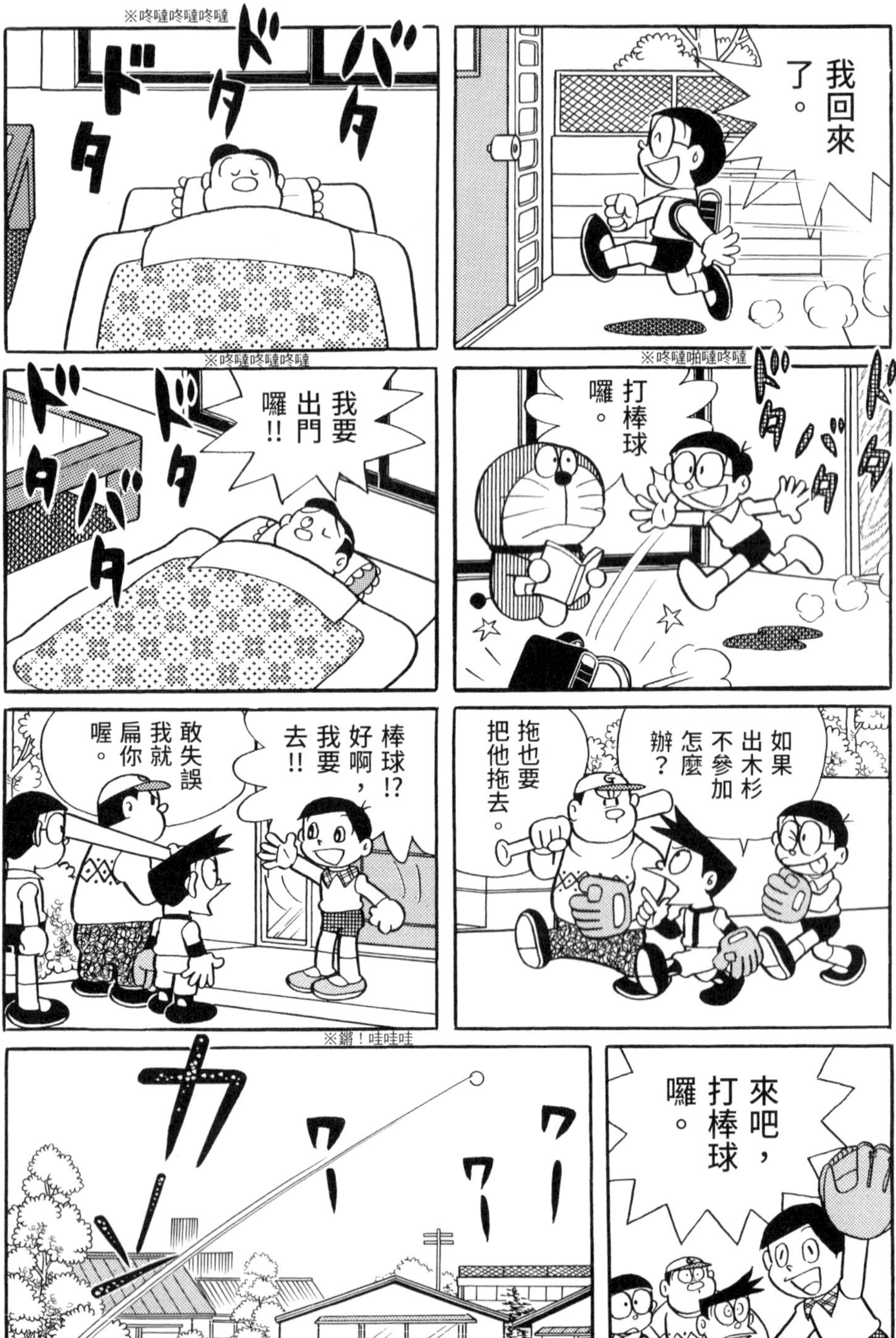

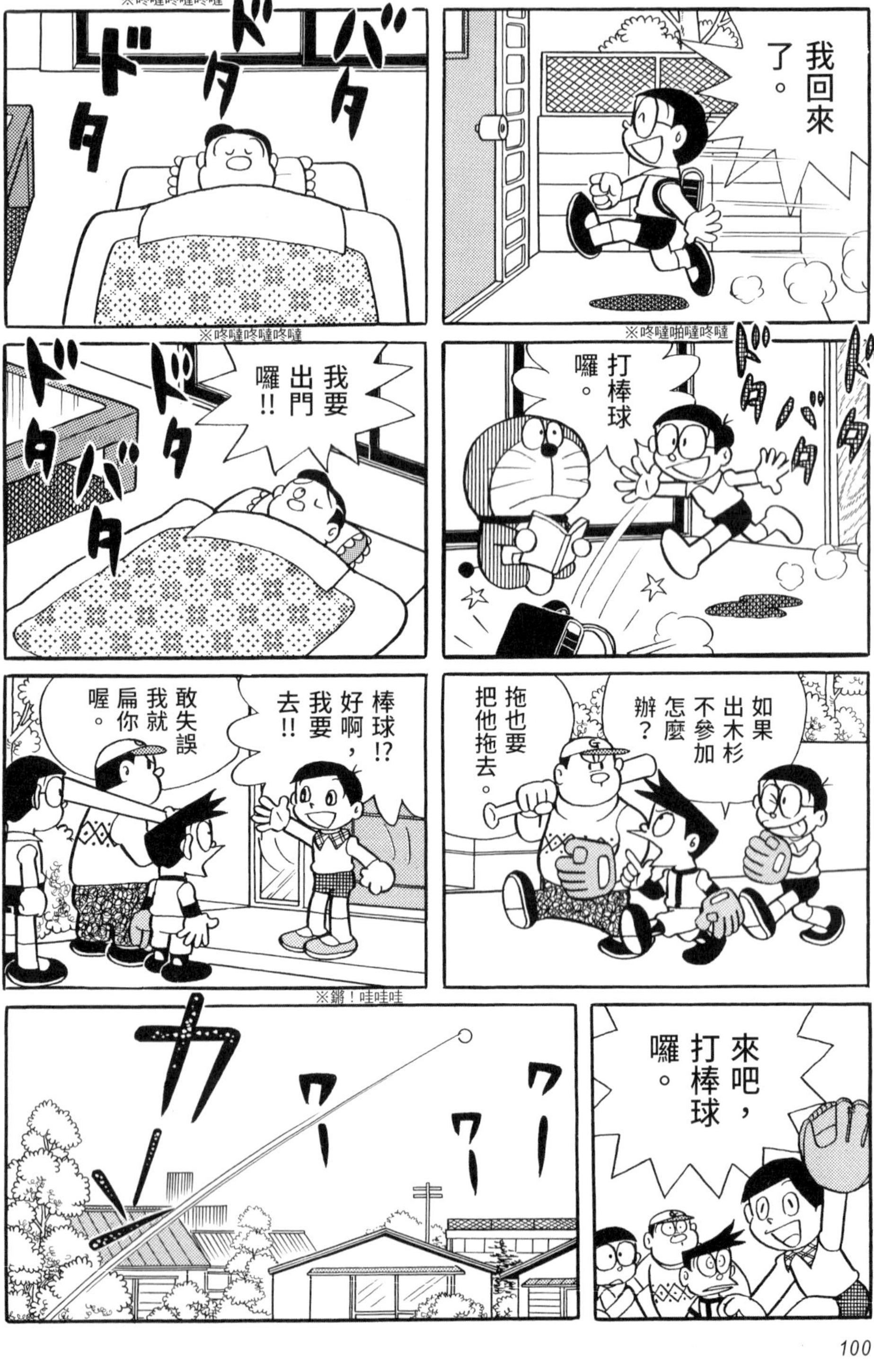

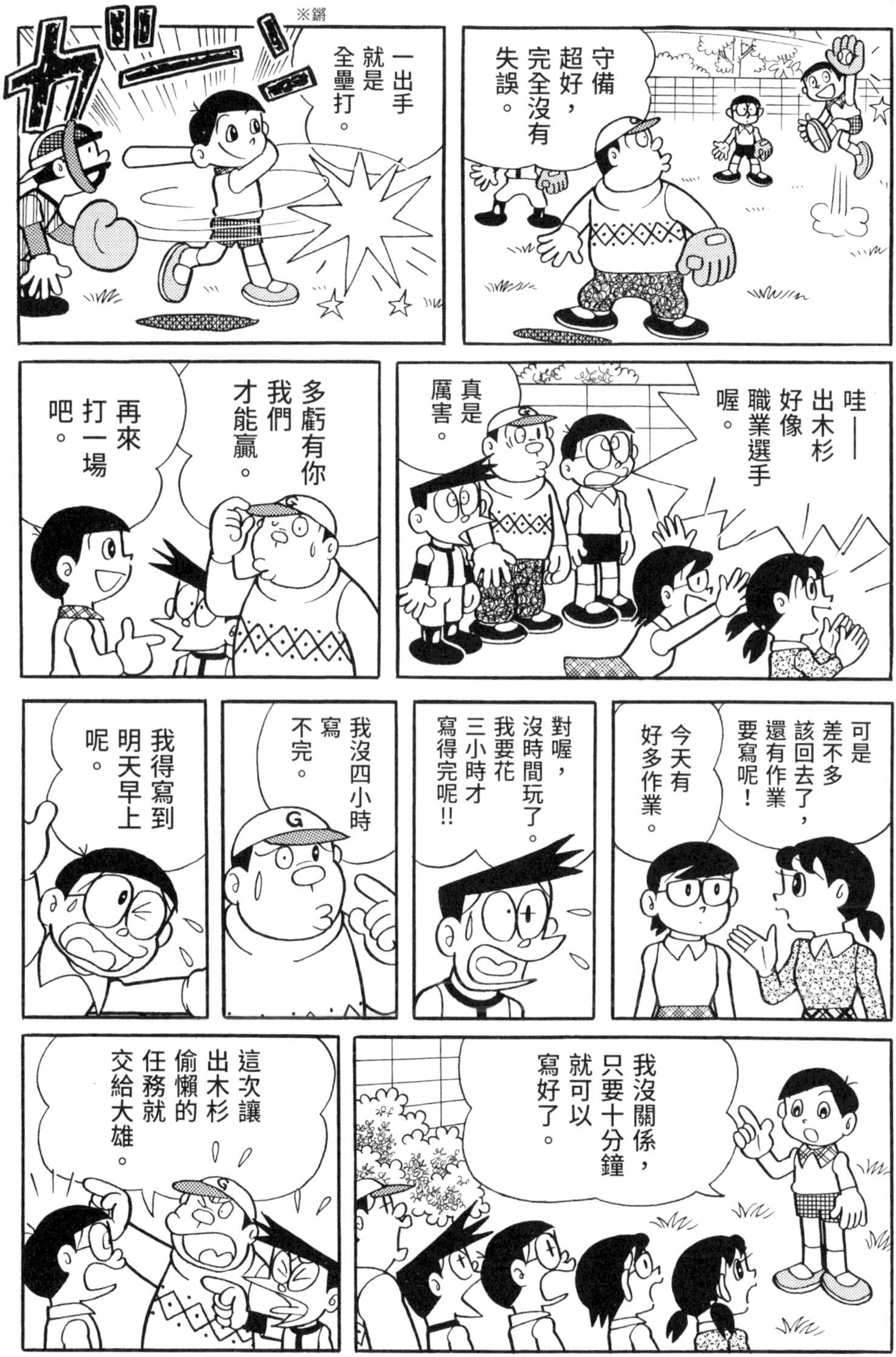

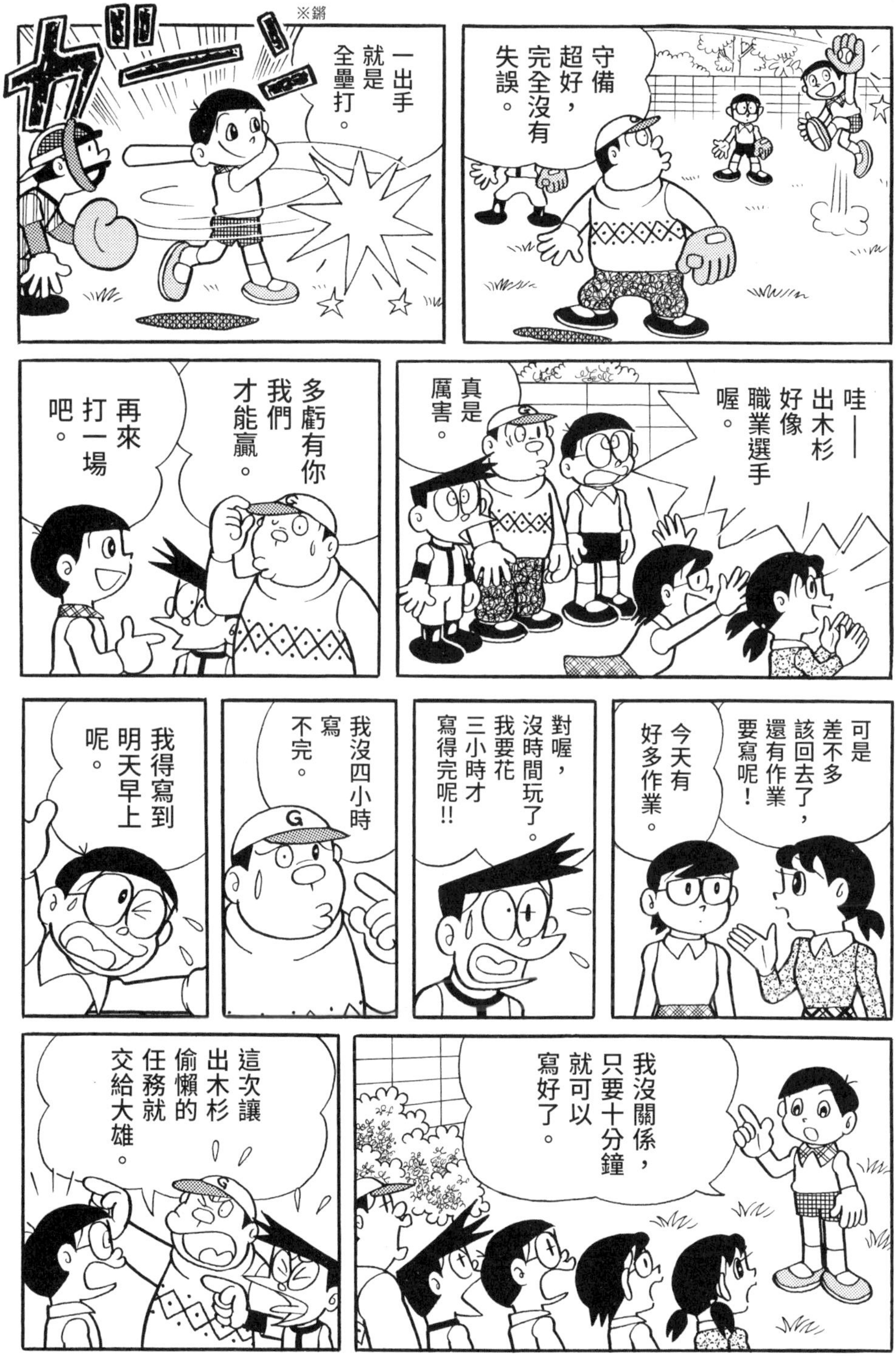

守備超好，完全沒有失誤。
一出手就是全壘打。
カーン
※鏘
哇——出木杉好像職業選手喔。
真是厲害。
多虧有你我們才能贏。
再來打一場吧。
可是差不多該回去了，還有作業要寫呢！
今天有好多作業。
對喔，沒時間玩了。我要花三小時才寫得完呢!!
我沒四小時寫不完。
我得寫到明天早上呢。
我沒關係，只要十分鐘就可以寫好了。
這次讓出木杉偷懶的任務就交給大雄。

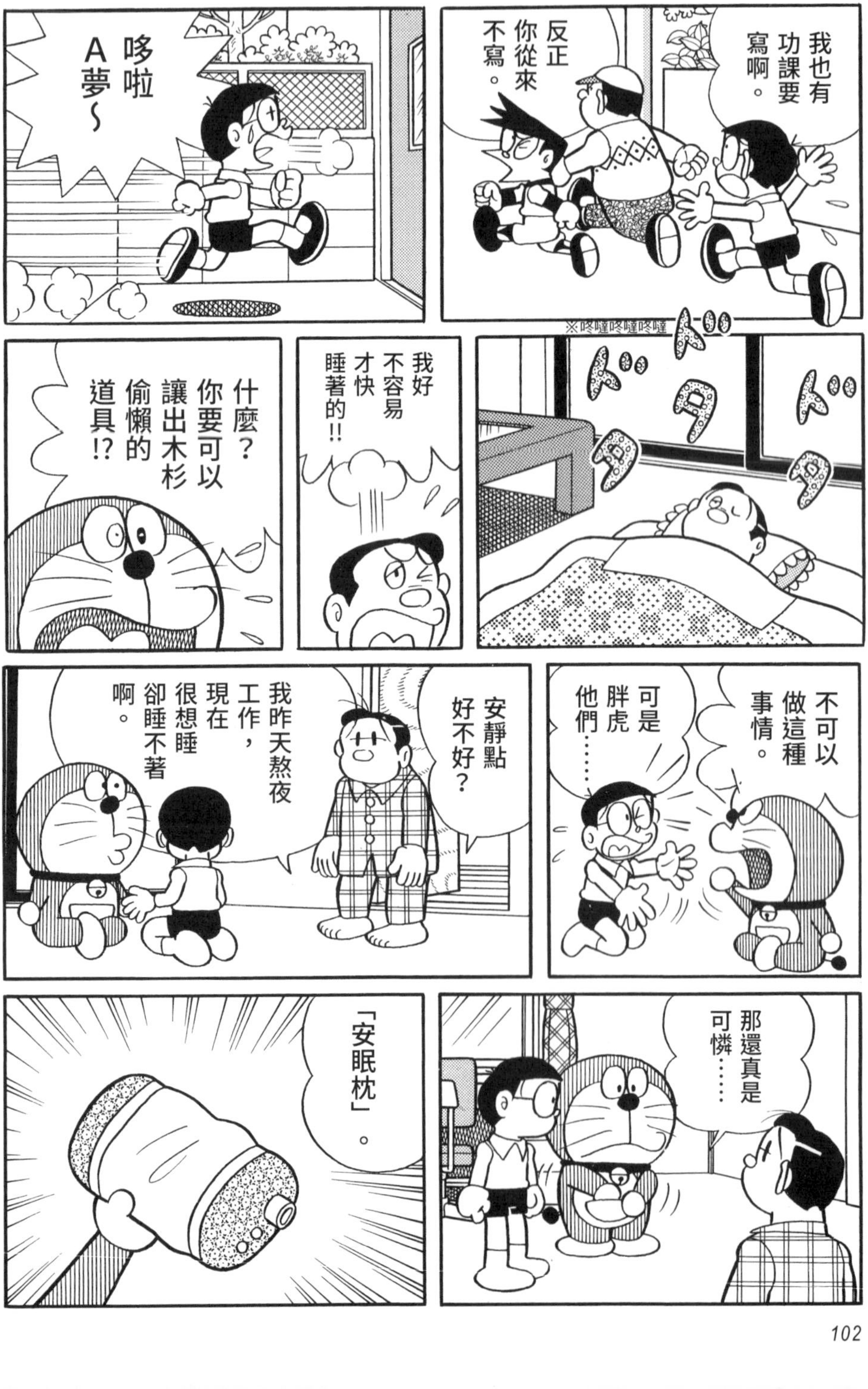

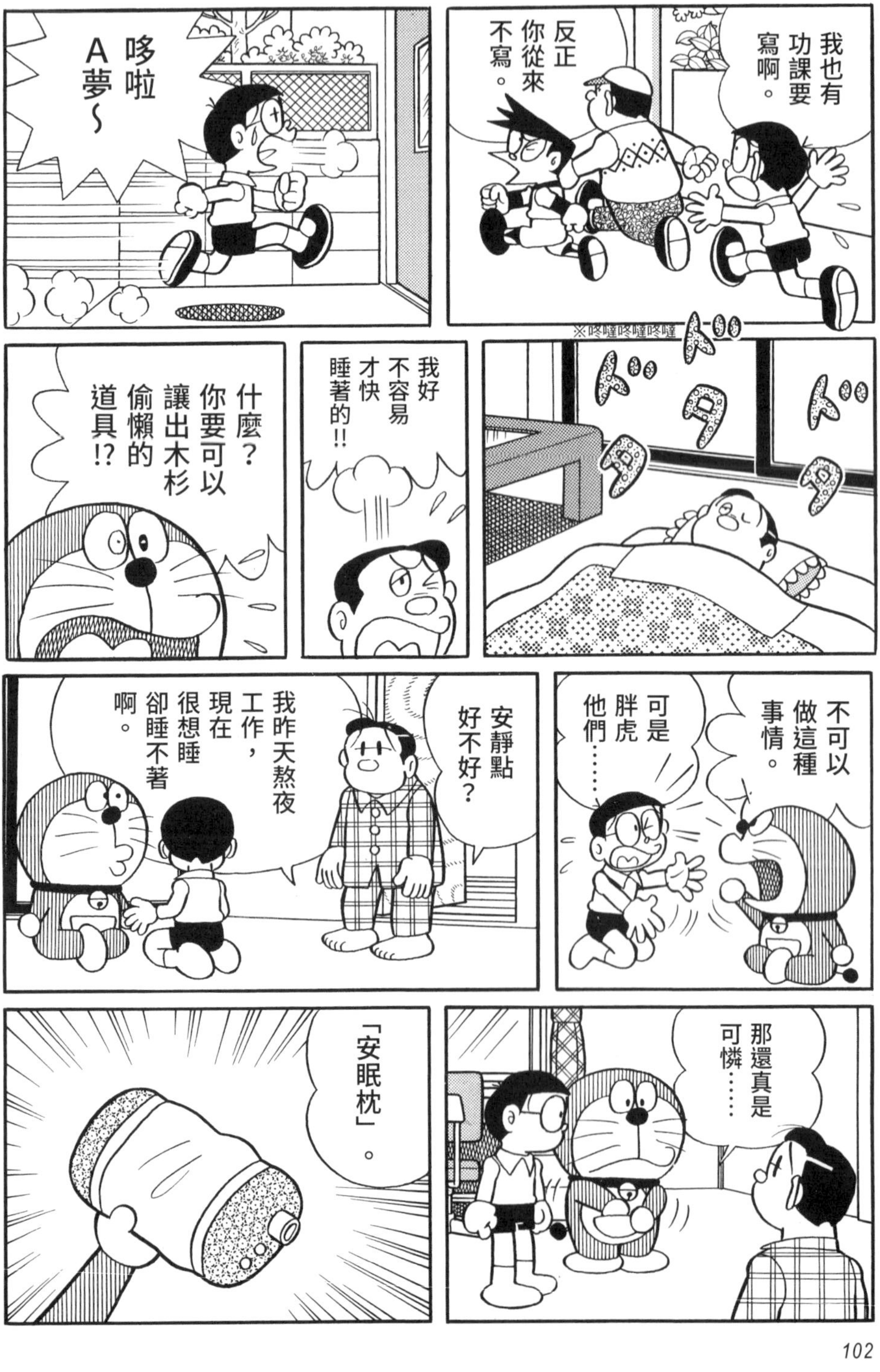

睡覺天才夢遊盒Q&A

Q 長鬃狒狒會以打哈欠的方式威嚇敵人，這是真的嗎？

A 真的。長鬃狒狒不只是想睡時打哈欠，也會以打哈欠的方式威嚇敵人，告訴對方：「別再靠近！」

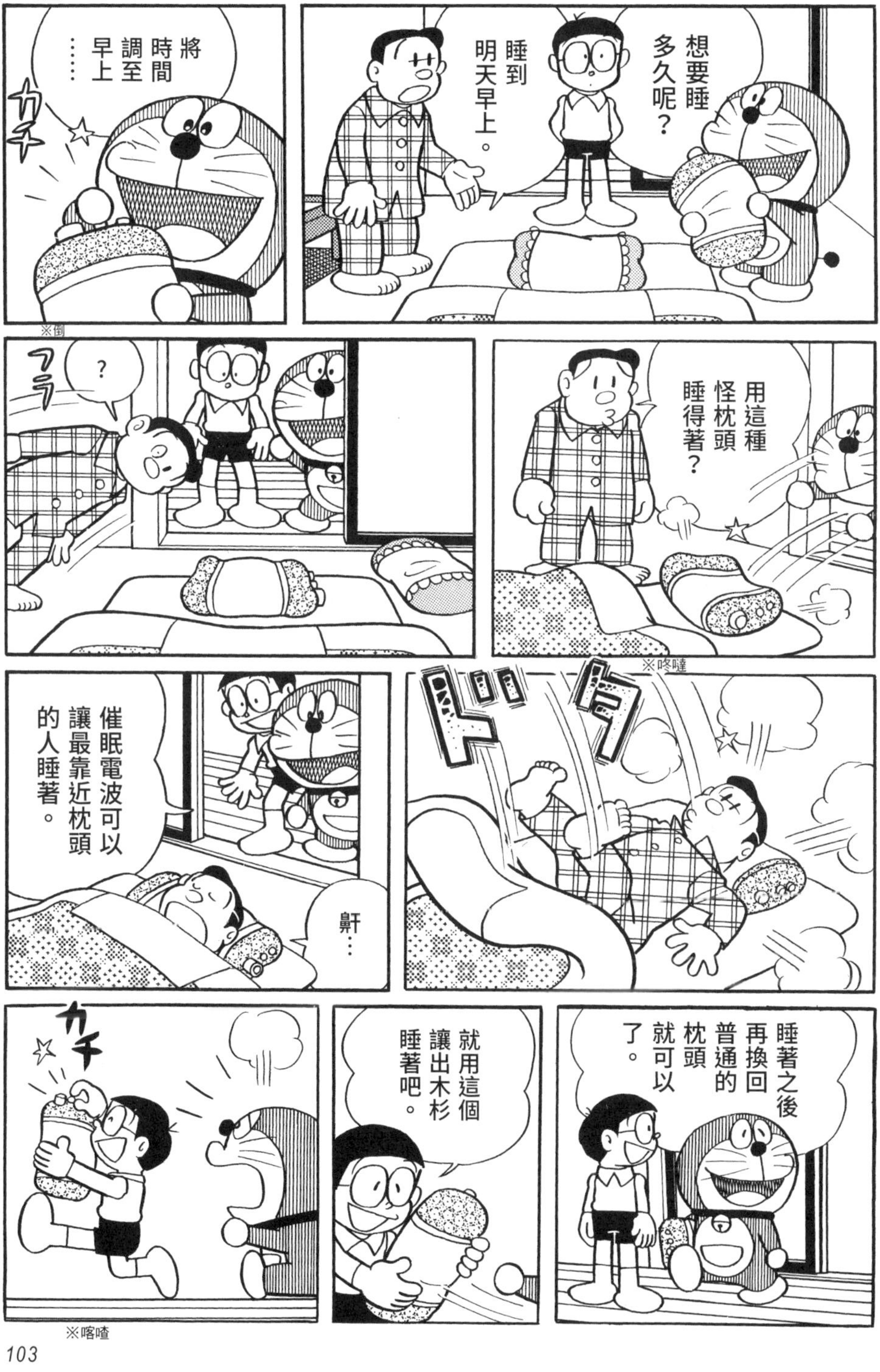

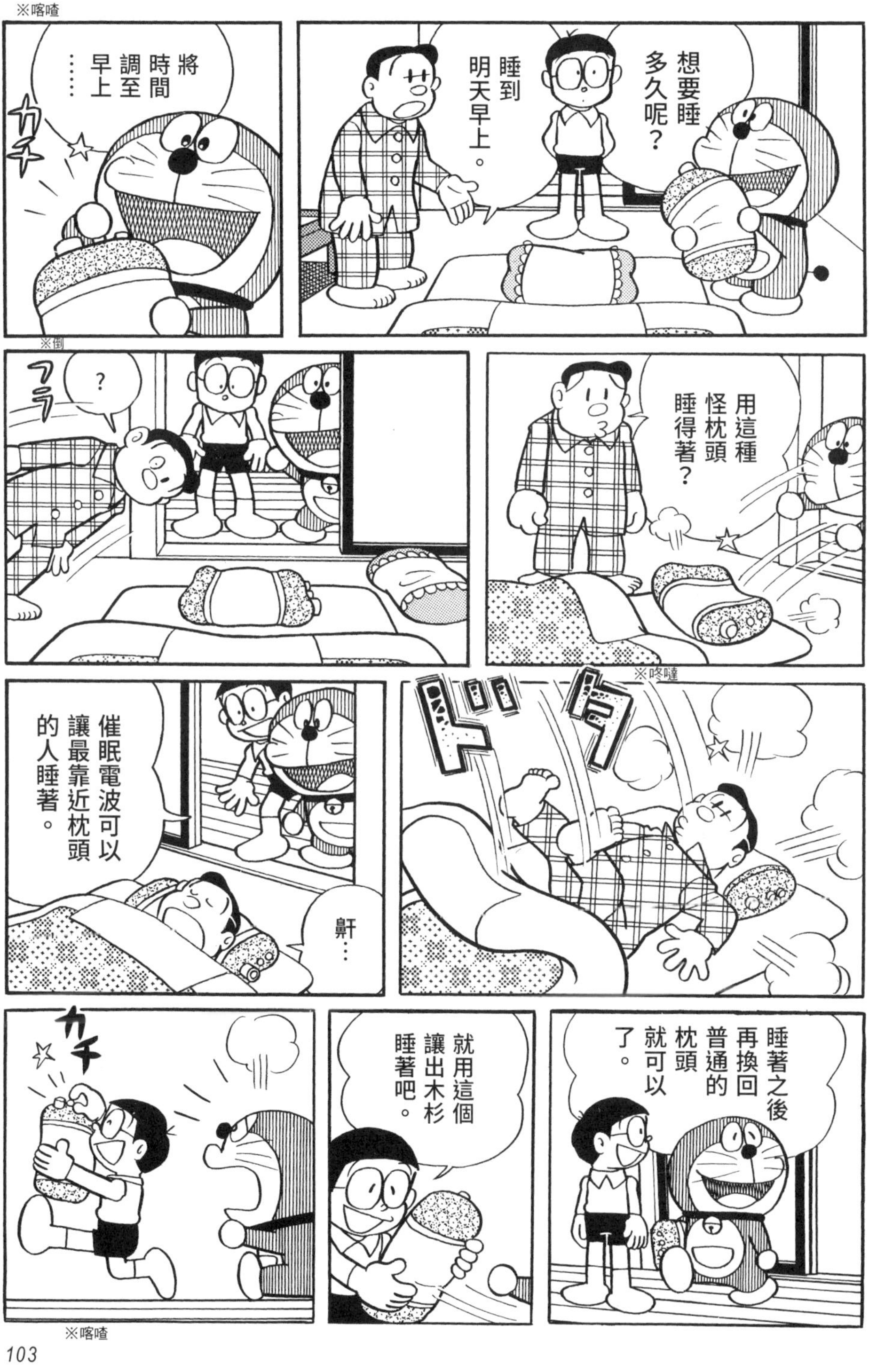

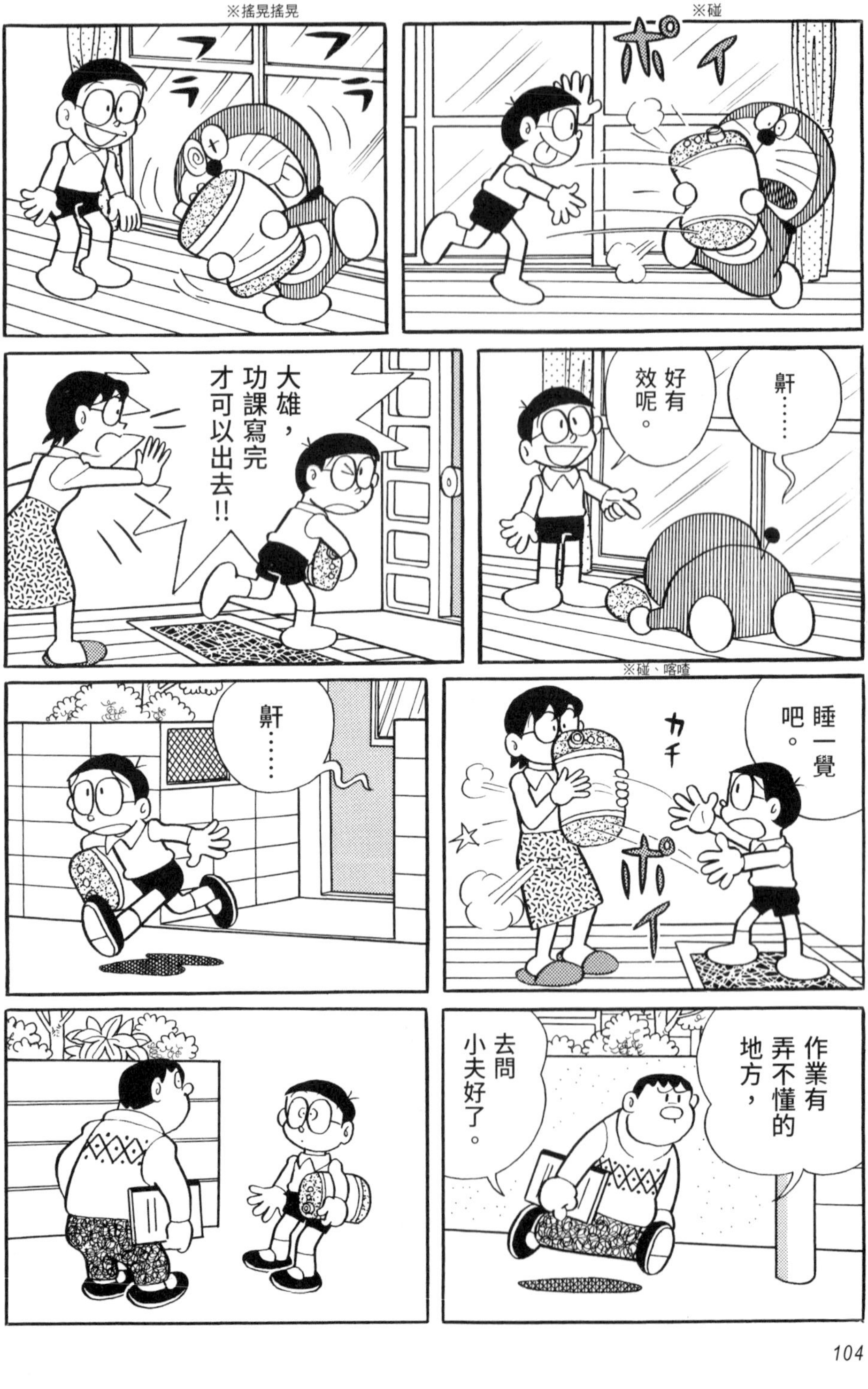

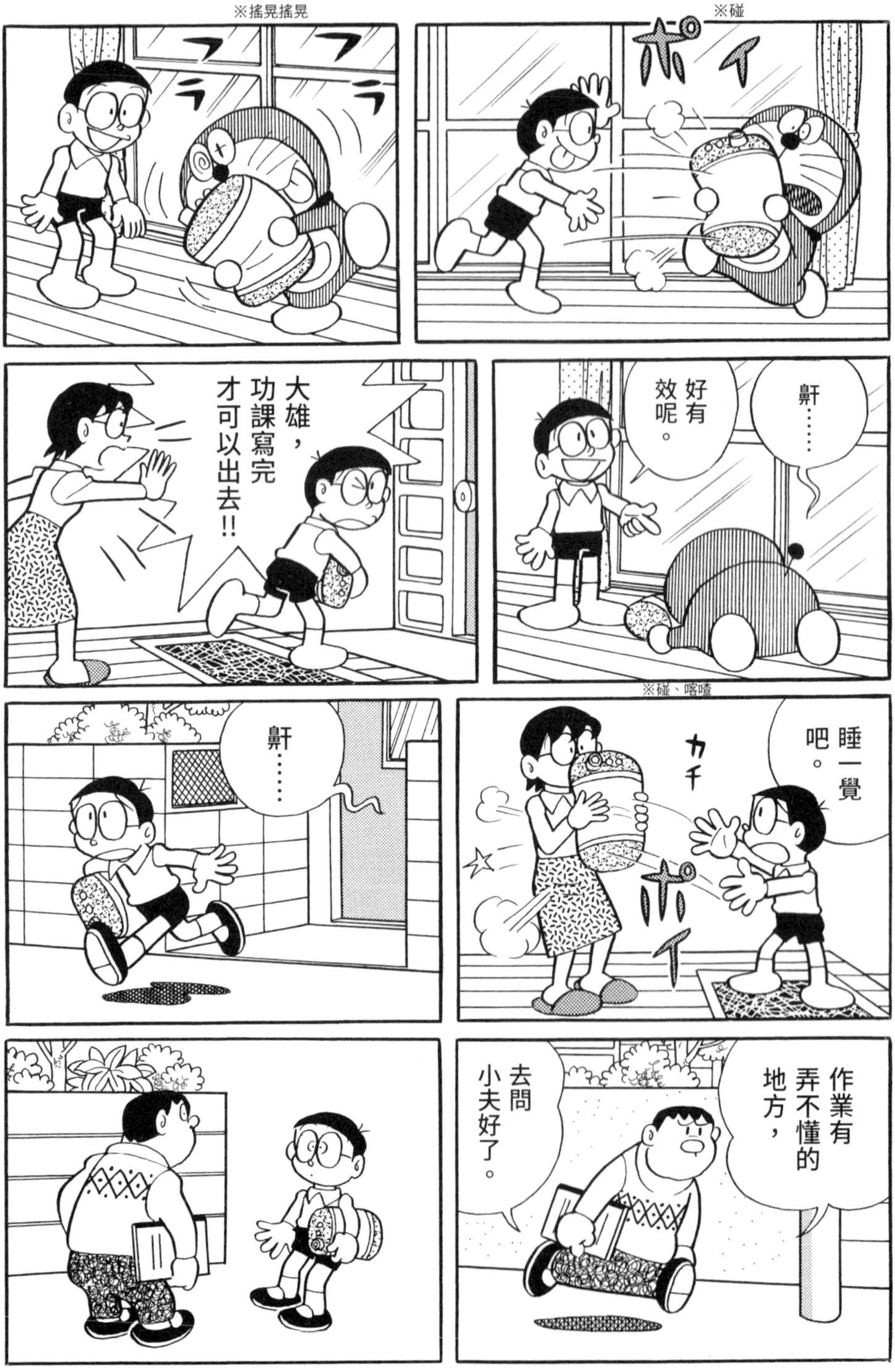

睡覺天才夢遊盒Q&A

Q 坐在椅子上打瞌睡，身體前後晃動的狀態在日本稱為「划〇」，請問〇要填入哪個字？

A 船。坐著打瞌睡，身體前後搖晃的狀態很像划船，因此得名。

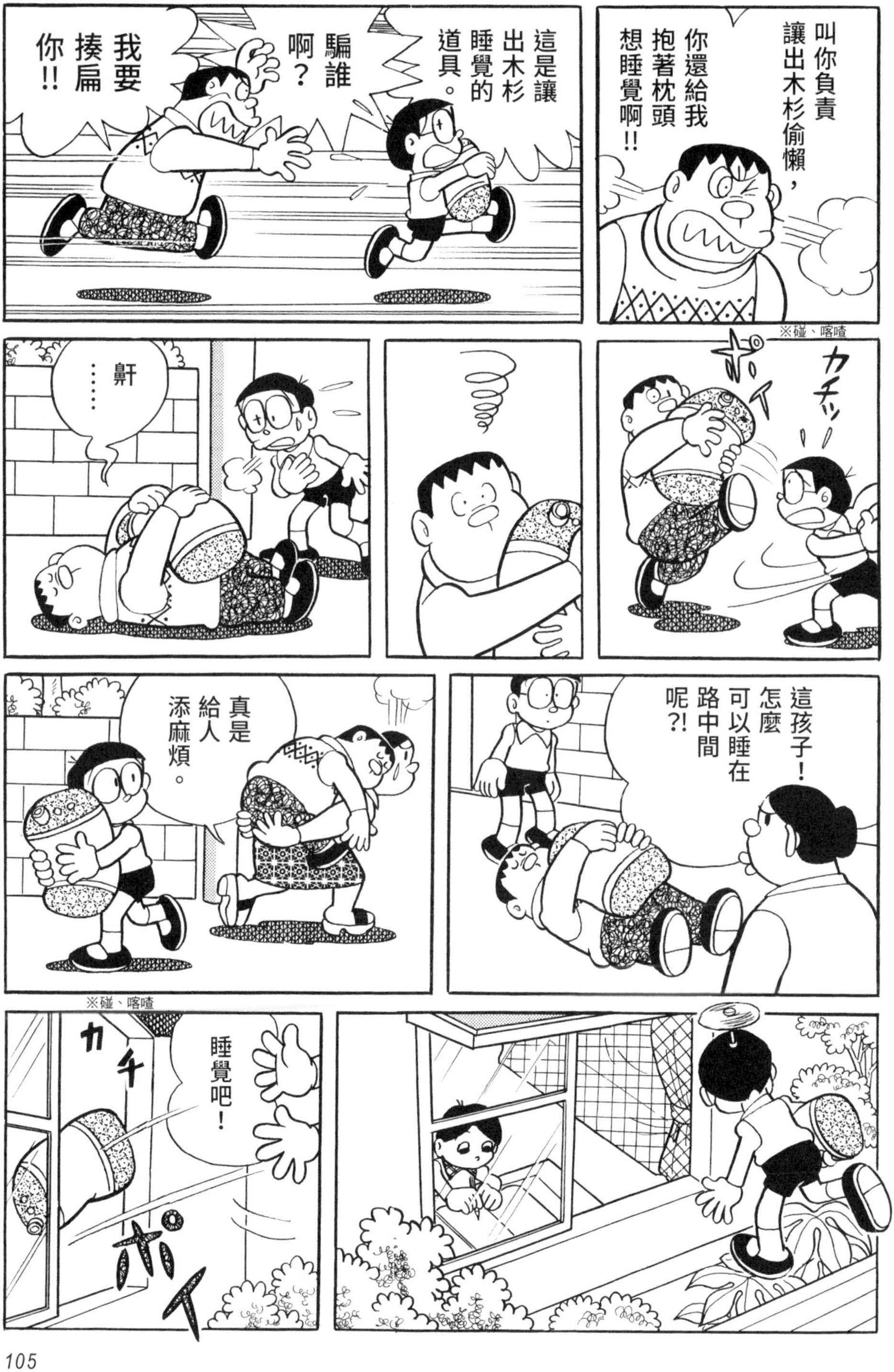

叫你負責讓出木杉偷懶，你還給我抱著枕頭想睡覺啊!!
這是讓出木杉睡覺的道具。
騙誰啊？
我要揍扁你!!
※碰、喀喳
ポイ
カチッ
鼾……
這孩子！怎麼可以睡在路中間呢?!
真是給人添麻煩。
※碰、喀喳
カチ
睡覺吧！
ポイ

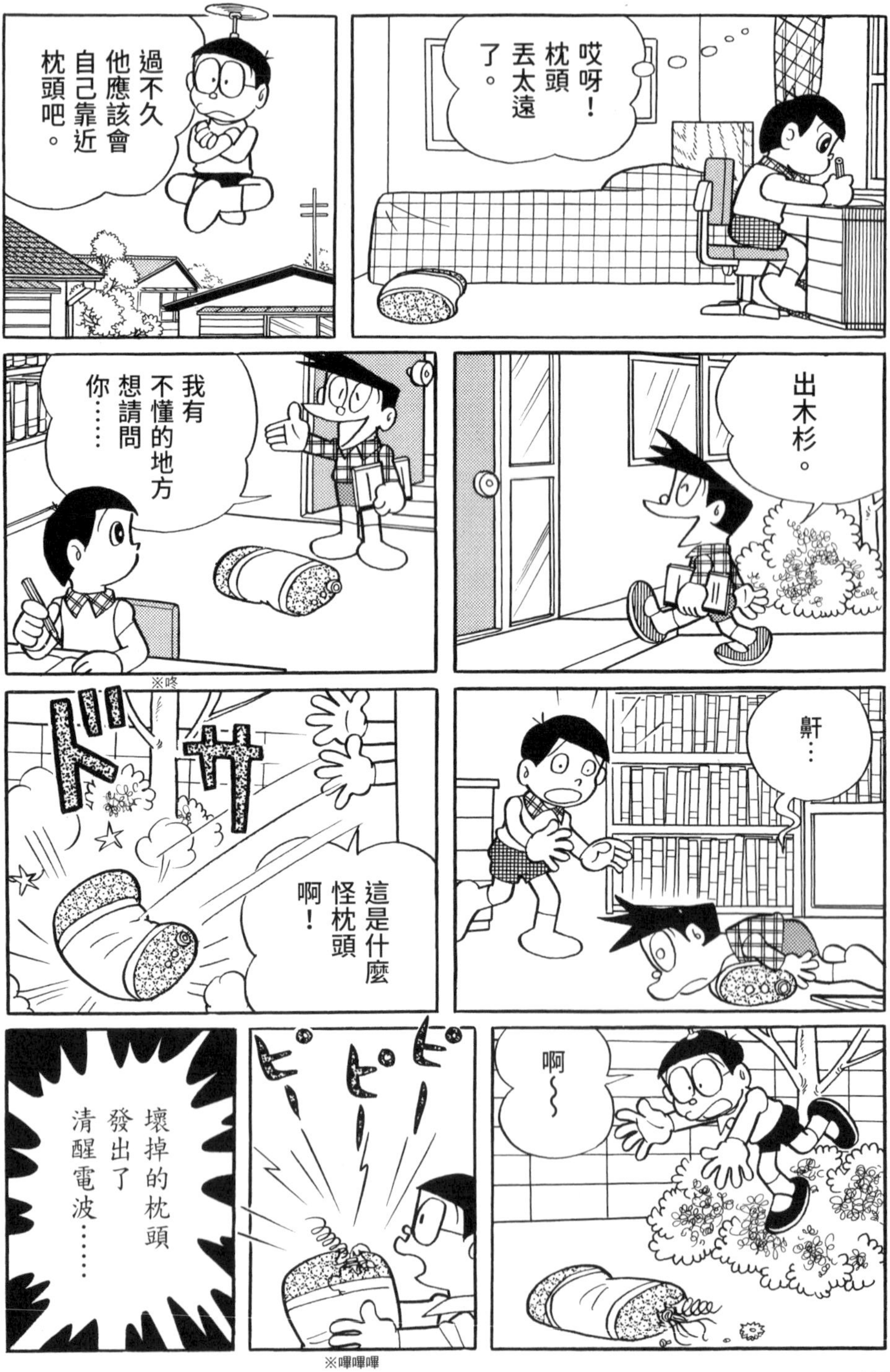

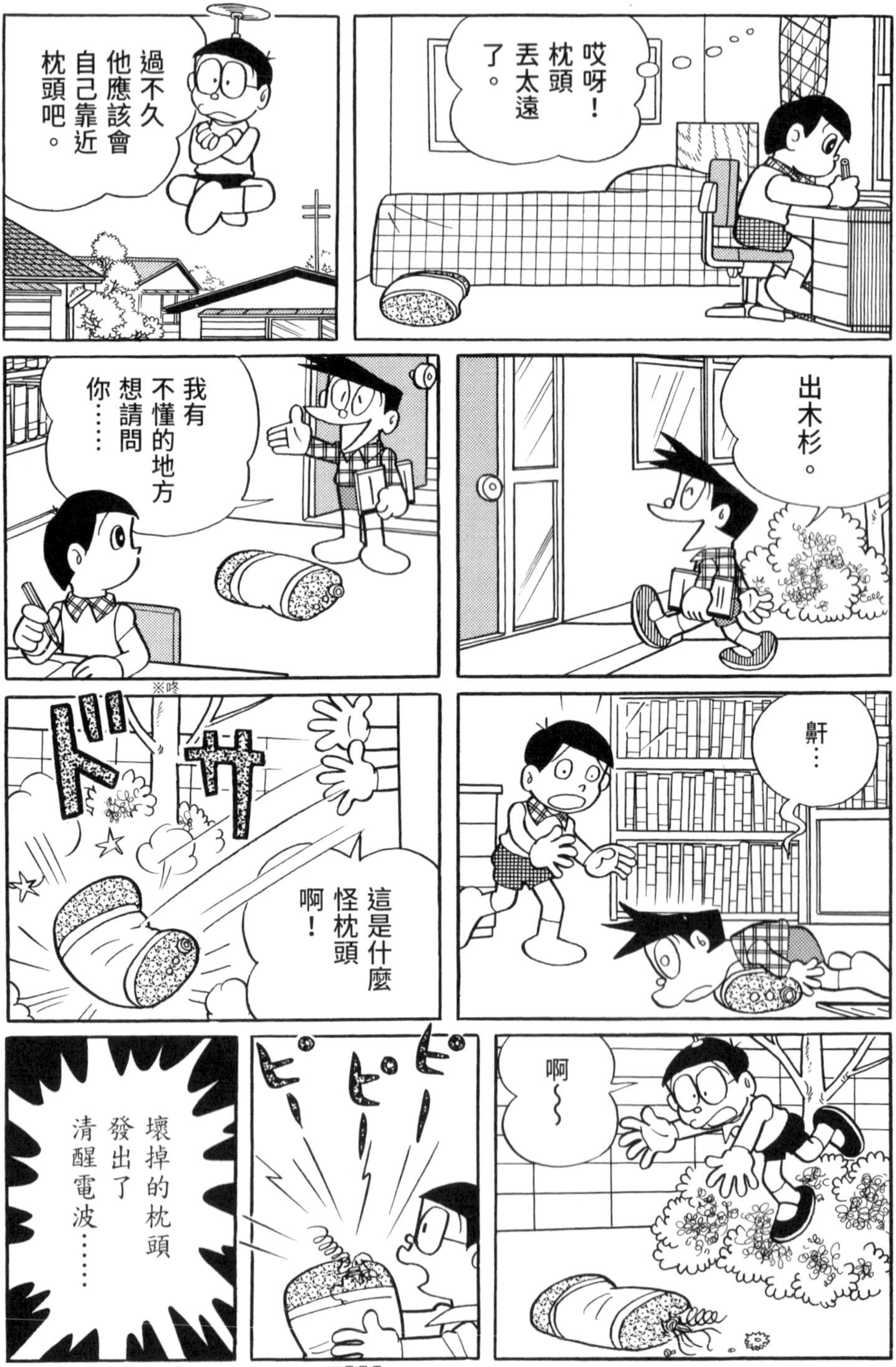

Q 據說會手語的人，睡眠期間也會使用手語，這是真的嗎？

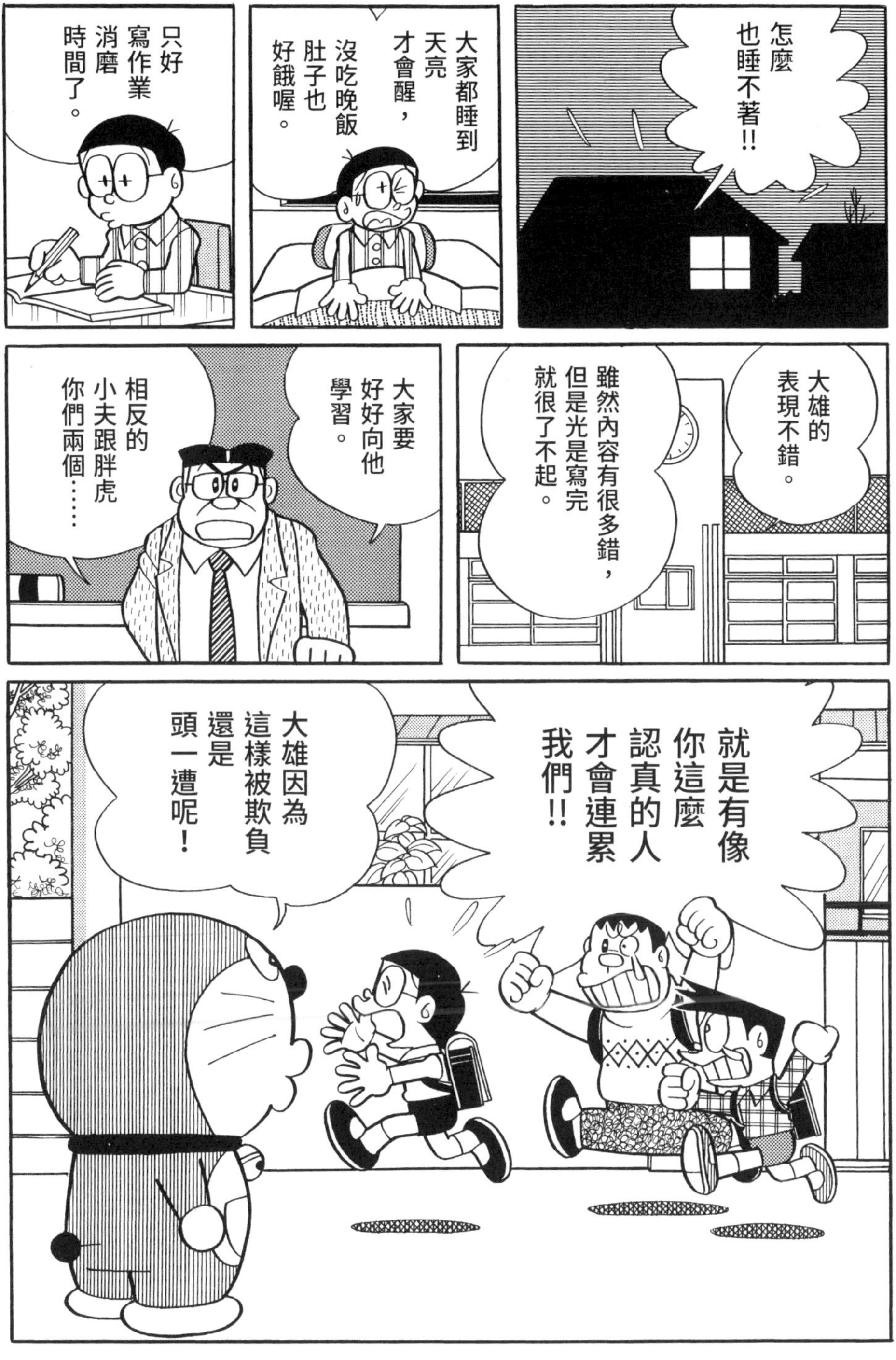

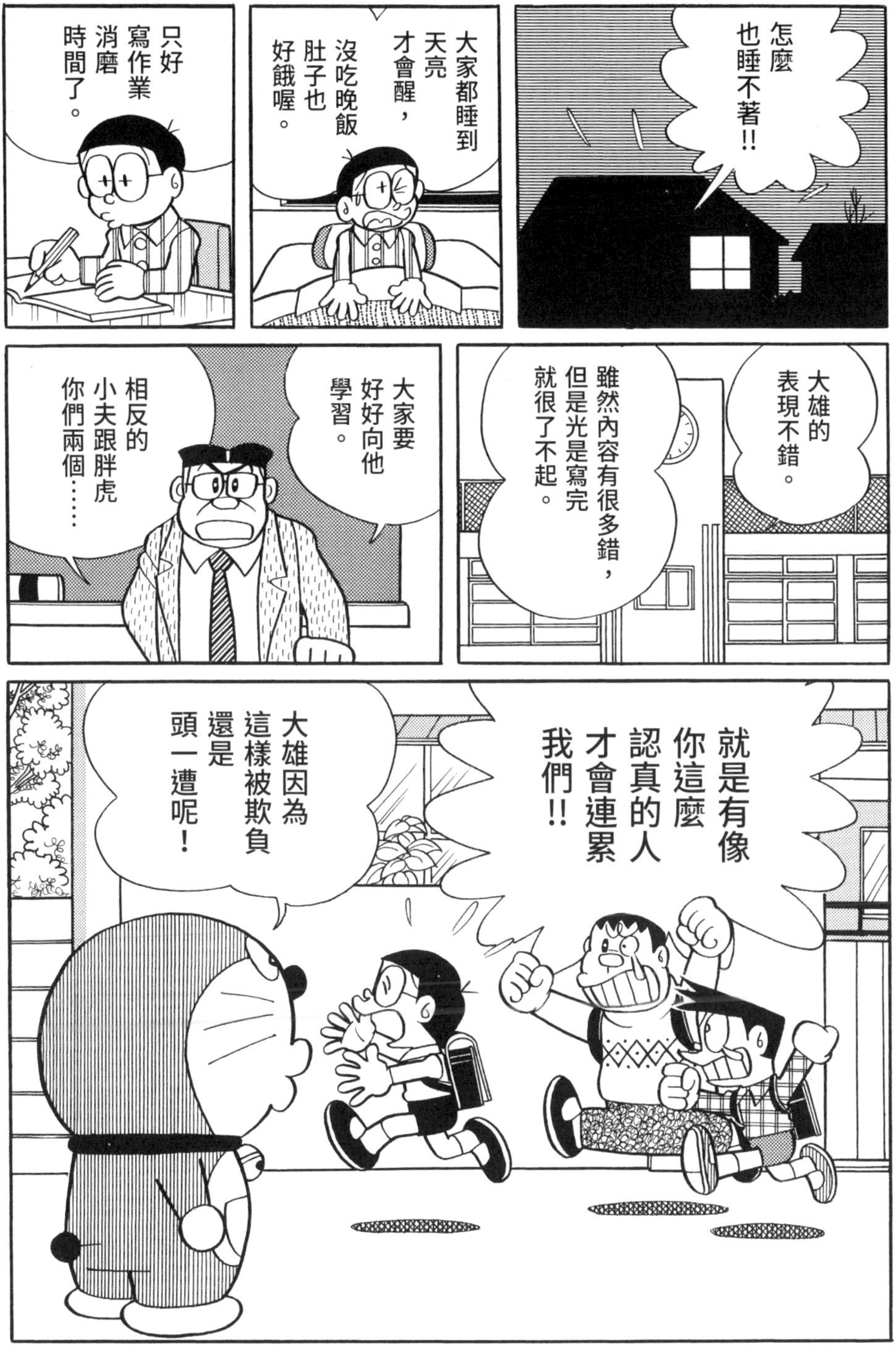

A 真的。有些聽障者會以手語說夢話。

從睡相可以看出個性？

仰睡與側睡哪種人比較多？

各位鑽進被窩睡覺時是採什麼樣的姿勢呢？睡姿大致上可以分兩種，一種是正面朝上的「仰睡」，另一種是身體往右或往左傾的「側睡」，另外還有臉朝下的「趴睡」。我們睡覺時的姿勢，稱為「睡相」或「熟睡後的睡姿」。

某家飯店針對他們的一千多名旅客進行睡相調查，結果發現仰睡與側睡的比例幾乎相同，加起來為整體的九成。

此外，根據一項以兩千多名成年人為對象所進行的問卷調查，仰睡的人為百分之四十六點四，側睡的人占百分之四十點九，與前一項的調查結果差不多。不過，女性以側睡居多，仰睡居次；男性為仰睡居多，側睡居次。另一方面，以高中生為對象的調查則顯示，側睡的人最多。

睡覺姿勢與個性之間的關係

為什麼每個人的睡相都不同呢？美國精神分析醫師山繆・丹凱爾博士與英國克里斯・伊茲科夫斯基博士的研究顯示，睡相表現出一個人的個性與心理，也就是「睡相占卜」，可能有人想了解，容我稍微介紹。

根據伊茲科夫斯基博士統整的研究，睡姿類型分成仰睡的「士兵睡姿」、側躺且蜷縮身體的「胎兒睡姿」、側躺且伸出手臂的「渴望睡姿」，以及臉部對著枕頭的「趴睡」等等。

根據研究結果，士兵睡姿顯示出好奇心旺盛、充滿自信的心理；採取胎兒睡姿的人個性內向，警戒心較強；渴望睡姿給人比較沉靜穩重的感覺；趴睡的人做事謹慎，態度認真。

如左頁所示，伊茲科夫斯基博士介紹了六種睡相與個性之間的關係。你的睡相是哪一種呢？

六大主要睡相與個性

%是睡相類型的比例

8%

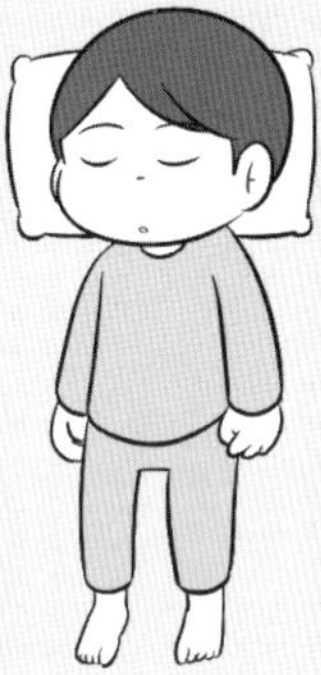

士兵睡姿

仰躺、雙手放在身體兩側的睡姿。顯示出不喜歡與別人嬉鬧，偏冷靜的個性，是態度隨和，充滿自信的人。

5%

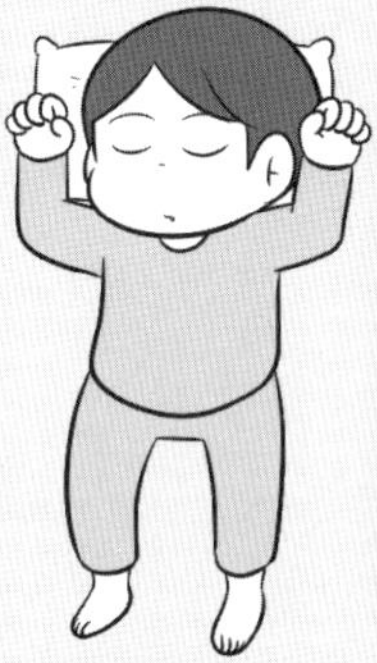

海星睡姿

仰躺，雙手朝上，感覺很大喇喇的姿勢。很快就能與別人打成一片。遇到需要幫助的人無法坐視不管。

14%

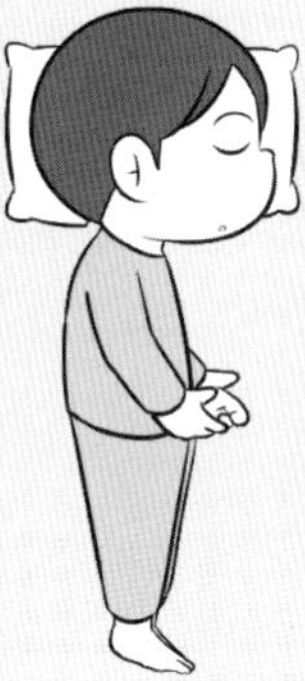

原木睡姿

側躺，雙手放在身邊，這類型的人通常善於交際，與他人相處融洽。懂得融入團體，喜歡和眾人開心生活。

13%

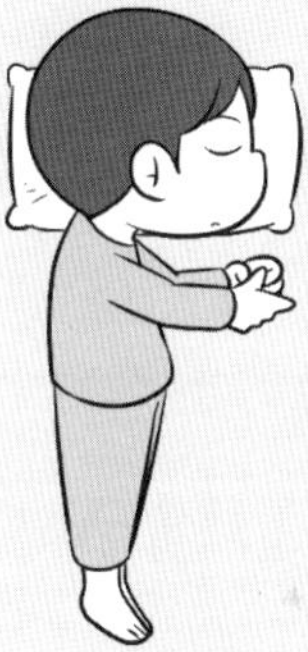

渴望睡姿

側躺，看起來像是伸手去碰觸或渴望某些東西。需要花時間思考才能做決定，一旦下定決心就不會改變。屬於個性隨和的人。

41%

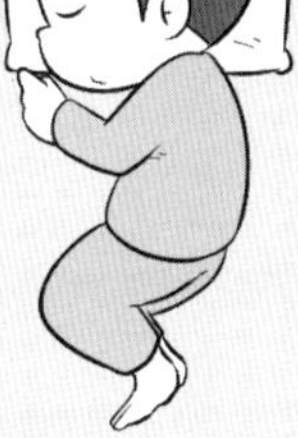

胎兒睡姿

側躺，身體蜷縮的姿勢。通常個性溫順，心思敏銳。與新朋友第一次見面容易緊張，但熟悉之後很好相處。

7%

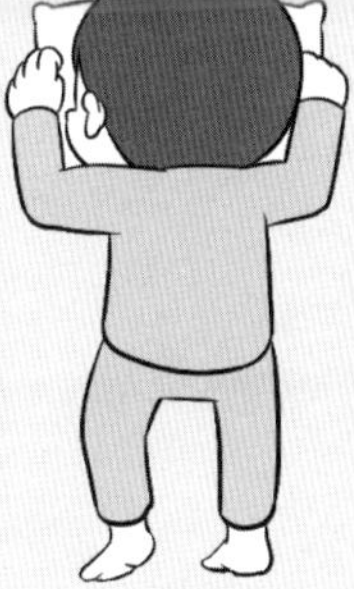

趴睡

正面朝下，雙手高舉的睡姿。容易相處，是充滿行動力的人。個性認真，絕不半途而廢。

※ 這項研究結果只是統計數據，並非必然。

人為什麼會翻身？

利用翻身紓解身體承受的壓力

若睡覺時身體一直維持相同姿勢，早上醒來一定會很痛苦。就像長時間坐在書桌前用功，我們一定都會想起來活動身體，這是因為不端正的姿勢，使得骨骼與肌肉承受特定壓力，容易疲勞的關係。

翻身也是同樣的道理。翻身可以紓解身體部位承受的重量，放鬆身體。簡單來說，翻身是我們睡眠期間不知不覺在進行的「伸展運動」。

此外，翻身也能流通積存在被窩裡的空氣，避免被窩裡的溫度太高或悶熱。

無論是優質睡眠，或提升學習與工作效率，「頭寒足熱」都是很重要的身體狀態。簡單來說，就是頭部要涼，足部要熱。

入睡時深層體溫會下降，而且大腦溫度會與深層體溫同時變化。想獲得優質睡眠，就必須降低大腦溫度。當大腦溫度與深層體溫一起下降，才能在睡眠期間充分消除疲勞。

枕頭是享受優質睡眠的重要物品。最好選擇容易翻身，不易積存熱氣的枕頭；大小應符合從自己的頭部到頸部、肩膀的尺寸，左右兩邊較高的設計，較容易翻身。最近還有廠商推出可降低頭部溫度的枕頭。

好好睡專欄

數羊可幫助入睡？

各位是否聽過睡不著就數羊的說法？不過，已經有研究證實，數羊無法促進入眠。這個方法盛行於英語系國家，據說是因為「綿羊」（sheep）的英文讀音近似「睡眠」（sleep），才有這樣的說法。

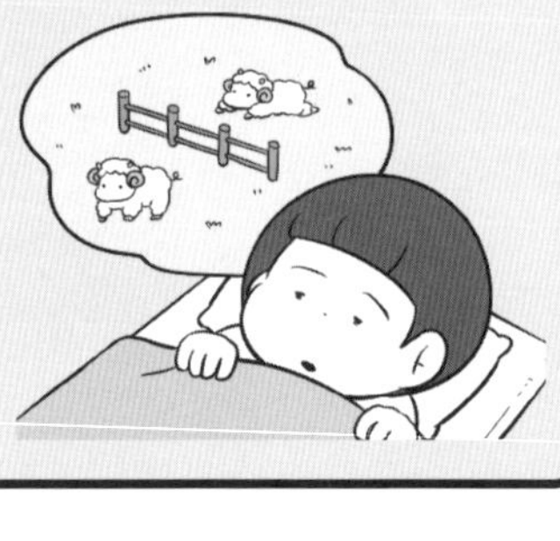

人為什麼會打哈欠？

打哈欠可以提神醒腦

當我們想睡、感覺無聊、對某事感到厭煩的時候，就會打哈欠。

簡單來說，打哈欠的行為通常會發生在腦部活動停滯且失調的時候。打哈欠可以恢復大腦狀態，達到提神醒腦的效果。

打哈欠必須張大嘴巴，大幅活動臉部肌肉。此時肌肉會壓迫位於眼睛和鼻子之間的「淚囊」，淚囊充滿淚水，遭到擠壓就會讓淚水外溢，讓人流眼淚。

活動肌肉與流淚等刺激傳送到大腦，重振了失調的腦部。

此外，深呼吸可以吸入大量氧氣。氧氣與體內糖分（葡萄糖）結合，是製造身體能量的重要物質。有一說認為，氧氣充分運送至腦部還能夠活化大腦。

打哈欠真的會傳染嗎？

當身邊有人打哈欠，自己也不明緣由的跟著打哈欠，各位是否有過這樣的經驗？根據研究，家人、朋友等身邊的人打哈欠時，我們也會受到心理作用「共感」的影響，跟著打哈欠。

簡單來說，我們看到旁邊的人打哈欠，就會覺得「我也好想睡」、「我也感到無聊」，與對方產生同樣的心情。不過，如果是與自己沒交情的人在身邊打哈欠，我們並不會產生相同反應。

順帶一提，其他動物也會打哈欠，例如猴子、狗狗，牠們打哈欠時也會傳染給其他同類。不僅如此，人類打哈欠時，狗狗也會跟著打哈欠。

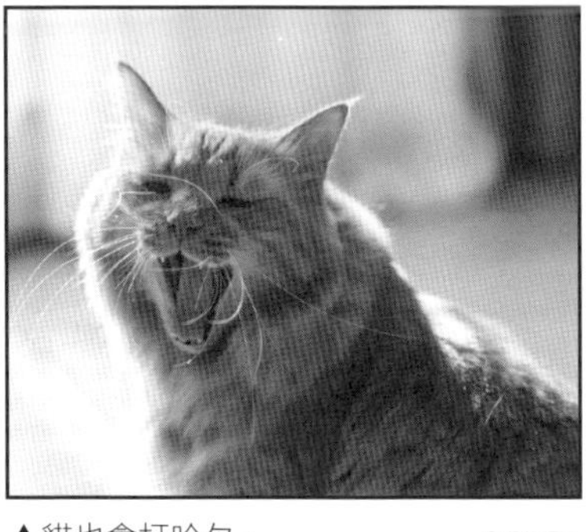

▲貓也會打哈欠。　©PIXTA

沙男式催眠機

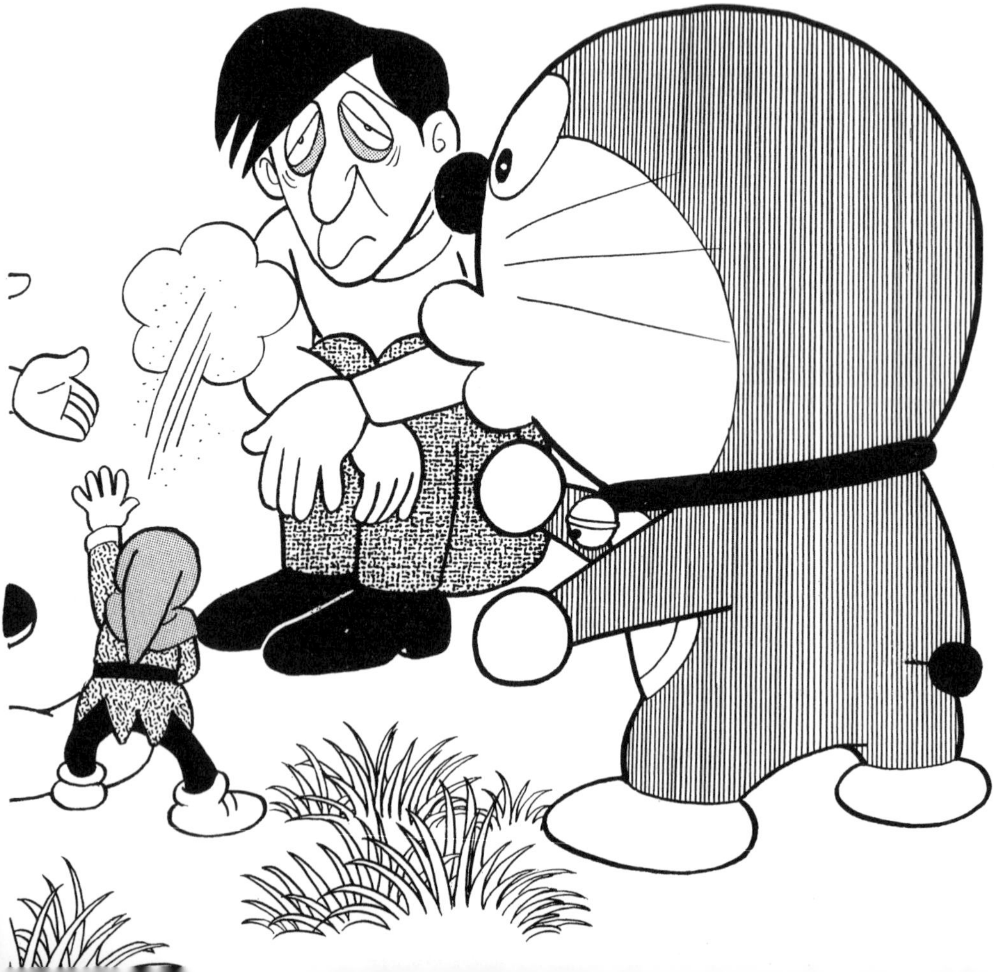

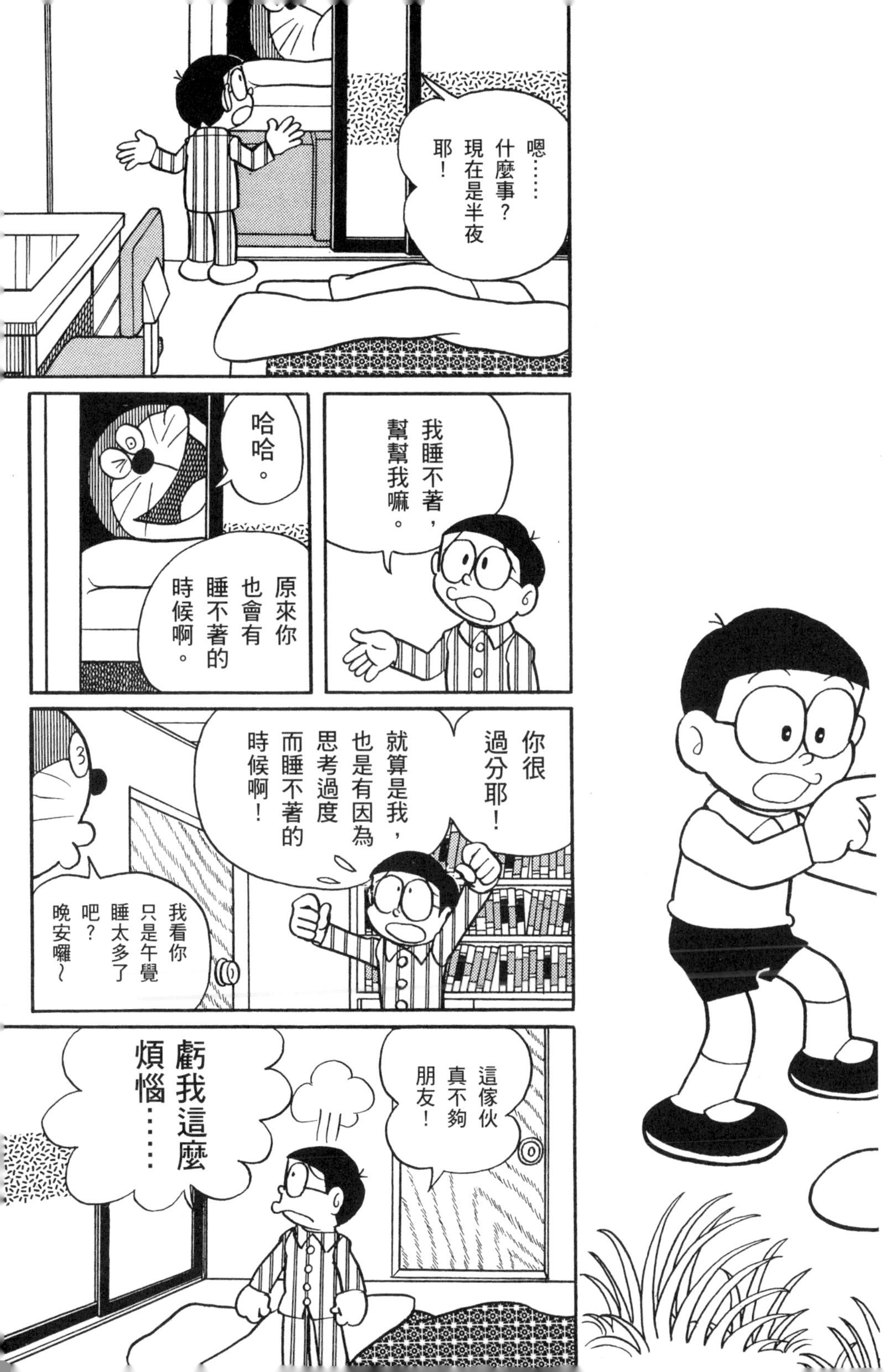
嗯……什麼事？現在是半夜耶！
我睡不著，幫幫我嘛。
哈哈。
原來你也會有睡不著的時候啊。
你很過分耶！
就算是我，也是有因為思考過度而睡不著的時候啊！
我看你只是午覺睡太多了吧？晚安囉～
這傢伙真不夠朋友！
虧我這麼煩惱……

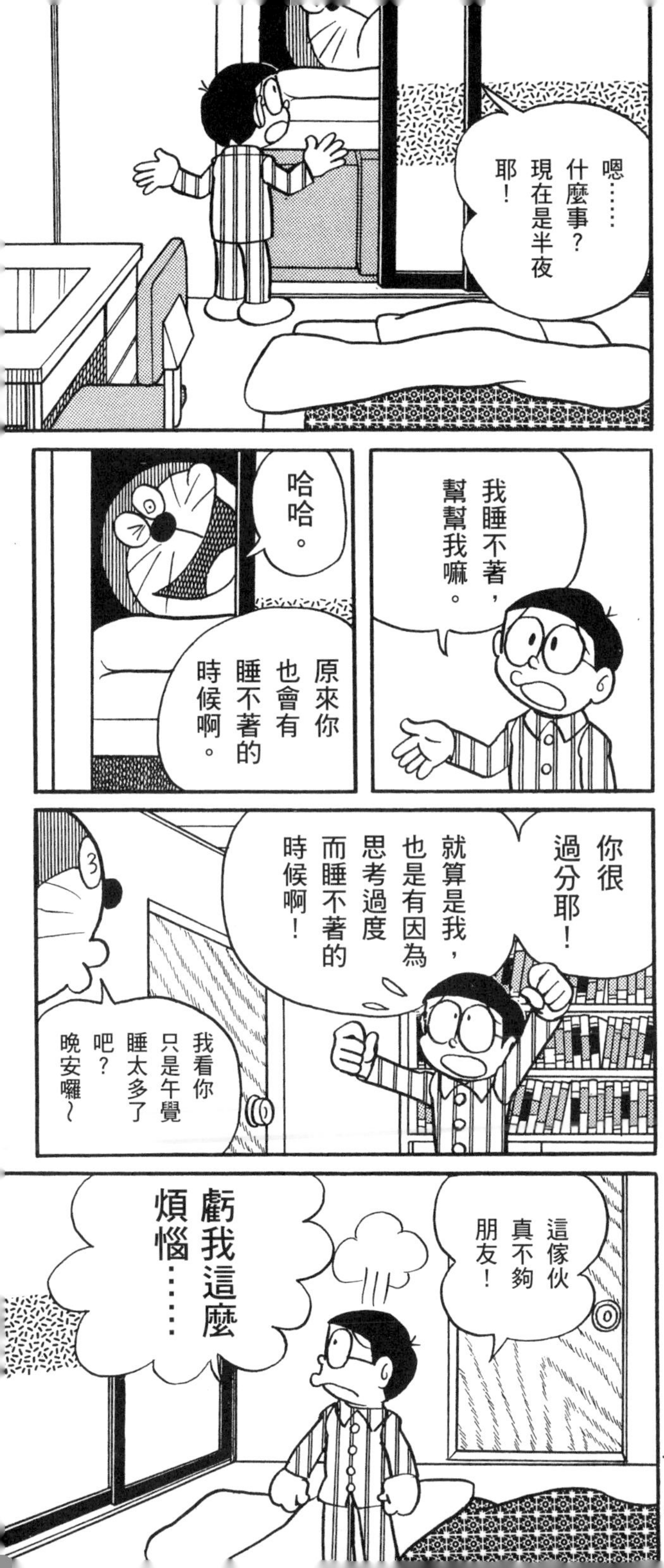

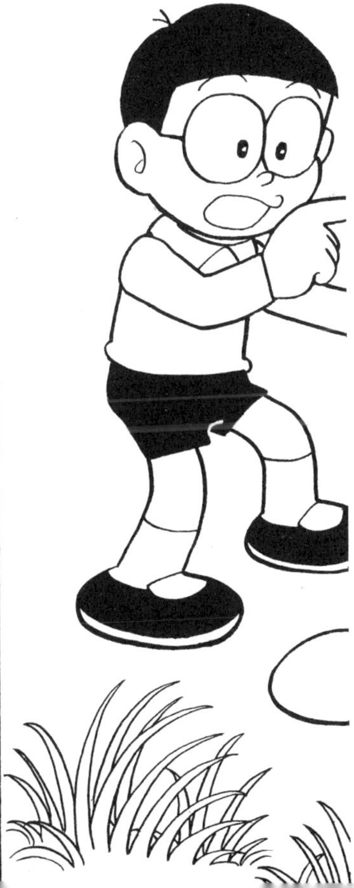

Q 野豬睡覺時會聞同伴的哪個部位入睡？①腳 ②頭 ③屁股

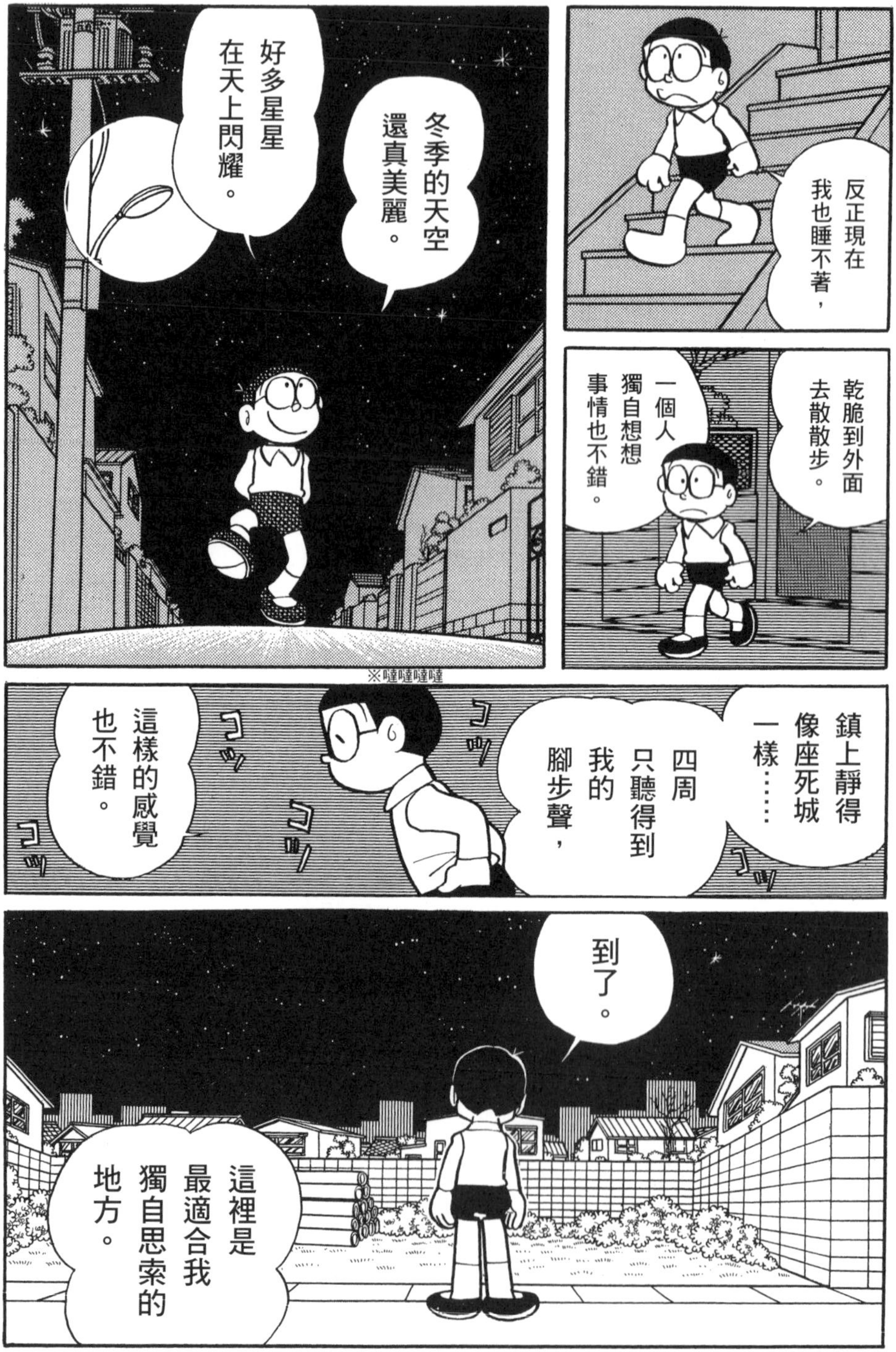

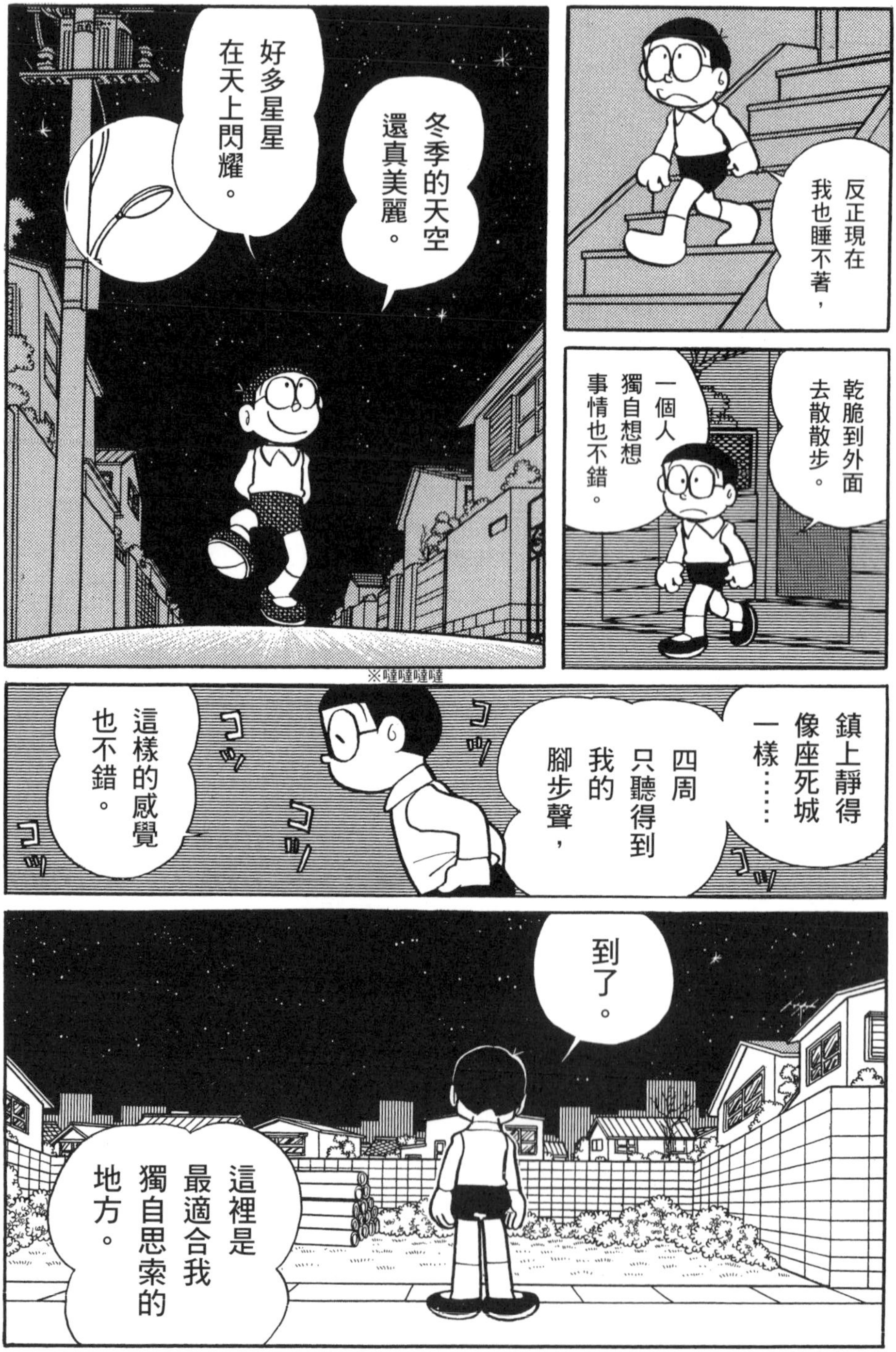

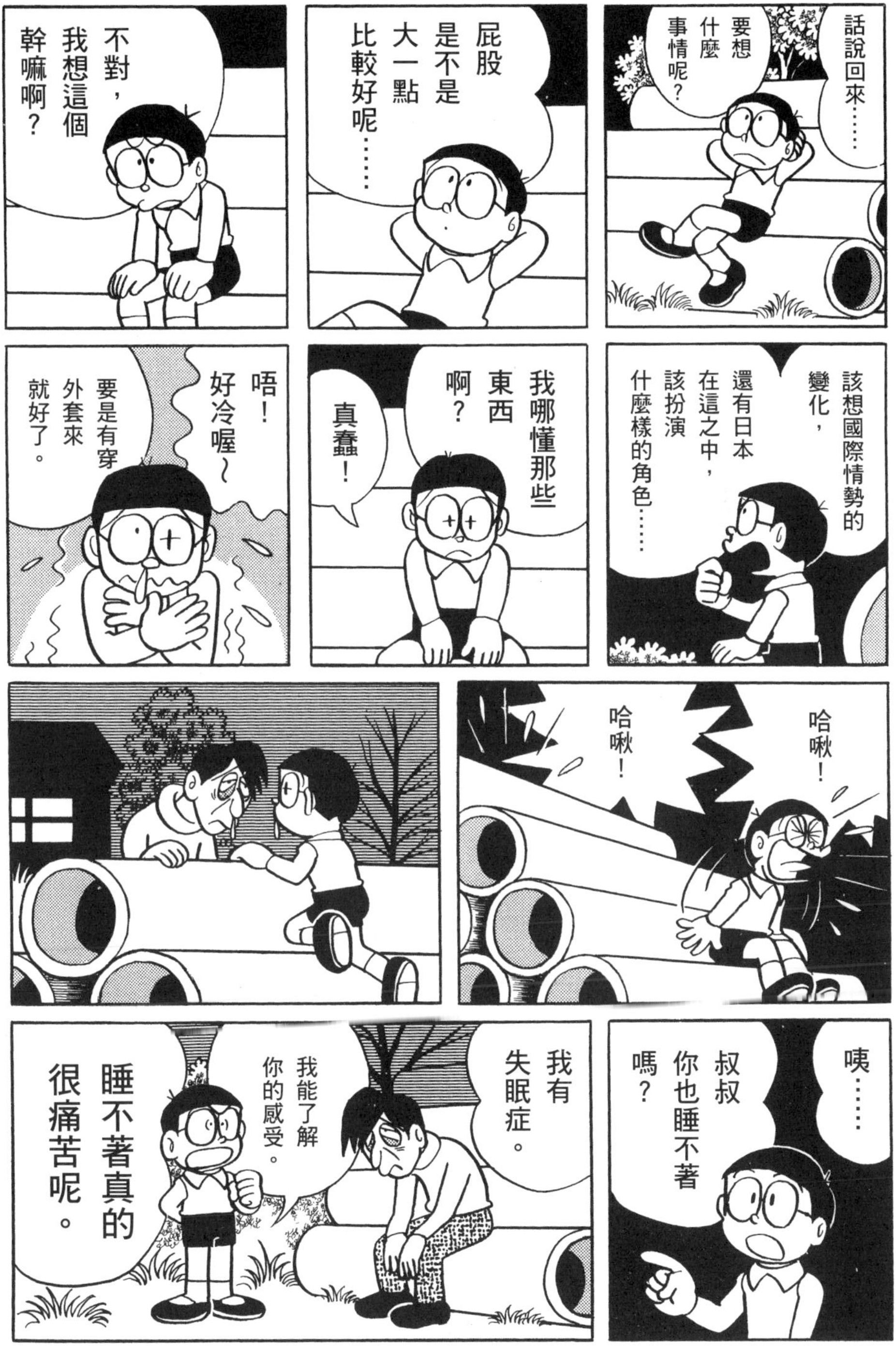
話說回來……
要想什麼事情呢？
屁股是不是大一點比較好呢……
不對，我想這個幹嘛啊？
該想國際情勢的變化，
還有日本在這之中，該扮演什麼樣的角色……
我哪懂那些東西啊？
真蠢！
唔！好冷喔~
要是有穿外套來就好了。
哈啾！
哈啾！
咦……
叔叔你也睡不著嗎？
我有失眠症。
我能了解你的感受。
睡不著真的很痛苦呢。

A ③屁股。野豬集體睡覺時，頭尾交錯排列，聞同伴的屁股入睡。

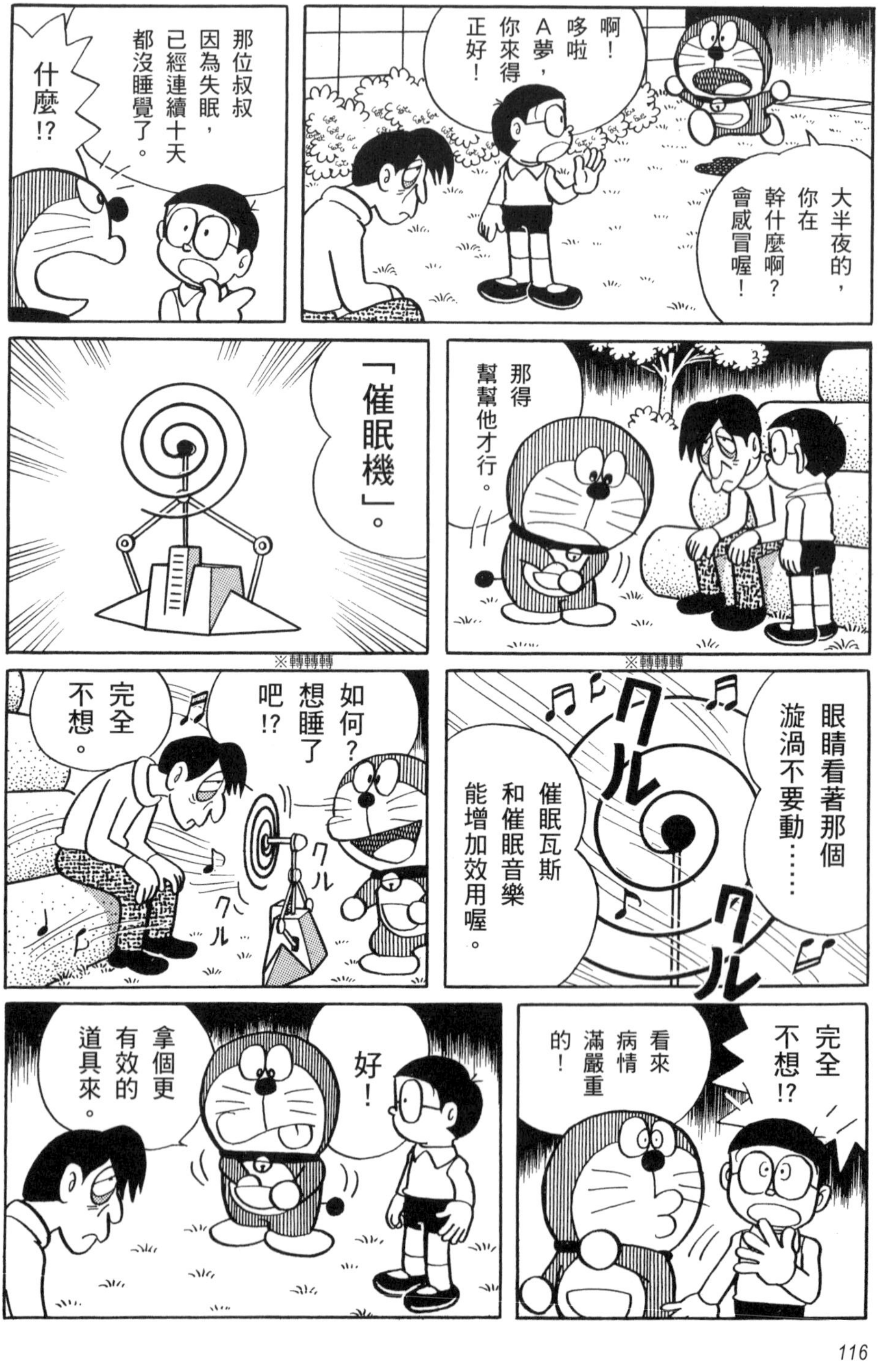

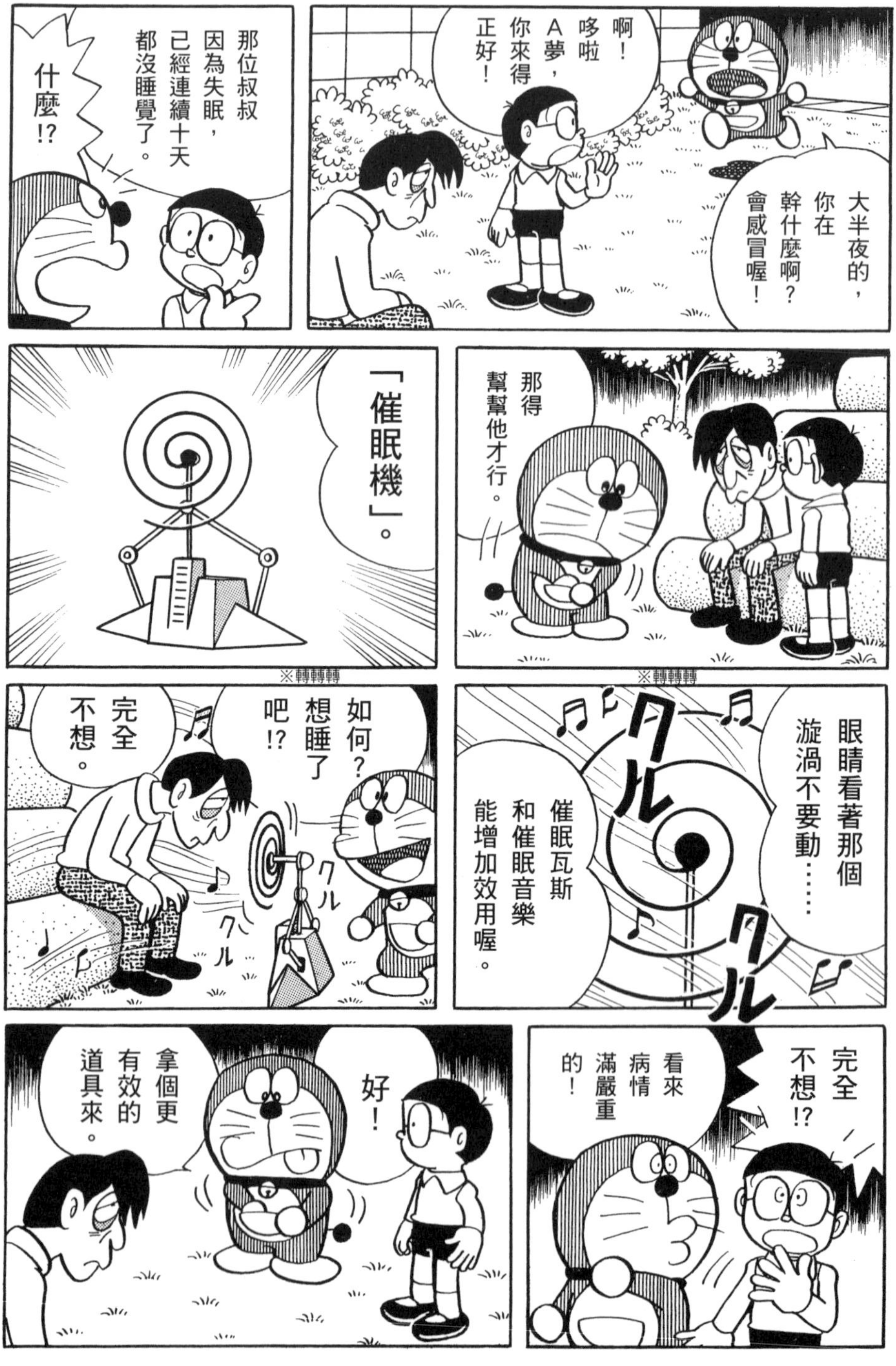

睡覺天才夢遊盒Q&A

Q 穿著襪子睡覺對身體有益，這是真的嗎？

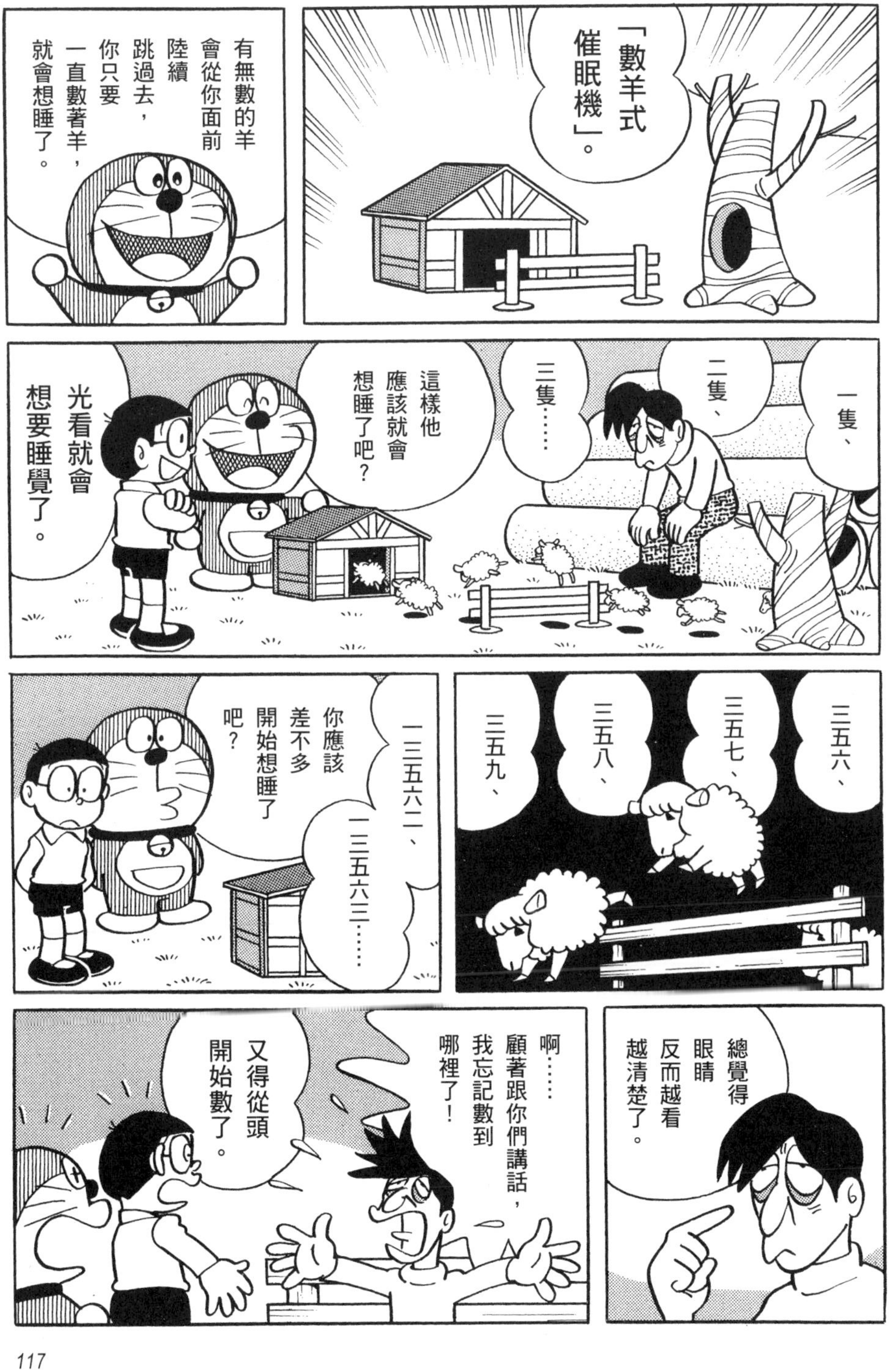

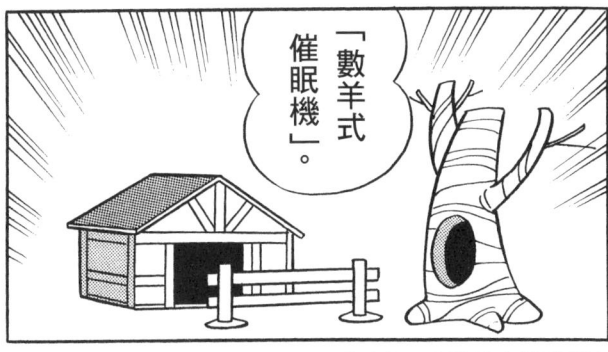

A 不完全正確。睡前讓腳暖和對睡眠有幫助，但需避免穿襪子無法散熱，建議睡前可以先穿著讓腳暖後脫掉襪子入睡。

Q 有一種鳥可以邊飛邊睡，這是真的嗎？

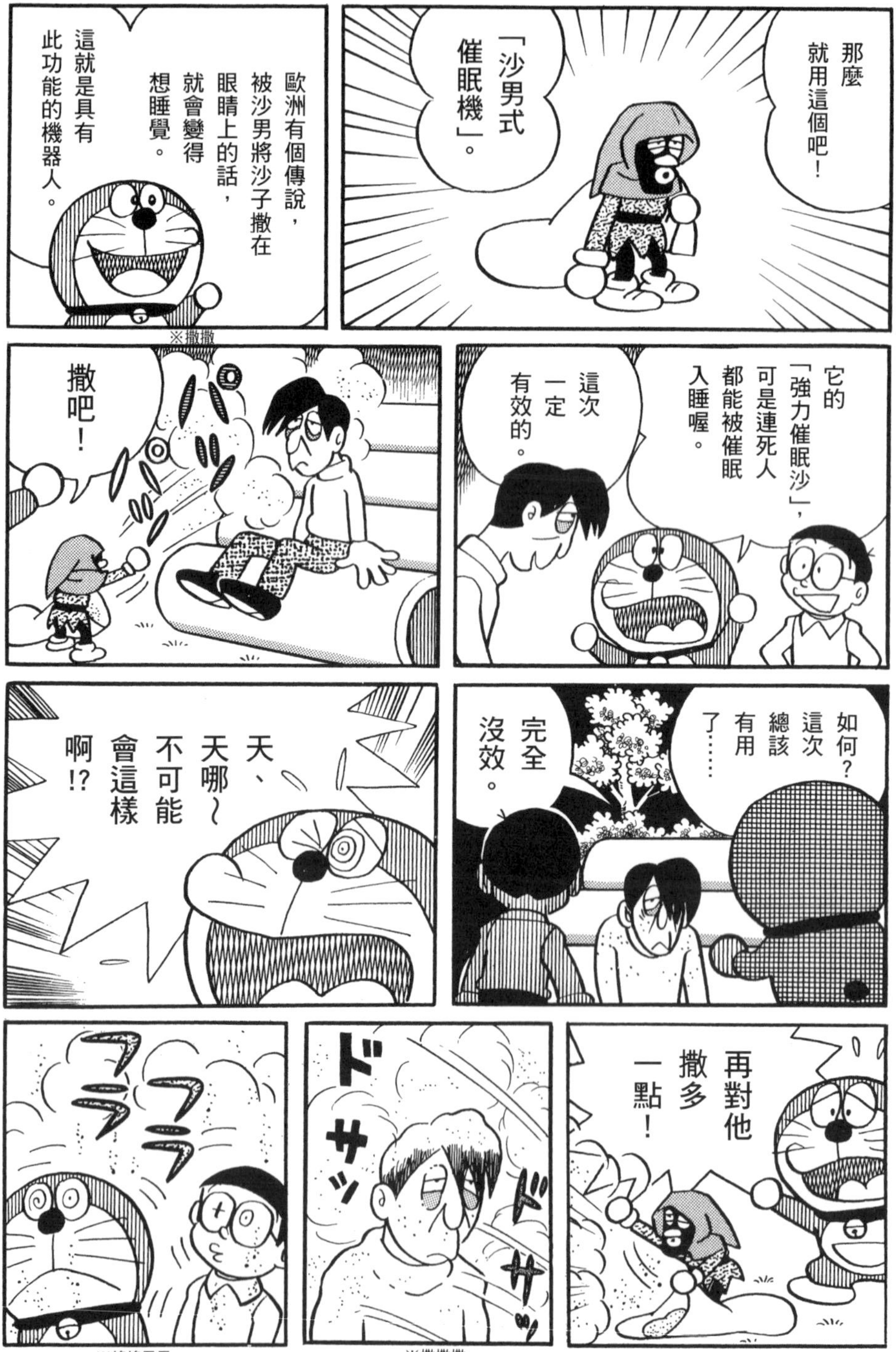

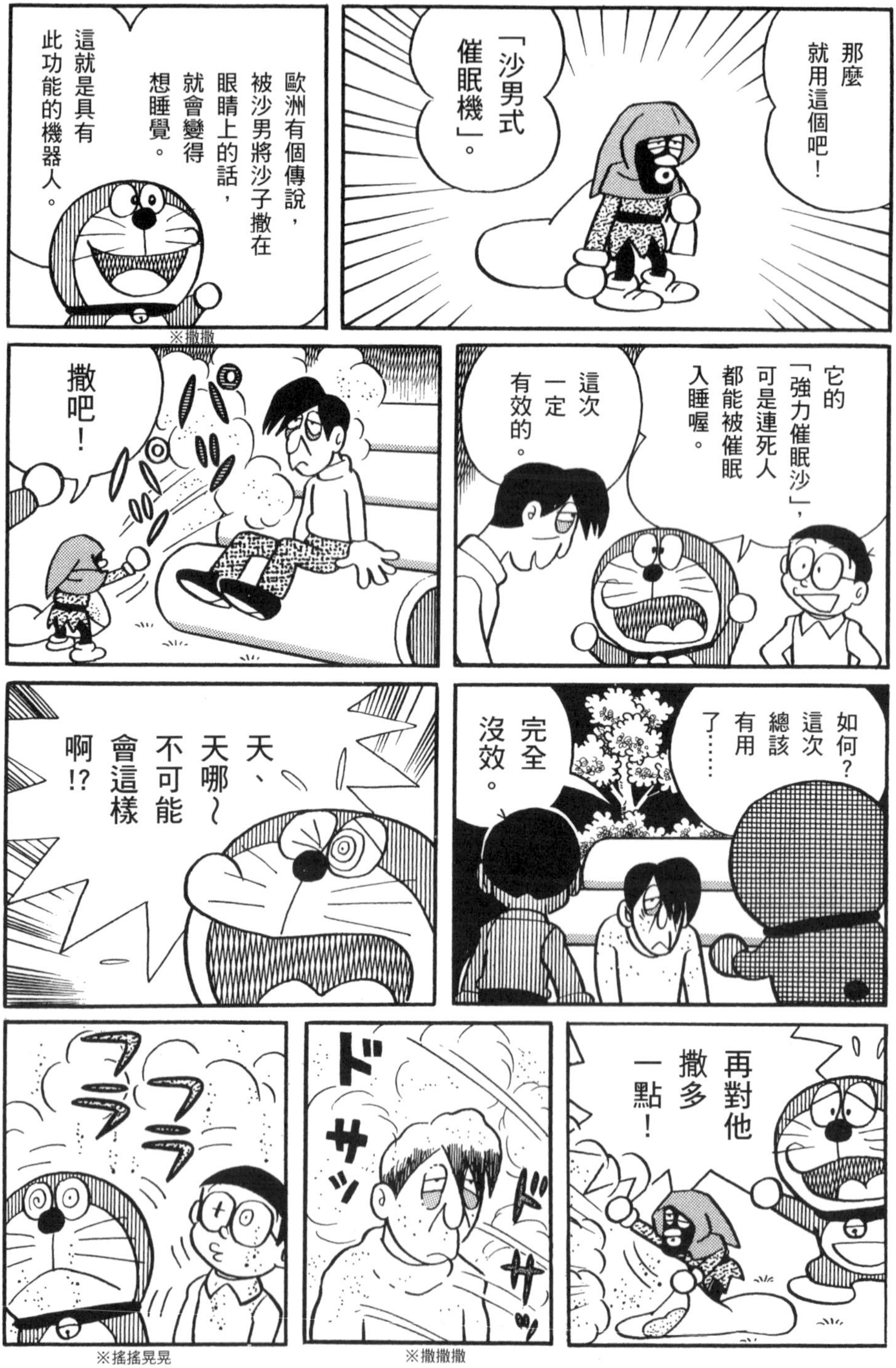

※撒撒

※撒撒撒

※搖搖晃晃

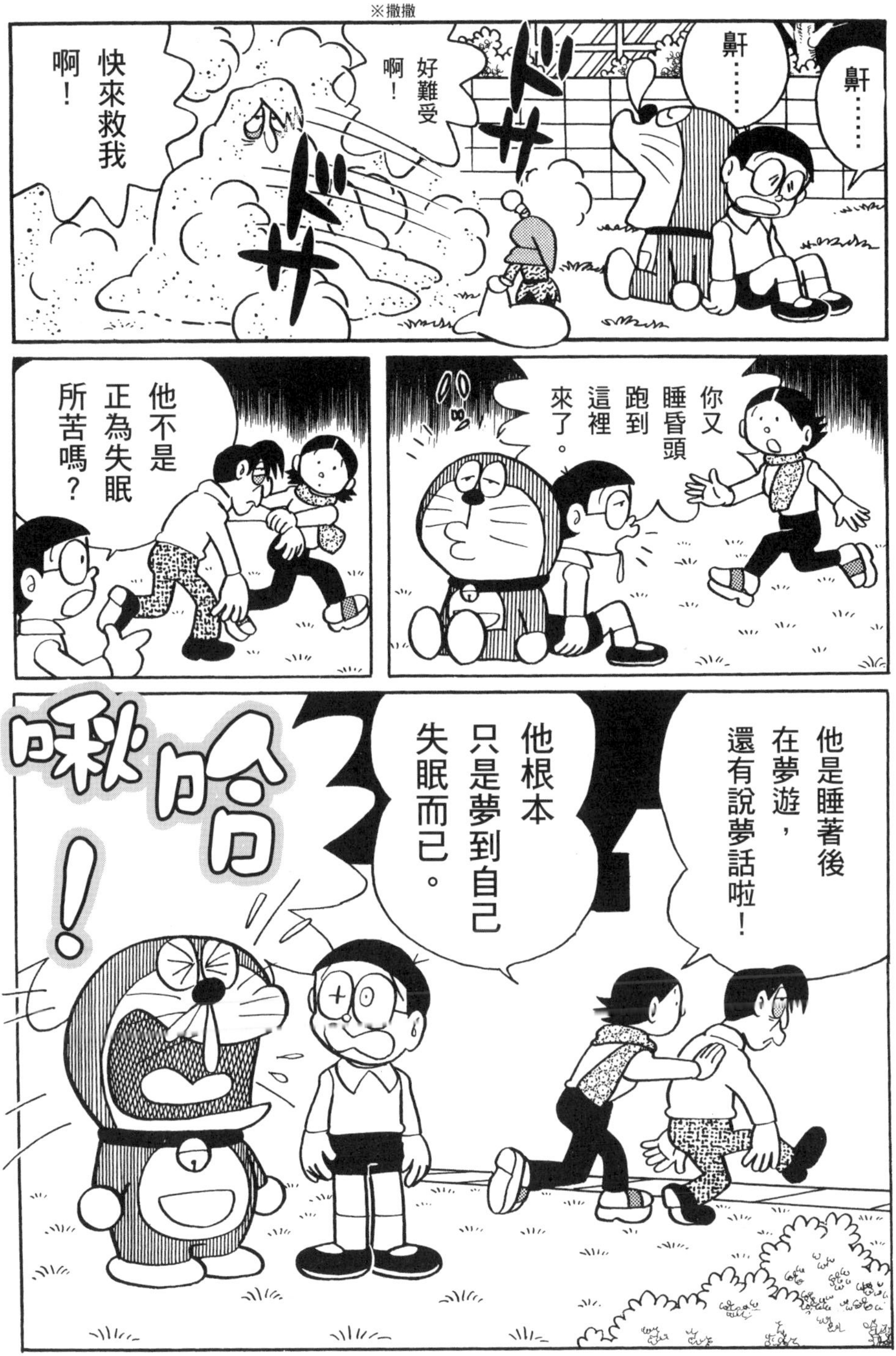

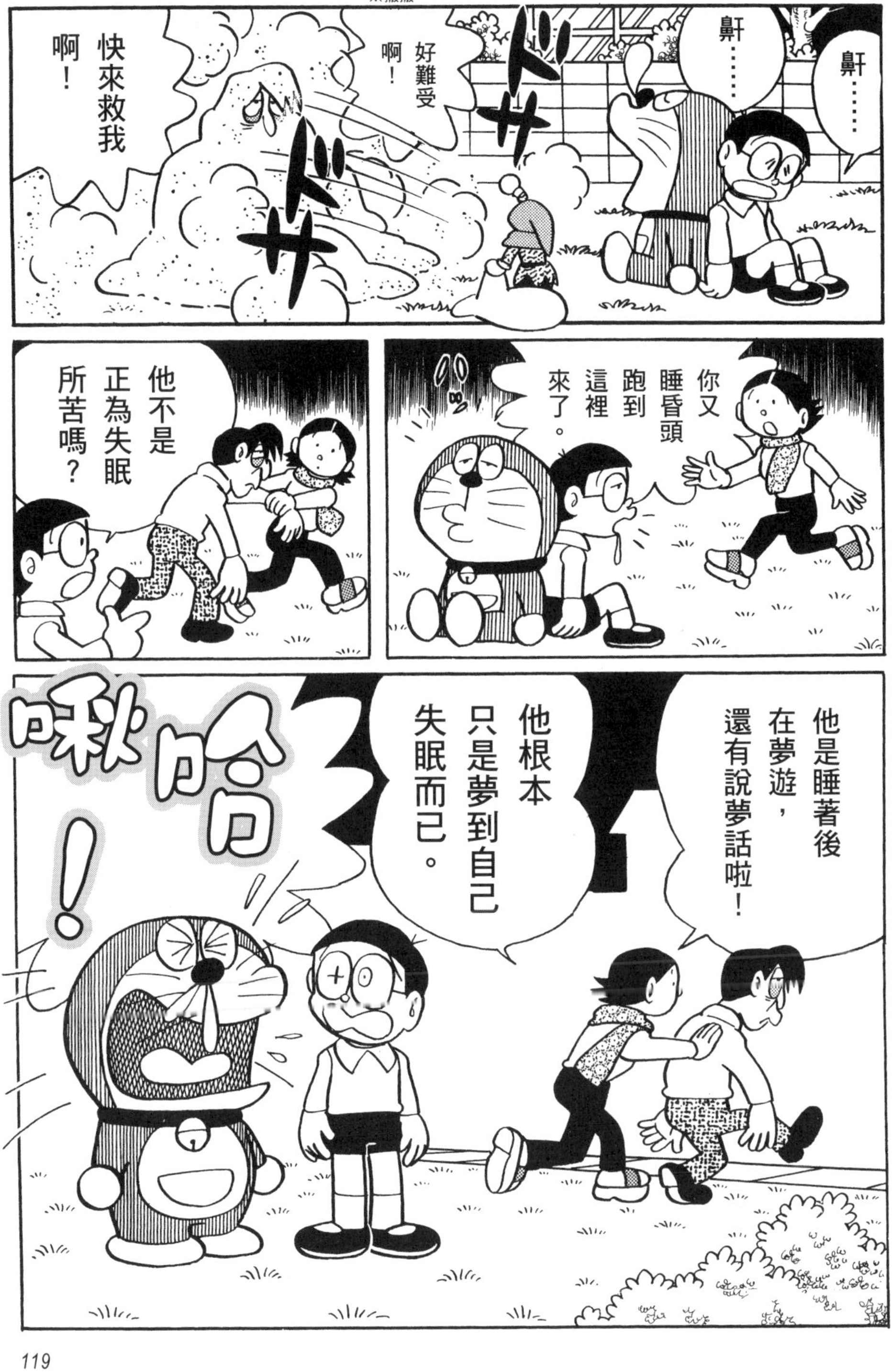

A 真的。觀測結果顯示，黑腹軍艦鳥在遷徙過程中，一天可以睡四十次。

大約有兩成的成年人患有睡眠障礙

與睡眠相關的障礙有超過六十種，統稱為「睡眠障礙」。日本的成年人當中，將近兩成都遭受著某種睡眠障礙的困擾。

依照症狀，睡眠障礙可以大致分成七大類，包括睡不好的「失眠症」、白天也想睡的「嗜睡症（中樞性嗜睡疾病）」、睡眠期間多次中止呼吸的「睡眠呼吸中止症」、無法在固定時間入睡起床的「晝夜節律睡眠障礙」、睡眠期間出現異常行為的「異睡症」、睡眠期間感到雙腿不適或身體無法控制抖動的「睡眠相關動作障礙」等。

睡眠障礙會對身心造成嚴重壓力，一定要施予治療。導致睡眠障礙的原因有很多，暑假結束即將開學的學生、夜班人員或常出國的人，很容易罹患「晝夜節律睡眠障礙」。

睡眠障礙大致分成7種

失眠症

症狀包括入睡困難、半夜清醒、睡沒多久就醒來等。

嗜睡症

典型症狀是白天很想睡，失眠也會引起繼發性嗜睡症。

睡眠呼吸中止症

睡眠期間出現呼吸中斷或變淺的症狀。

晝夜節律睡眠障礙

體內生理時鐘與二十四小時週期出現落差引起的症狀。

異睡症

睡眠期間突然坐起、來回走動或大聲說話。

睡眠相關動作障礙

腳部出現不適感、肌肉痙攣或磨牙等症狀。

其他

睡眠期間出現頭痛或癲癇等症狀。

睡不著的失眠症與隨時都想睡的嗜睡症

失眠症是患者本人會意識到的疾病，包括躺在床上卻睡不著的「入睡困難」、晚上醒來好幾次的「睡眠中斷」、很早就起床的「早醒」，以及明明才睡過卻覺得自己沒睡等症狀。

另一方面，白天感到強烈睡意、完全無法清醒的嗜睡症，通常起因於晚上睡不好。午睡時間太長等不正常作息，也會導致失眠症。失眠症與嗜睡症可說是互為表裡的關係。

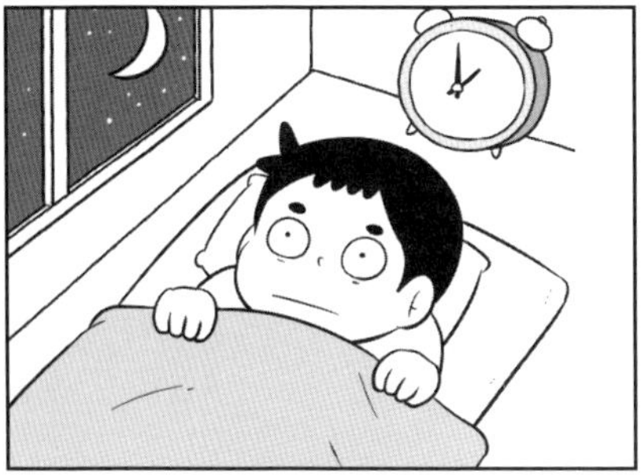

▶失眠症患者很難入睡。

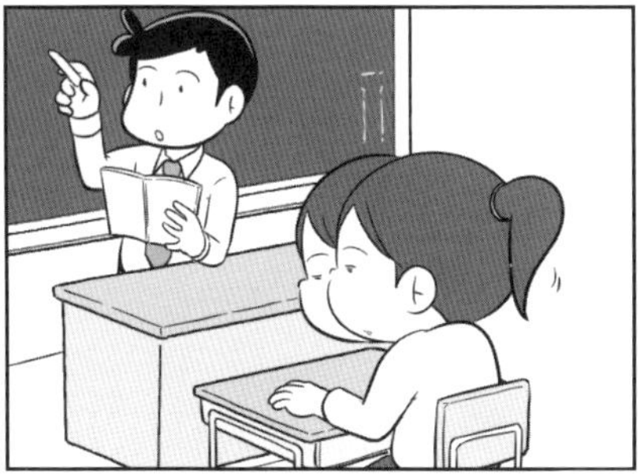

▶嗜睡症患者白天很想睡。

導致嗜睡的障礙

以白天感到強烈睡意為主要症狀的睡眠障礙，最常見的就是「睡眠呼吸中止症」。患者睡覺時，睡得越深層，呼吸就越容易受阻，甚至會停止呼吸，大腦也會因而略微清醒。不過，此時的清醒只是一瞬間，患者幾乎不曾察覺自己曾經停止呼吸。成年人如果每小時中止呼吸超過十五次，就應該要就醫治療。

「不寧腿症候群」指的是入睡後，雙腿關節處感到麻癢，令人睡不好的疾病。即使睡著也會出現雙腿亂踢，睡夢中打或捏自己雙腿的情形，完全無法熟睡。

此外，還有「快速動眼期睡眠行為障礙」，常見於高齡族群，睡眠期間會出現大聲說夢話、大叫、發怒、害怕等行為。一般來說，在快速動眼期身體肌肉放鬆，即使做夢也不會動。但罹患「快速動眼期睡眠行為障礙」時，上述生理機制無法正常運作，於是出現身體亂動、發出聲音等反應，自然無法熟睡。

猝睡症讓人突然想睡

「猝睡症」以前稱為「昏睡病」，是最具代表性的嚴重嗜睡疾病。首見於十九世紀的法國。

猝睡症多發於青春期，症狀很多，其中之一是突然感到無法抗拒的強烈睡意，當場立刻睡著。發作時即使遇到緊急時刻，或正在開車必須全神專注，都會立刻失去意識，相當危險。

此外，不只感到強烈睡意，當患者處於情緒較亢奮，例如大笑或是憤怒的時候，也可能會立刻睡著，失去意識。此時全身突然無力，直接倒地，稱為「猝倒」。

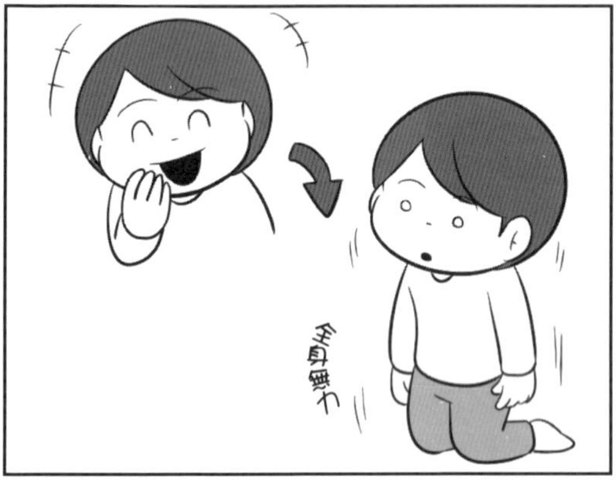

▲猝倒使人突然全身無力。

另一方面，俗稱鬼壓床的「睡眠癱瘓症」也是猝睡症的症狀之一，指的是睡眠期間，身體無法自由活動的狀態。做夢時，如果出現想逃卻逃不掉的夢境，也會令人感到害怕。

引起猝睡症的原因

最近已經有研究揭開了引起猝睡症的原因，而且解謎的契機竟然是狗狗！據說有一隻狗狗只要拿到食物，產生開心的反應，就會立刻全身無力，倒地睡著。

於是實驗小組研究這隻狗狗的基因，發現牠腦內的食慾素（參見六十二頁）無法正常發揮作用。在人類身上遇到的狀況也一樣，研究發現猝睡症患者的體內食慾素分泌機制出現問題。食慾素是保持清醒的必要物質。

若是能將與食慾素相同作用的物質製成藥物，將有助於治療猝睡症，這也是世界各國研究機構目前正在努力的方向。

打呼可能是疾病徵兆？

打呼聲如果很大要特別注意

小孩基本上不會打呼。打呼是因為睡眠期間，空氣流動的通道阻塞，才會出現的反應。成年人的體格比較大，喉嚨深處與舌根會因為重力往下掉，因而阻塞了空氣通道。當空氣勉強通過狹窄的通道時，就會發出打呼的聲音。

話說回來，小孩也可能打呼。如果情況只是很輕微，家長無須擔心，但若像大人一樣打呼聲很大，就必須注意。

孩子的空氣通道變窄，最常見的原因是喉嚨深處的腺樣體（鼻咽扁桃腺）與扁桃腺腫大。這兩處腫大會引起打呼。

正常情況下，三到六歲幼童的腺樣體與扁桃腺最大，很容易腫脹。有時吃藥可以紓解症狀，若遇到無法紓解的情形，可能必須動手術切除。

最近有許多專家認為，肥胖也會阻塞空氣通道，導致打呼。

此外，不只是打呼，小孩也會罹患睡眠呼吸中止症。這是睡眠期間多次中止呼吸的疾病，發作時呼吸困難，大腦從睡眠狀態清醒，使人無法熟睡，陷入睡眠不足的狀態；生長激素分泌減少，也會影響身體成長與器官肌肉的發達。

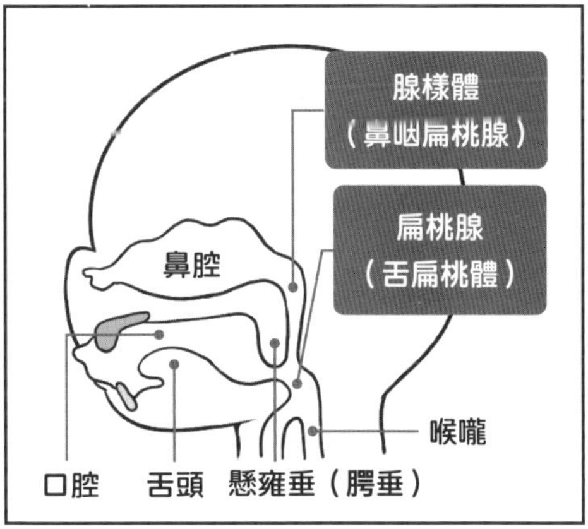

▲腺樣體與扁桃腺腫大就容易打呼。

順帶一提，法國鬥牛犬與哈巴狗等扁臉犬也會打呼，甚至罹患睡眠呼吸中止症。若家中飼養扁臉犬，請務必讓狗狗多運動，避免發胖。

讓人做惡夢和尿床的睡眠障礙

睡眠期間出現異常行為的異睡症

第一二〇頁介紹的「異睡症」是一種很常在孩童時期出現的睡眠障礙，症狀相當多。

其中之一是「夢遊症」，又稱「睡行症」。指的是睡夢中突然起身，坐在被褥上，或在床邊走動遊蕩。過了一會兒，又像沒事般的繼續入眠，早上起床時什麼也不記得了。

有一到三成的小孩曾經出現過一次以上的夢遊症狀，最常發生的年齡是四到八歲。

此外，又名「夜驚症」的「夜間恐慌症」是一種睡眠期間突然驚醒、大聲尖叫或哭泣的症狀。與夢遊症一樣，人會在非快速動眼期驚醒，很快又睡著。早上起床後，完全忘了昨晚睡覺時發生的事情。

經常做惡夢的「夢魘症」也是異睡症的症狀之一。夢魘（惡夢）通常發生在快速動眼期，是大腦清醒時出現的有劇情的夢，正因為如此，做惡夢的經驗也會對心理造成負擔。

孩子出現異睡症的原因，醫界目前並不清楚。不過，隨著年齡增長，症狀就會消失，因此不少專家認為腦神經尚未發展成熟，可能是發作的主因。

其他的夜間異常行為

尿床的正式名稱是「遺尿症」。兩到三歲還在包尿布或是剛戒掉尿布的幼童，如果出現尿床的情形，就不算是遺尿症。

五歲過後，若每個月出現超過一次的尿床情形，且連續三個月以上，就可能是遺尿症。通常年齡越大，尿床症狀會自然消失，但根據統計，還是有百分之零點五到個位數的比例，即使成年仍無法改善。各位如果擔心，請務必早日就醫，尋求專業協助。

有些人在睡夢中會有「磨牙」的習慣。磨牙也是「睡眠相關動作障礙」（參見一二〇頁）的症狀之一。由於磨牙的力道很強，還會發出聲響，不僅讓睡眠變淺，牙齒也會嚴重磨損。在這方面，戴上牙套就可以預防磨牙導致的傷害。

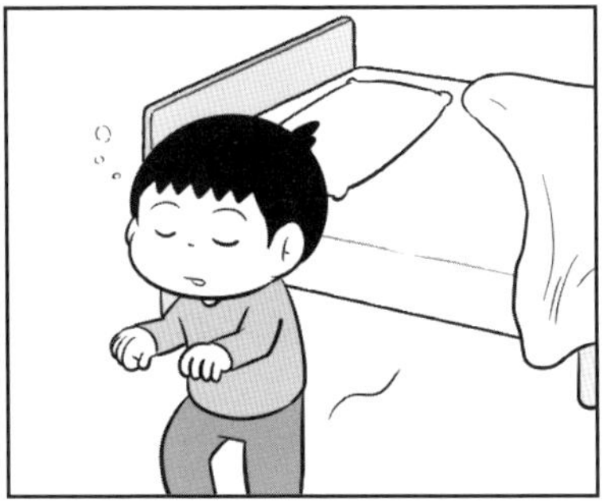

▶夢遊症（睡行症）

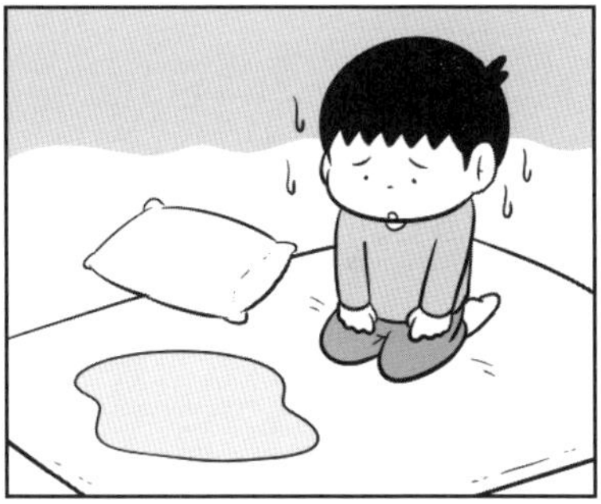

▶遺尿症（尿床）

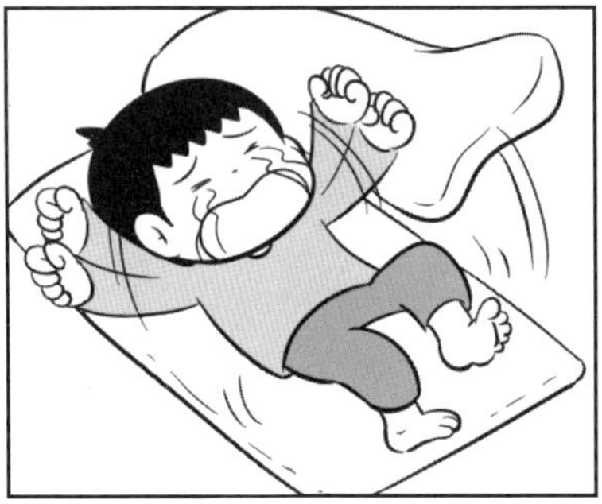

▶夜間恐慌症（夜驚症）

好好睡專欄

睡覺前滑手機會睡不好？

早上照射到陽光，生理時鐘就會切換至「早晨」模式，重新喚醒身體（參見22頁）。晚上滑手機，光線進入眼睛，會讓身體誤以為現在是早上，打亂生理時鐘。

「藍光」是陽光中含有的光線之一，具有清醒作用。人造燈具、智慧型手機、遊戲機等都會發出藍光。原本已經準備入睡的大腦與身體，在照射藍光後反而再次喚醒，自然影響睡眠。不只是藍光，晚上睡前最好不要接觸任何人造光源。

發出藍光的物品

- 智慧型手機
- 平板
- 電視
- 遊戲機
- 螢光燈、LED燈等

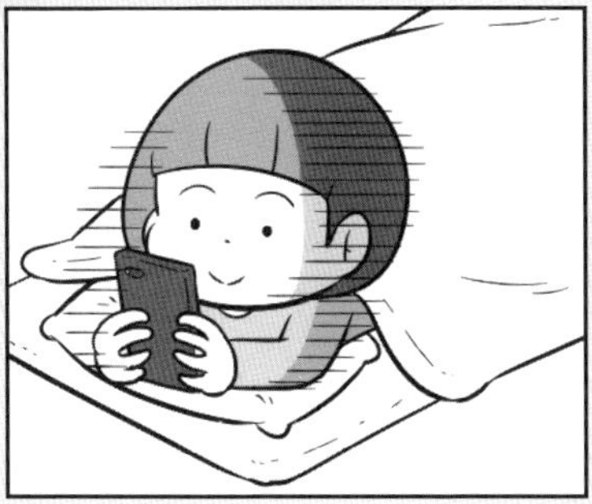

令人驚豔的
智慧與工夫

動物的睡眠雜學

為了躲避外敵侵襲，在嚴酷的自然環境中生存下來，動物們也都很講究自己的睡眠方式。

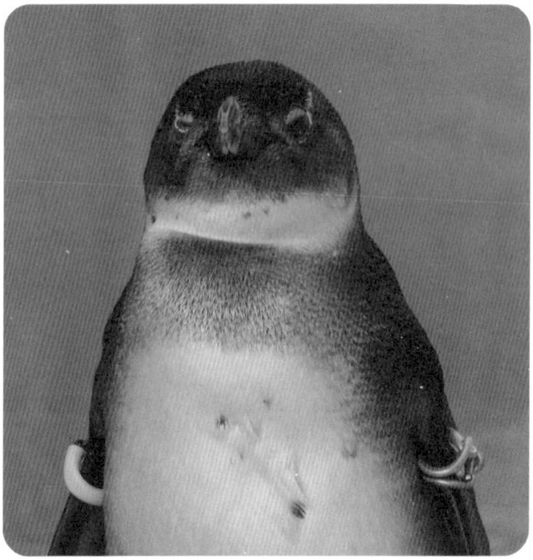
© PIXTA

企鵝眨眼代表半邊大腦正在睡覺

各位是否曾經在動物園裡，看過企鵝眨眼睛？事實上，這不是企鵝在眨眼，而是半邊大腦睡覺的狀態，稱為「半腦睡眠」。右眼閉起代表左腦入睡，左眼閉起代表右腦正在睡。燕子等候鳥、海豚等海洋哺乳類動物，都有半腦睡眠的情形。

抹香鯨直立入睡

群體行動的抹香鯨，睡覺時也是和同伴一起。牠們會聚集在靠近水面的地方，直立入睡。鯨魚是用肺呼吸的哺乳類動物，睡眠期間需要補充新鮮空氣時，只要浮上水面呼吸，再回到原有的地方，以相同姿勢睡眠。

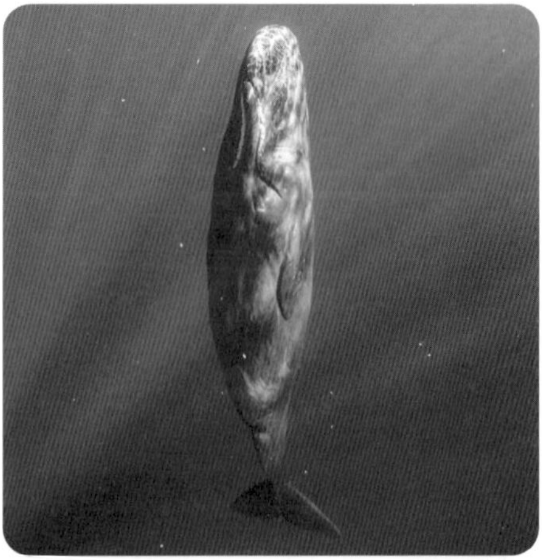
© Shutterstock

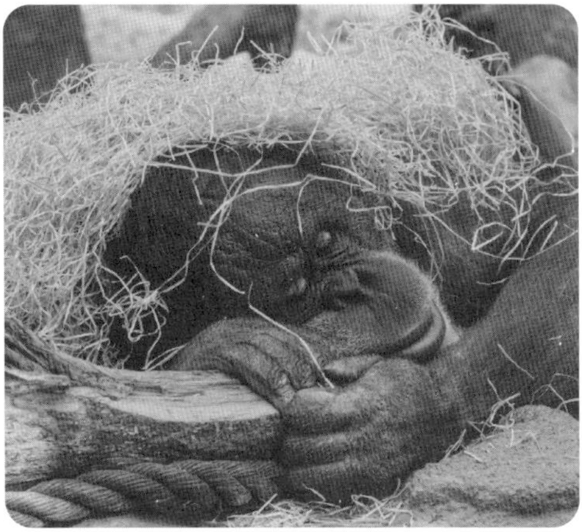

© PIXTA

紅毛猩猩每晚都會鋪新的睡窩

棲息在東南亞叢林的紅毛猩猩，每天都在樹上用樹枝做床，將草當毯子蓋在身上睡。為了尋找可以吃的果實，紅毛猩猩每天移動五百公尺左右，因此每晚都要鋪新床。

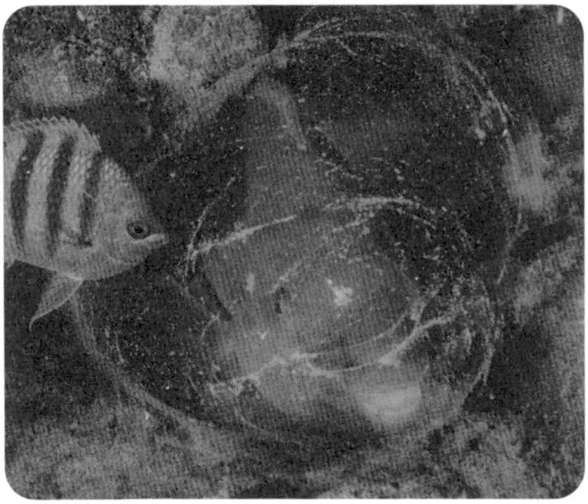

影像來源 / RobertoCostaPinto via wikimedia commons

鸚哥魚的睡衣是自己的黏膜

鸚哥魚棲息在溫暖海域，睡覺時會用黏稠的黏液包覆身體，看起來像是穿上透明睡衣。這是因為鸚哥魚平時睡在珊瑚礁上，該處有許多吸血的寄生蟲，為了安心入眠，鸚哥魚才會從鰓分泌黏液，保護自己。

蝦夷小鼯鼠與夥伴窩在一起睡

蝦夷小鼯鼠是棲息在北海道的鼠類動物，冬季不會冬眠，但除了一天吃一餐之外，其他時間都在睡覺。遇到寒流來襲，冷到受不了的那幾天，所有夥伴會窩在一起，緊緊貼著彼此睡覺。多的時候約有十隻一起。

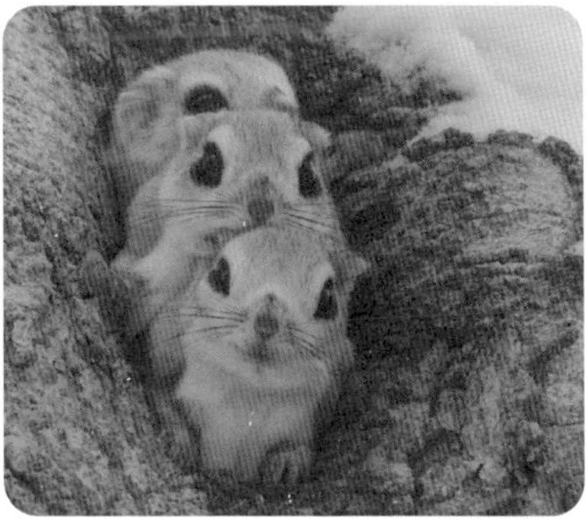

© PIXTA

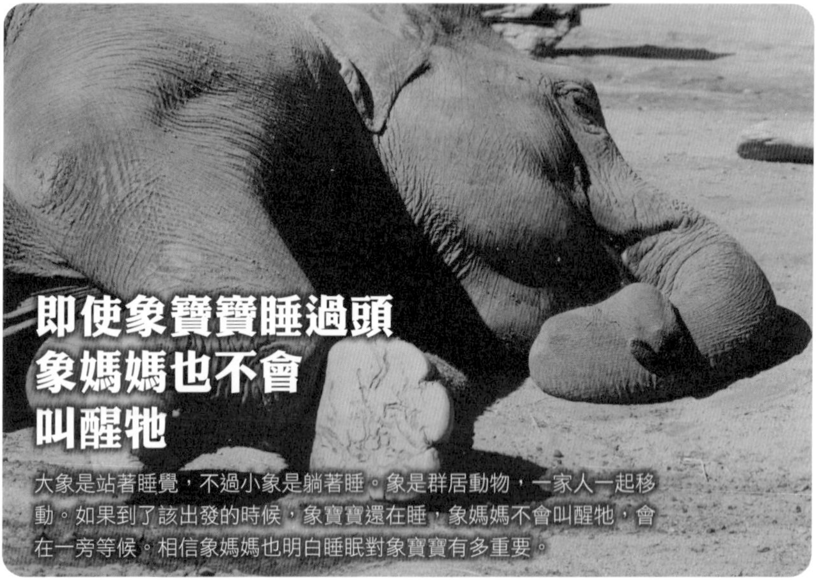

即使象寶寶睡過頭象媽媽也不會叫醒牠

大象是站著睡覺，不過小象是躺著睡。象是群居動物，一家人一起移動。如果到了該出發的時候，象寶寶還在睡，象媽媽不會叫醒牠，會在一旁等候。相信象媽媽也明白睡眠對象寶寶有多重要。

© PIXTA

© PIXTA

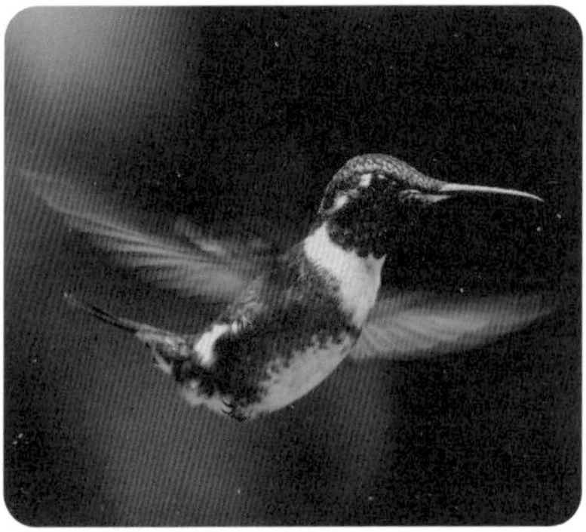

蜂鳥在睡眠期間體重會變輕

蜂鳥是一種體型很小的鳥類，會一邊飛一邊吸花蜜。蜂鳥的生理機制可以將花蜜迅速轉換成能量，由於這個緣故，在晚上沒有進食卻持續消耗熱量的睡眠期間，體重會減輕大約10%。

花栗鼠的尾巴可以當毯子用

花栗鼠的尾巴又長又蓬，在樹上爬的時候可以用來維持身體平衡。睡覺的時候，還可以用尾巴繞住身體，看起來就像是裹著蓬鬆溫暖的毯子。花栗鼠的尾巴真的很實用！

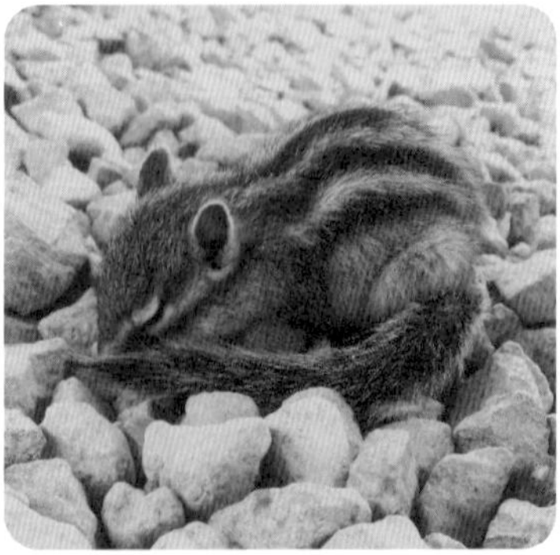

© PIXTA

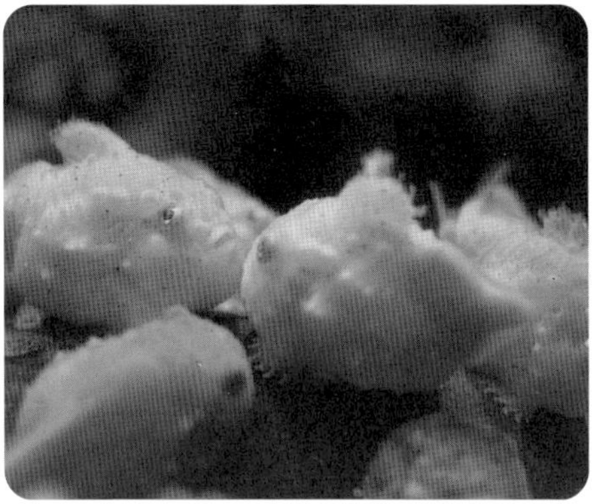

© PIXTA

圓鰭魚
睡覺時用吸盤
黏在岩石上

圓鰭魚是體長 3 公分，看起來像一顆丸子的魚類。由於體型很小，睡覺時好像很容易會被潮水沖走。但各位不必擔心，圓鰭魚的魚鰭像吸盤一樣，他們會和同伴聚在一起，黏在岩石上。

蛇睡覺時捲曲身體
眼睛睜開

蛇睡覺的時候，會將長長的身體捲成一團，此姿勢稱為「盤曲狀態」。蛇的眼睛沒有眼瞼，睡覺時雙眼睜大，將頭塞進盤曲的正中心。如此就能安心入眠，不受光線影響。

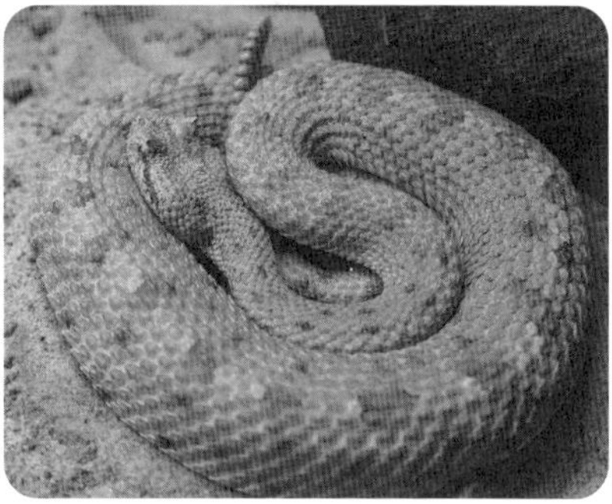

© PIXTA

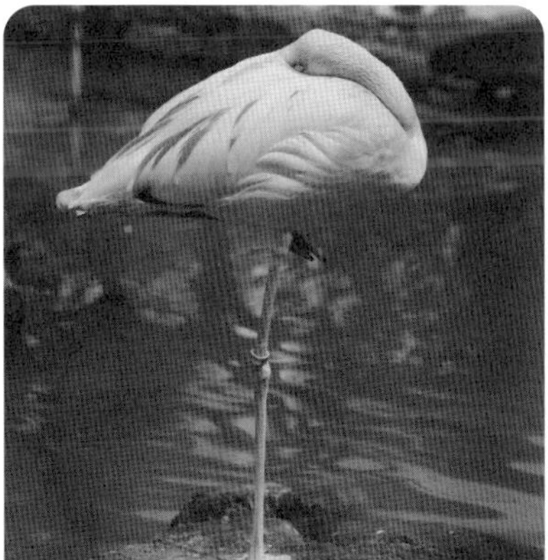

© PIXTA

火鶴睡覺時
輪流抬起一隻腿

火鶴經常出現單腳站立的姿勢，彎曲的腳不是從膝蓋彎，而是從腳跟彎，因此火鶴是用腳尖站立的，睡覺時也是這個姿勢。當氣溫變低，就將一隻腳放進羽毛裡保溫入睡。此外，有專家認為火鶴單腳站立較容易維持身體平衡。

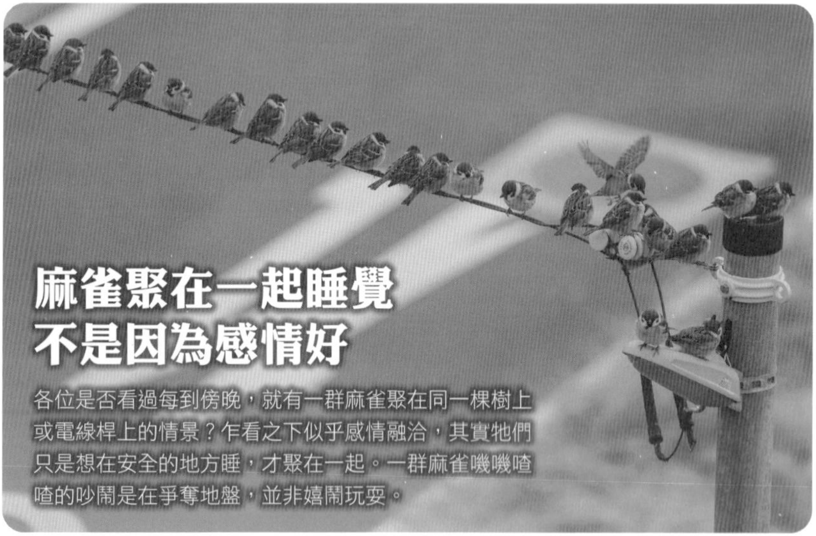

麻雀聚在一起睡覺不是因為感情好

各位是否看過每到傍晚，就有一群麻雀聚在同一棵樹上或電線桿上的情景？乍看之下似乎感情融洽，其實牠們只是想在安全的地方睡，才聚在一起。一群麻雀嘰嘰喳喳的吵鬧是在爭奪地盤，並非嬉鬧玩耍。

© PIXTA

狸貓裝睡其實是失去意識

日本人以「狸貓睡覺」來形容人裝睡的模樣。事實上，狸貓有一種天性，一旦受到驚嚇就會像睡著一樣失去意識，但很快就會清醒逃跑。以前的人看到狸貓這樣的習性，才以為牠在裝睡。

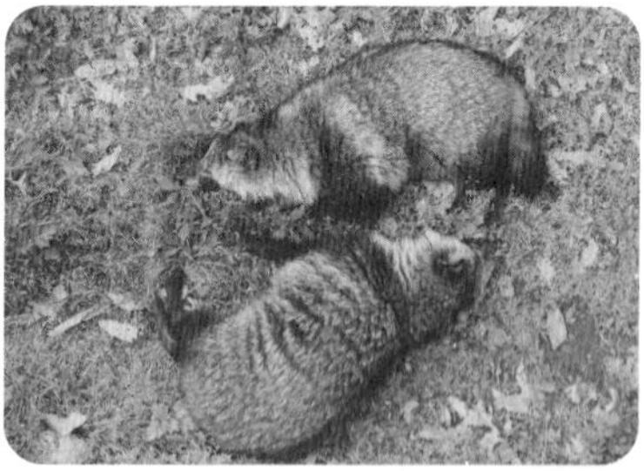

© PIXTA

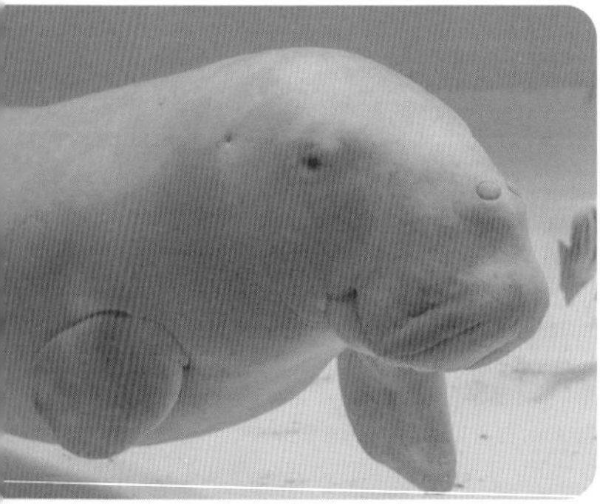

© PIXTA

儒艮每十分鐘要醒來一次否則會溺死

儒艮是在海中生活的哺乳類動物，與人類一樣用肺呼吸。由於這個緣故，若睡得太熟就會溺死。儒艮睡覺時採直立姿勢，在水裡上下浮沉，每十分鐘就要醒來一次，到水面呼吸。睡眠期間，這個過程不斷重複。

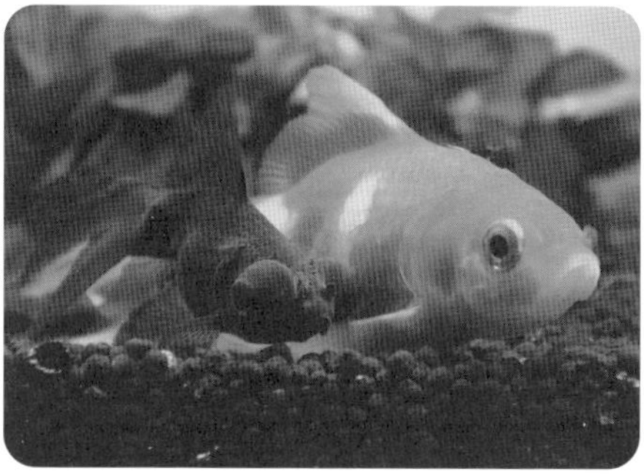

© PIXTA

金魚會睡在水底

金魚從來不閉眼睛，各位可能會以為金魚都不睡覺。其實金魚不閉眼睛不是因為不睡覺，而是沒有眼瞼。當牠靜靜的待在水底，就是在睡覺的時候。不僅如此，天色變暗金魚就會睡覺。各位家裡如果有養金魚，晚上請記得關燈。

天鵝受惠於油脂睡夢中可浮在水面上

天鵝平時在水面睡覺，雖說此處不容易受到天敵侵襲，但各位會不會擔心天鵝沉入水中？事實上，天鵝會將屁股「尾脂腺」分泌出來的油脂塗抹在羽毛上，避免羽毛浸溼，這樣睡覺的時候也能浮在水面上。

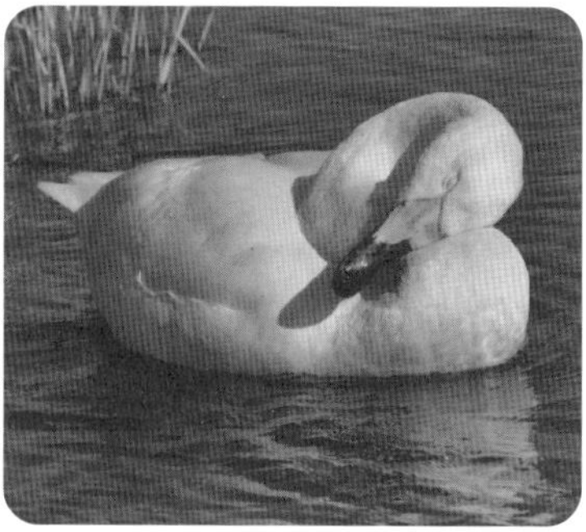

© PIXTA

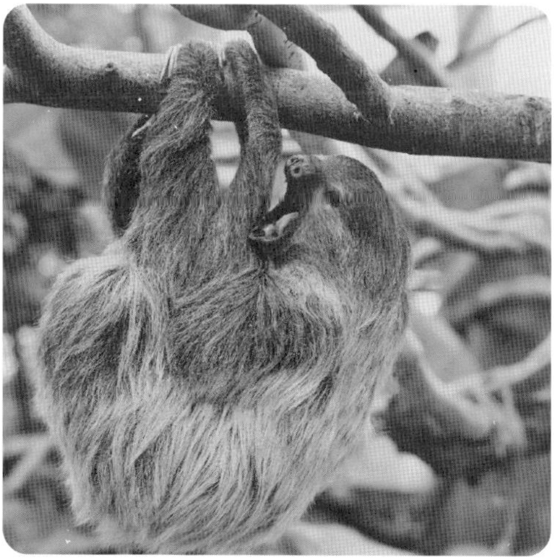

© PIXTA

睡覺時也無精打采的樹懶

樹懶一整天都掛在樹上，因此得名，甚至連睡覺的時候也是掛在樹上，勾著長樹枝入眠。樹懶平時只吃葉子，因為要花許多時間消化，所以盡可能不消耗體力，一天可以睡上 20 個小時。

站立夢幻帽

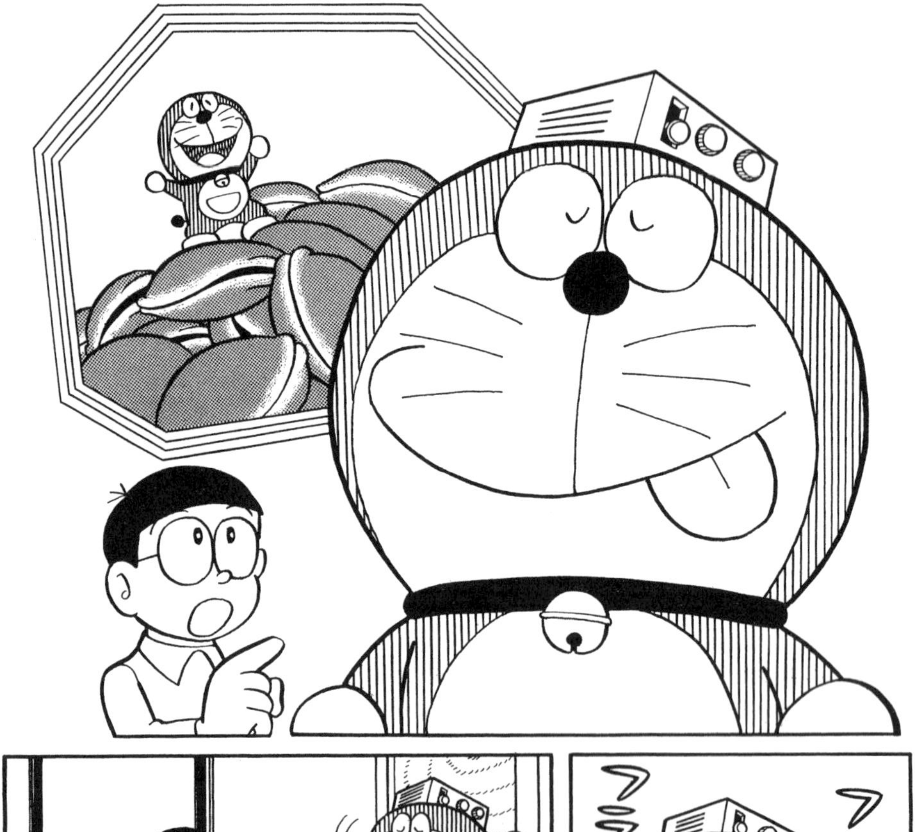

※搖搖晃晃

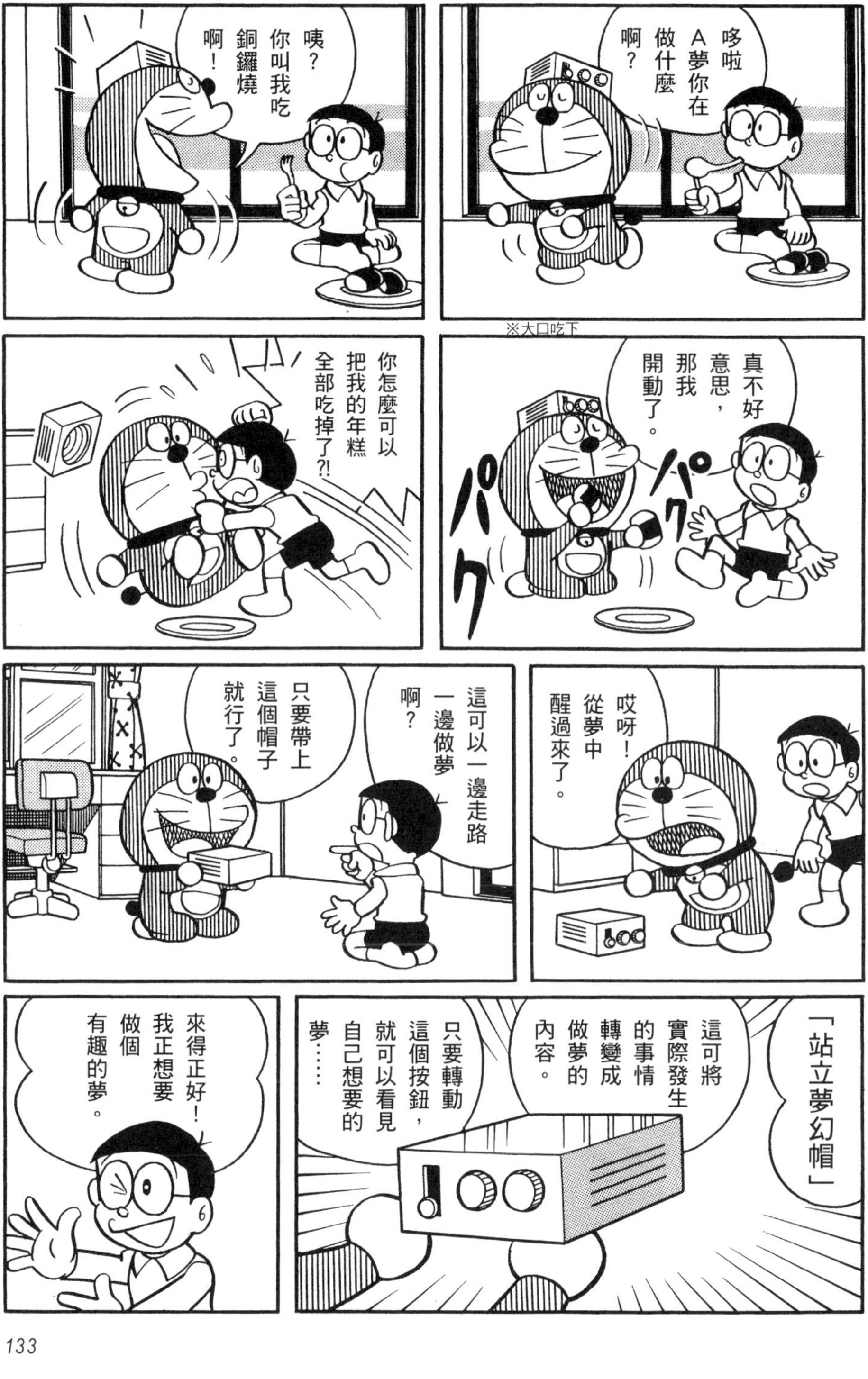
哆啦A夢你在做什麼啊？
咦？你叫我吃銅鑼燒啊！
※大口吃下
パク パク
真不好意思，那我開動了。
你怎麼可以把我的年糕全部吃掉了?!
哎呀！從夢中醒過來了。
這可以一邊走路一邊做夢啊？
只要帶上這個帽子就行了。
「站立夢幻帽」
這可將實際發生的事情轉變成做夢的內容。
只要轉動這個按鈕，就可以看見自己想要的夢……
來得正好！我正想要做個有趣的夢。

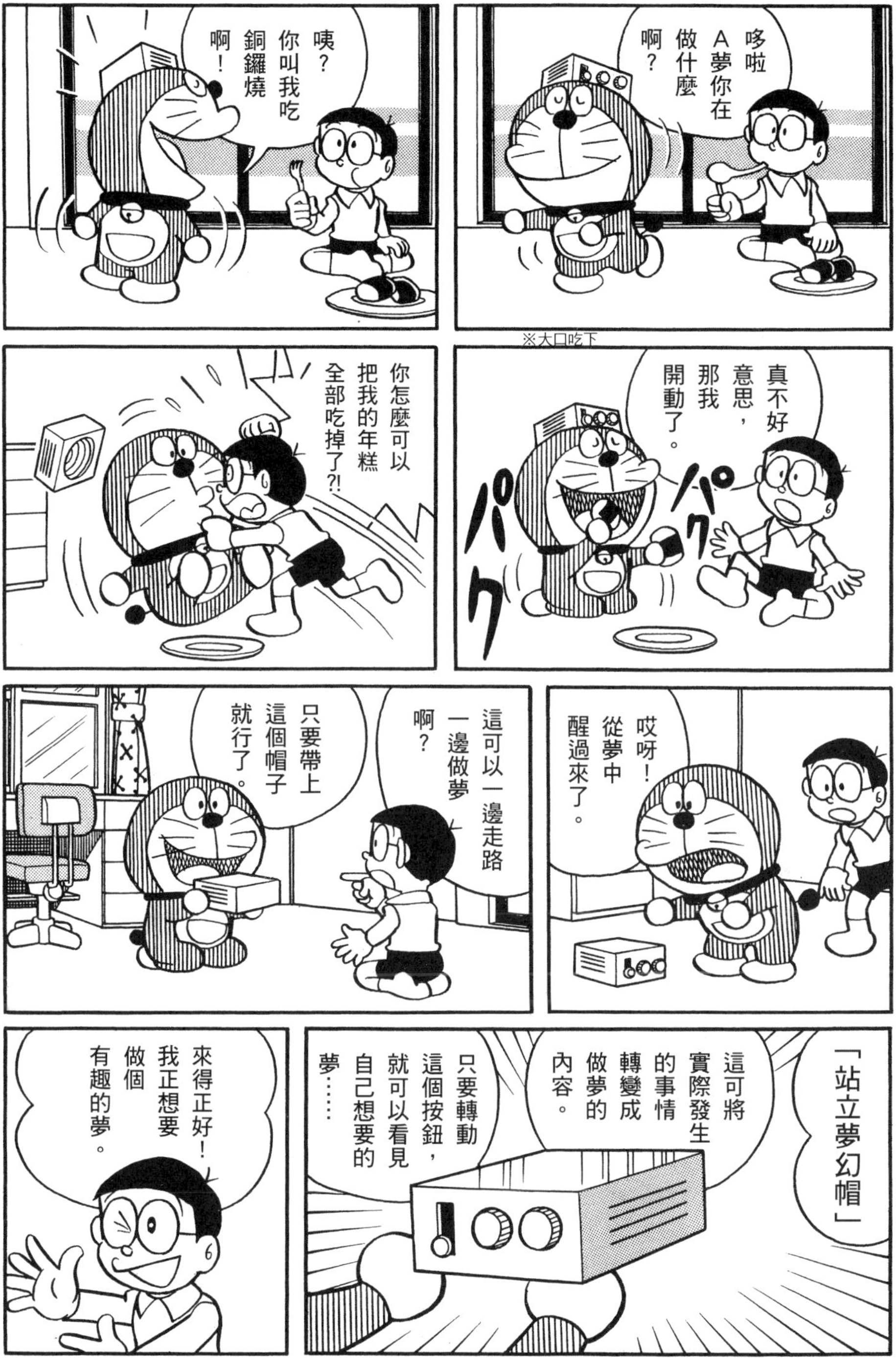

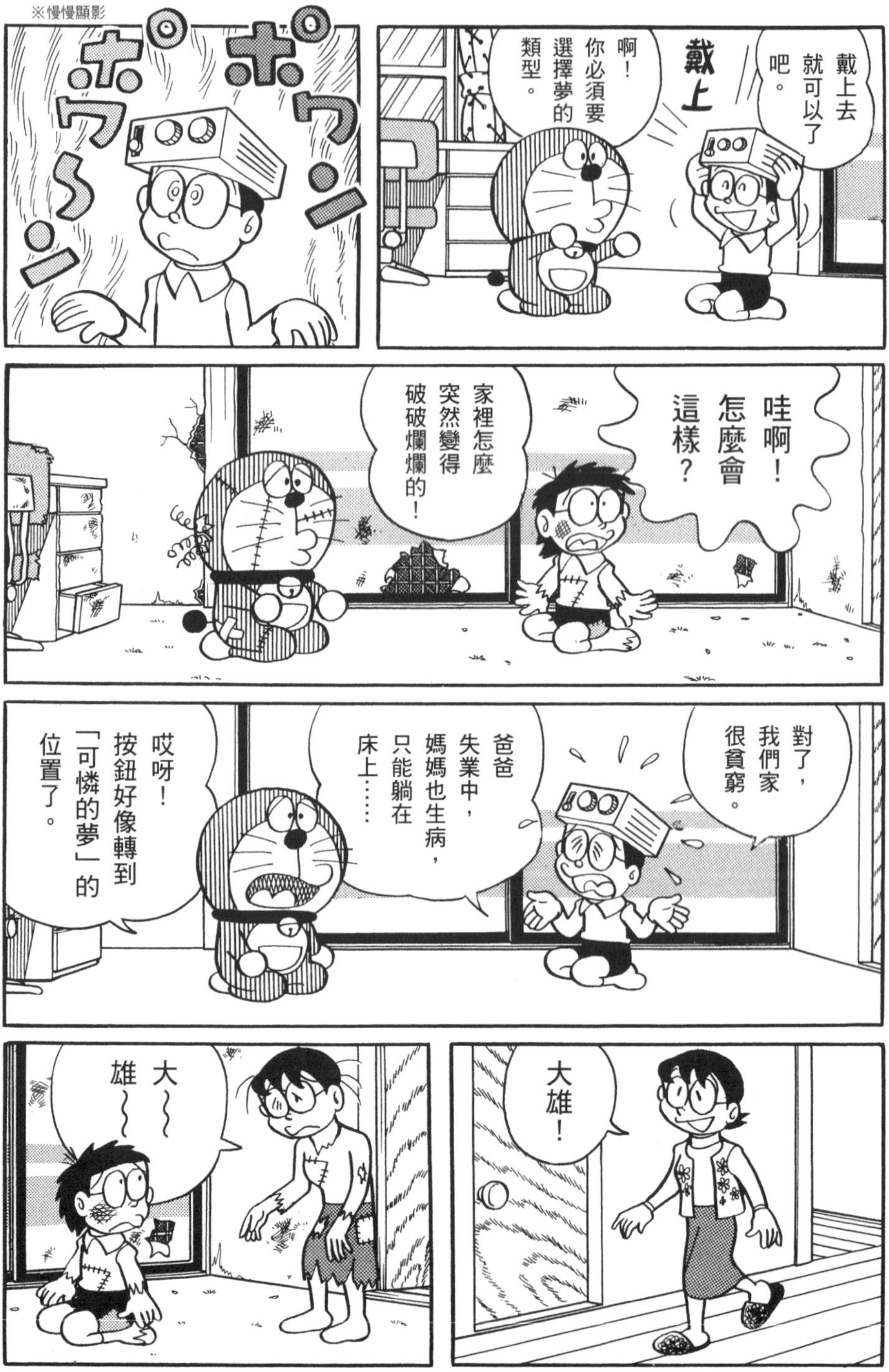

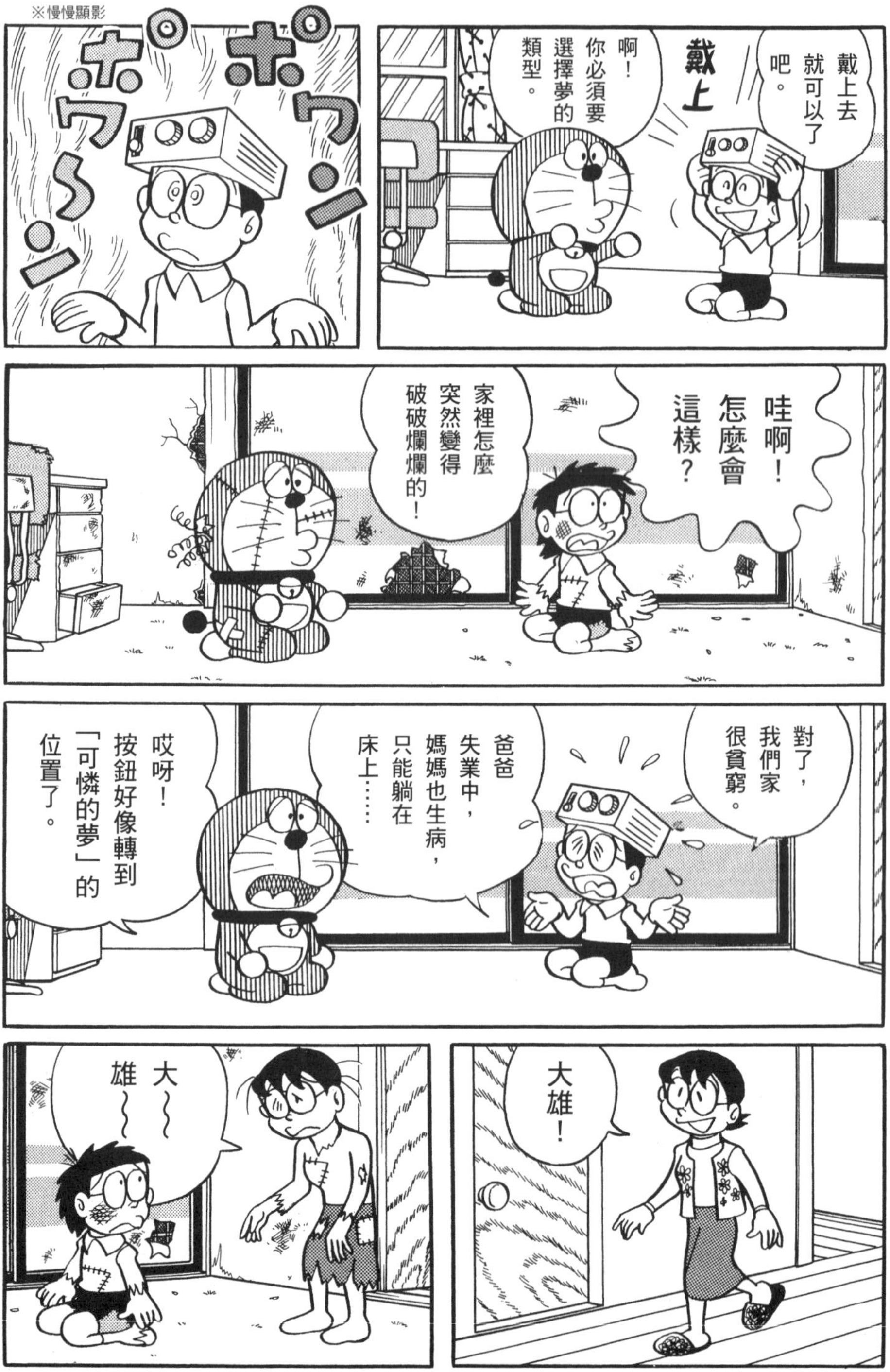

睡覺天才夢遊盒Q&A

Q 蠍子到了晚上就會發光，這是真的嗎？

A 假的。雖然人眼看不出來，但無論日夜，蠍子只要被陽光或月光（紫外線）照射，就會發光。

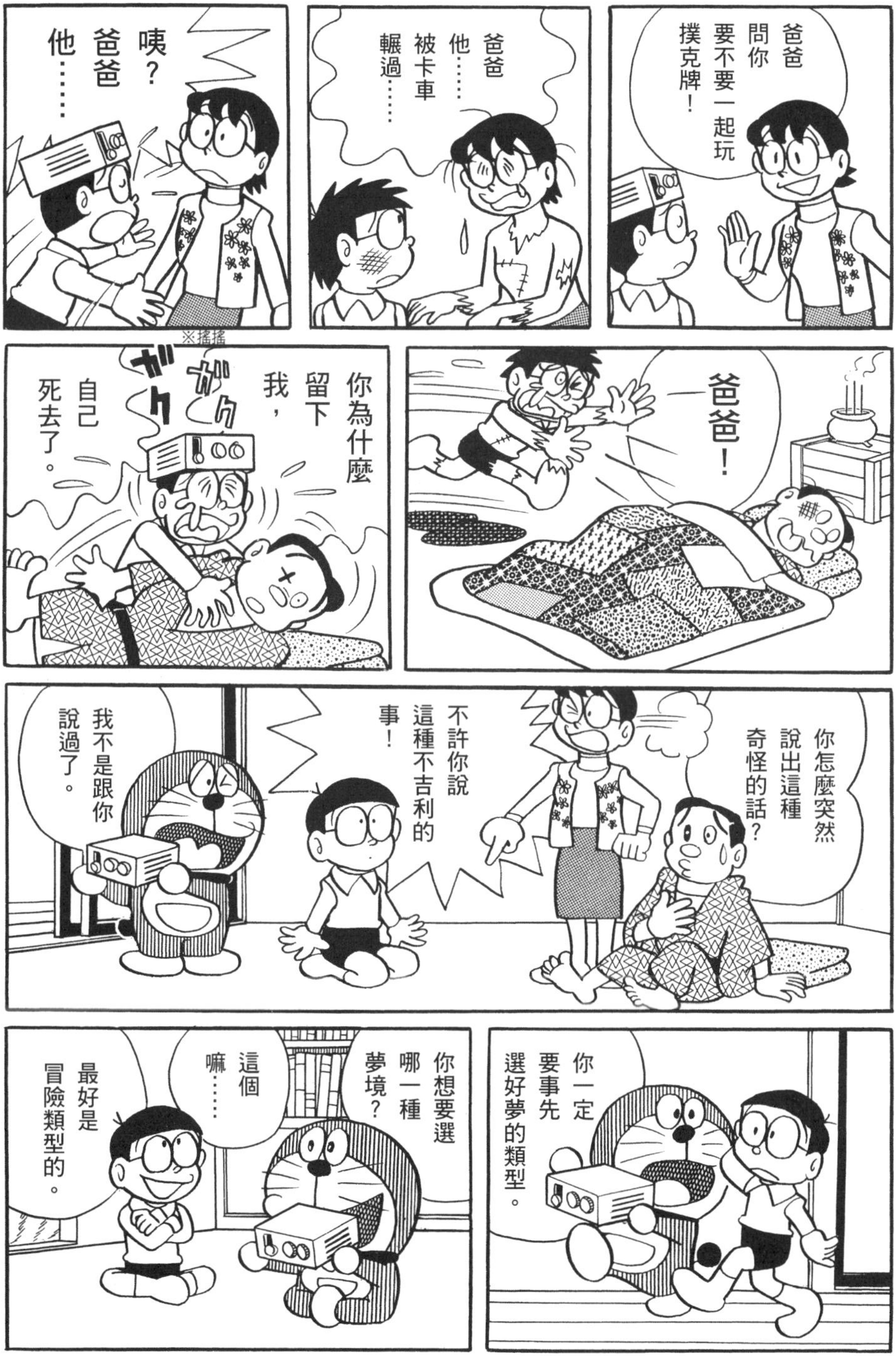

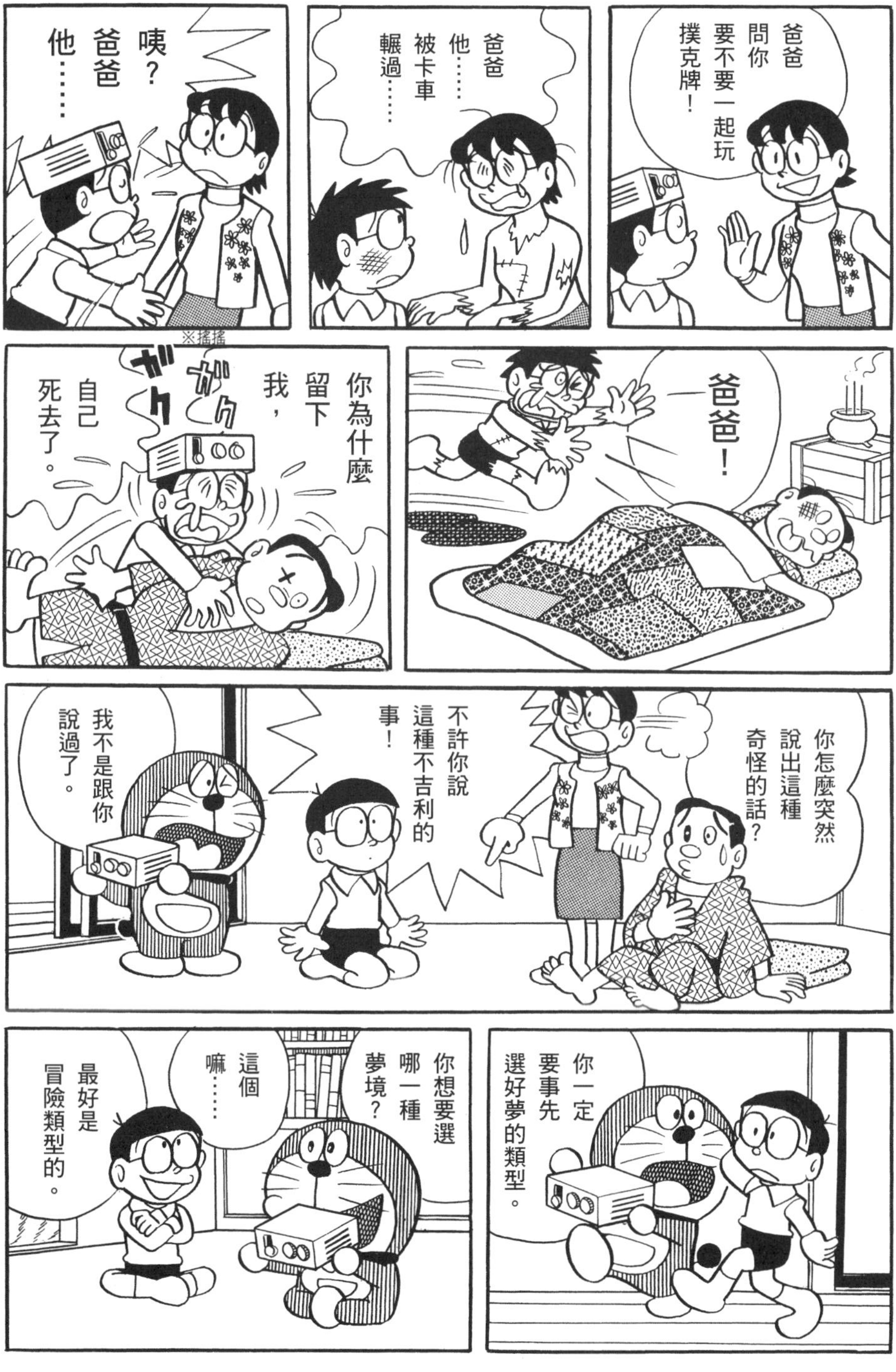

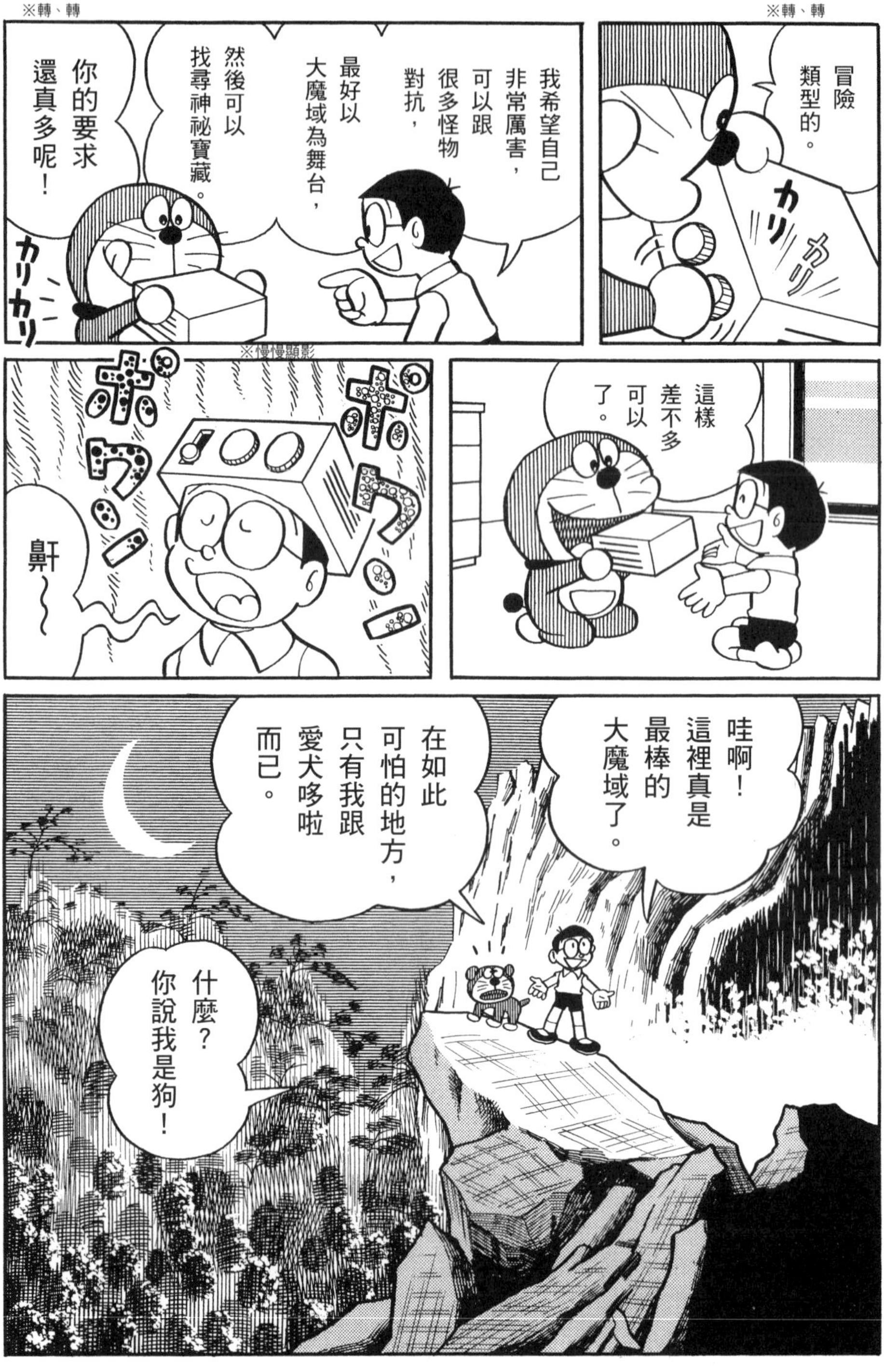

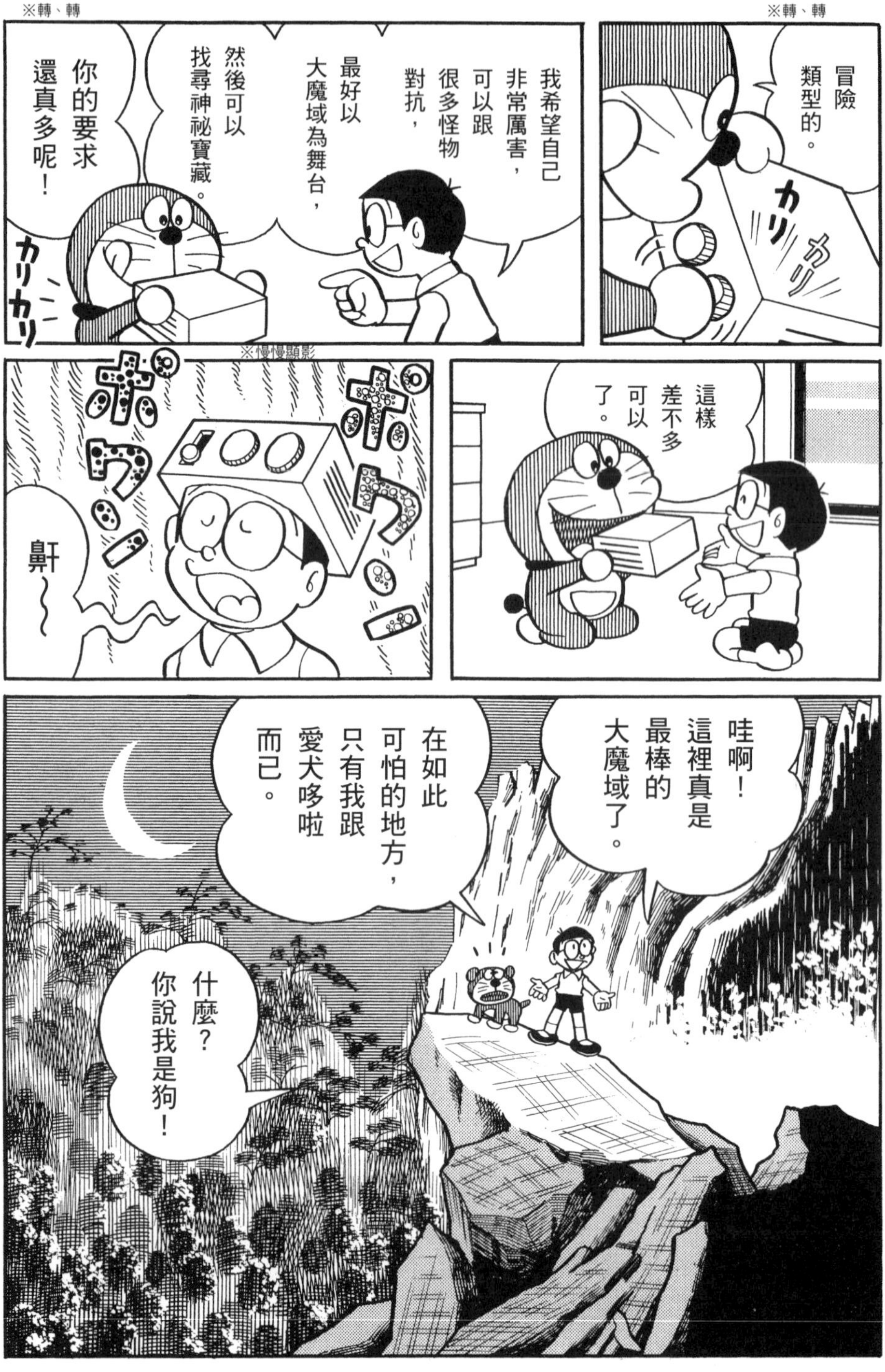

睡覺天才夢遊盒Q&A

Q 人類睡覺的時候會流失多少水分？①約五十毫升 ②約一百毫升 ③約五百毫升

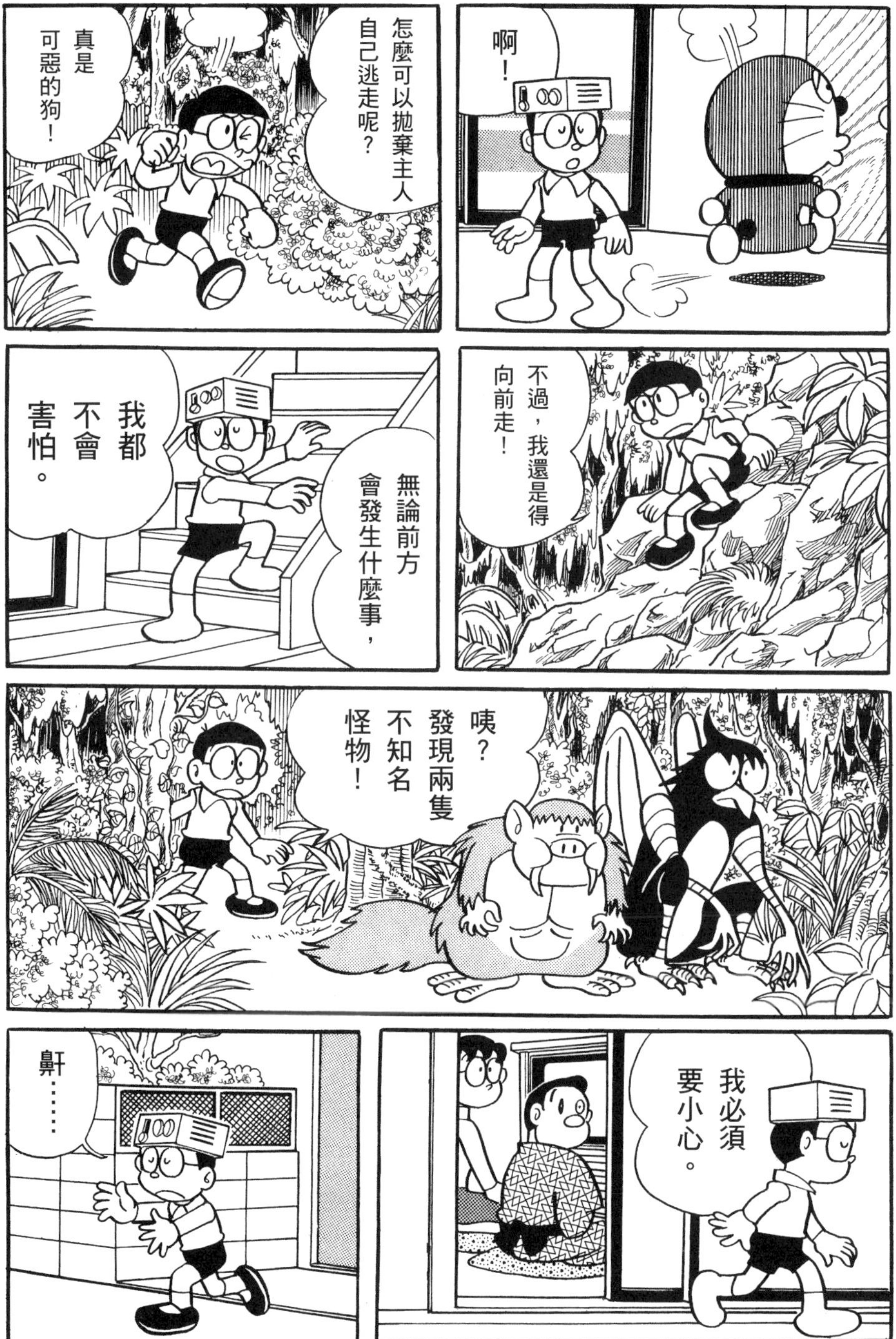

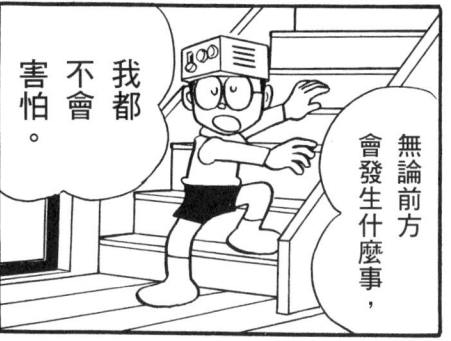

A ③約五百毫升。人會因為睡覺出汗，流失約五百毫升的水分。各位早上醒來時，一定要確實補充水分。

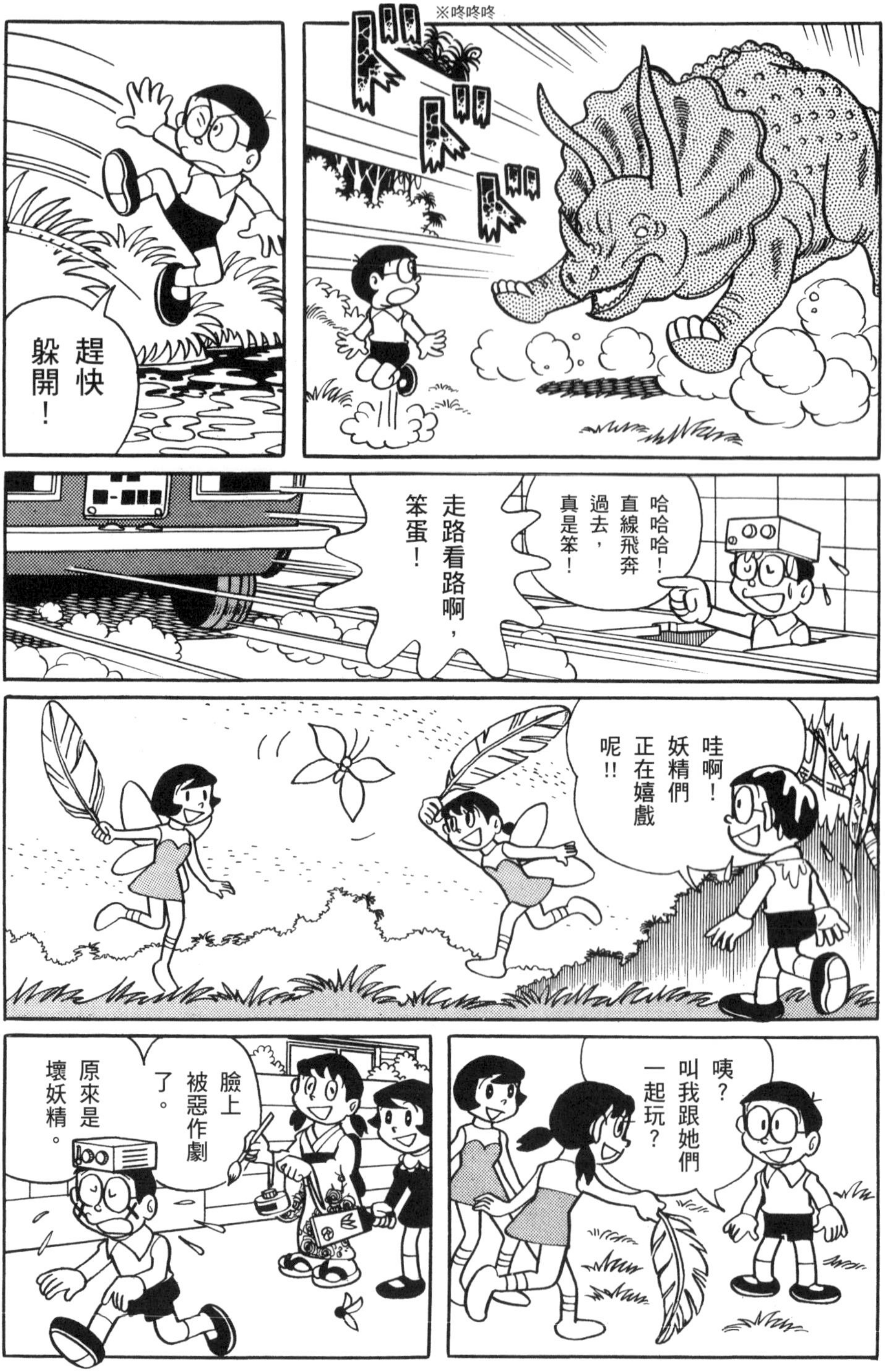

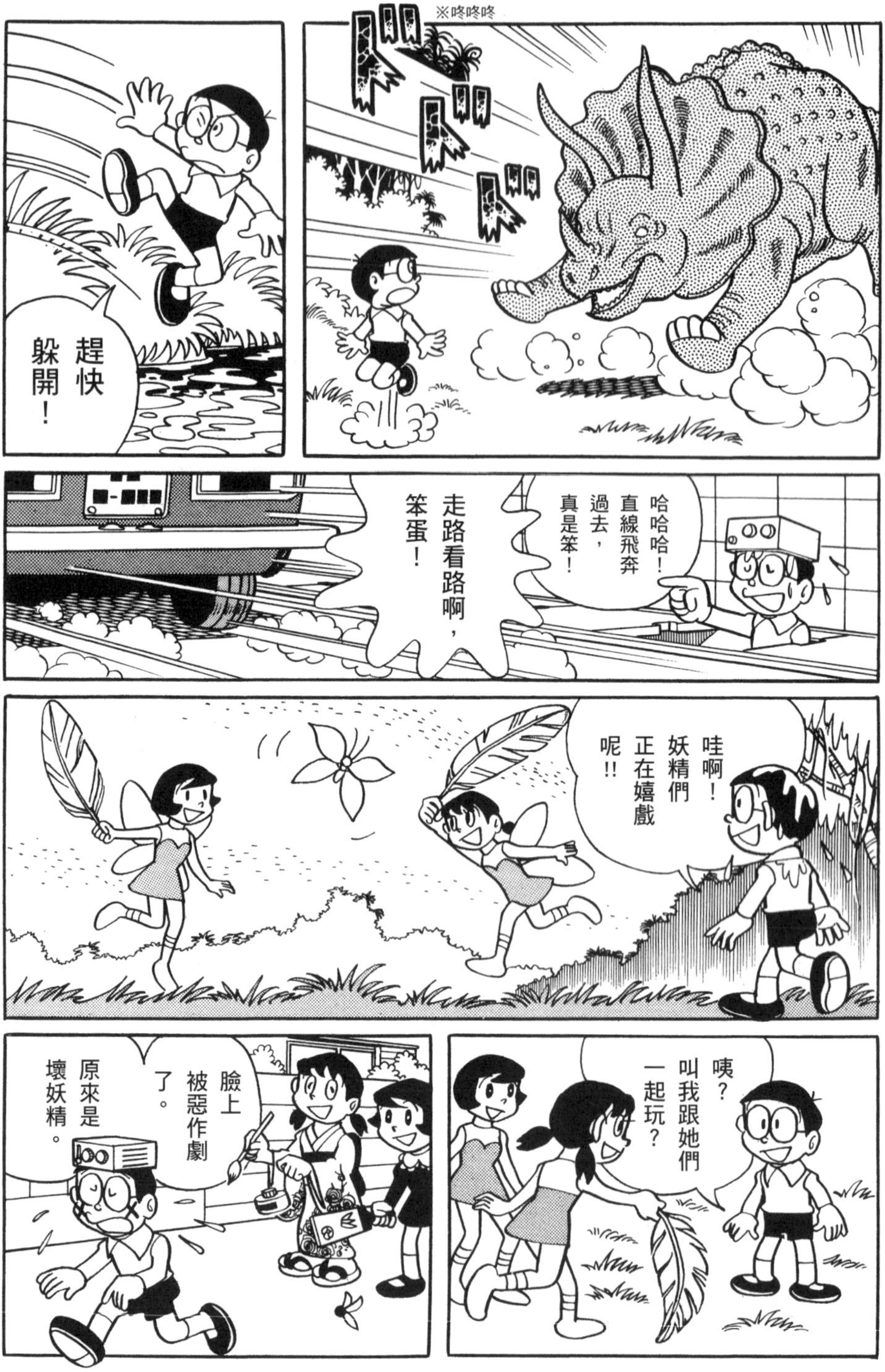

睡覺天才夢遊盒Q&A

Q 人類自古就是日出而作，日落而息，這是真的嗎？

A 真的。直至今日，沒有電力設施的非洲原始部落，仍在日落後三到四小時入眠。而且睡眠時間不到七小時。

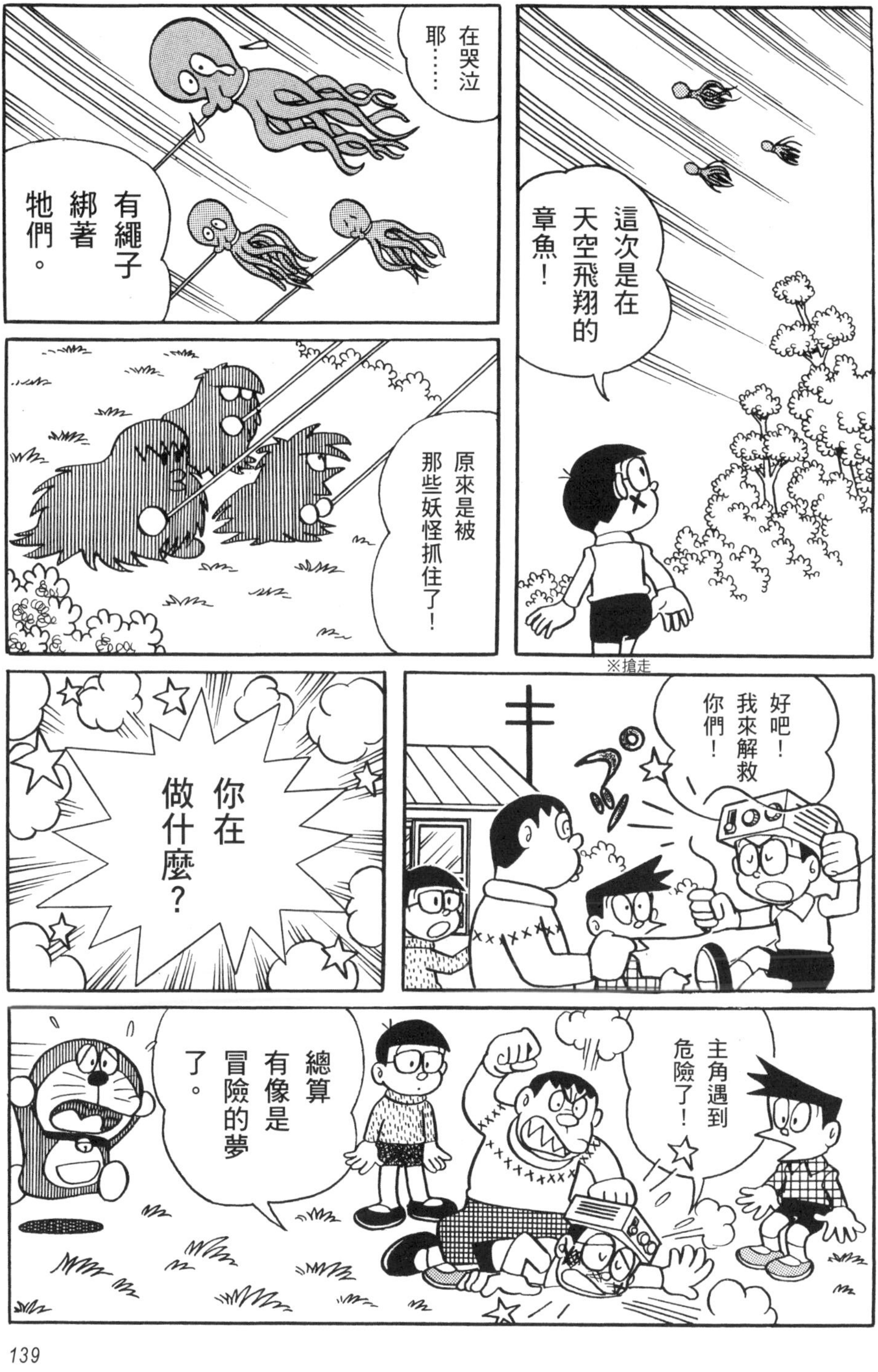
這次是在天空飛翔的章魚！
在哭泣耶……
有繩子綁著牠們。
原來是被那些妖怪抓住了！
※搶走
好吧！我來解救你們！
你在做什麼？
主角遇到危險了！
總算有像是冒險的夢了。

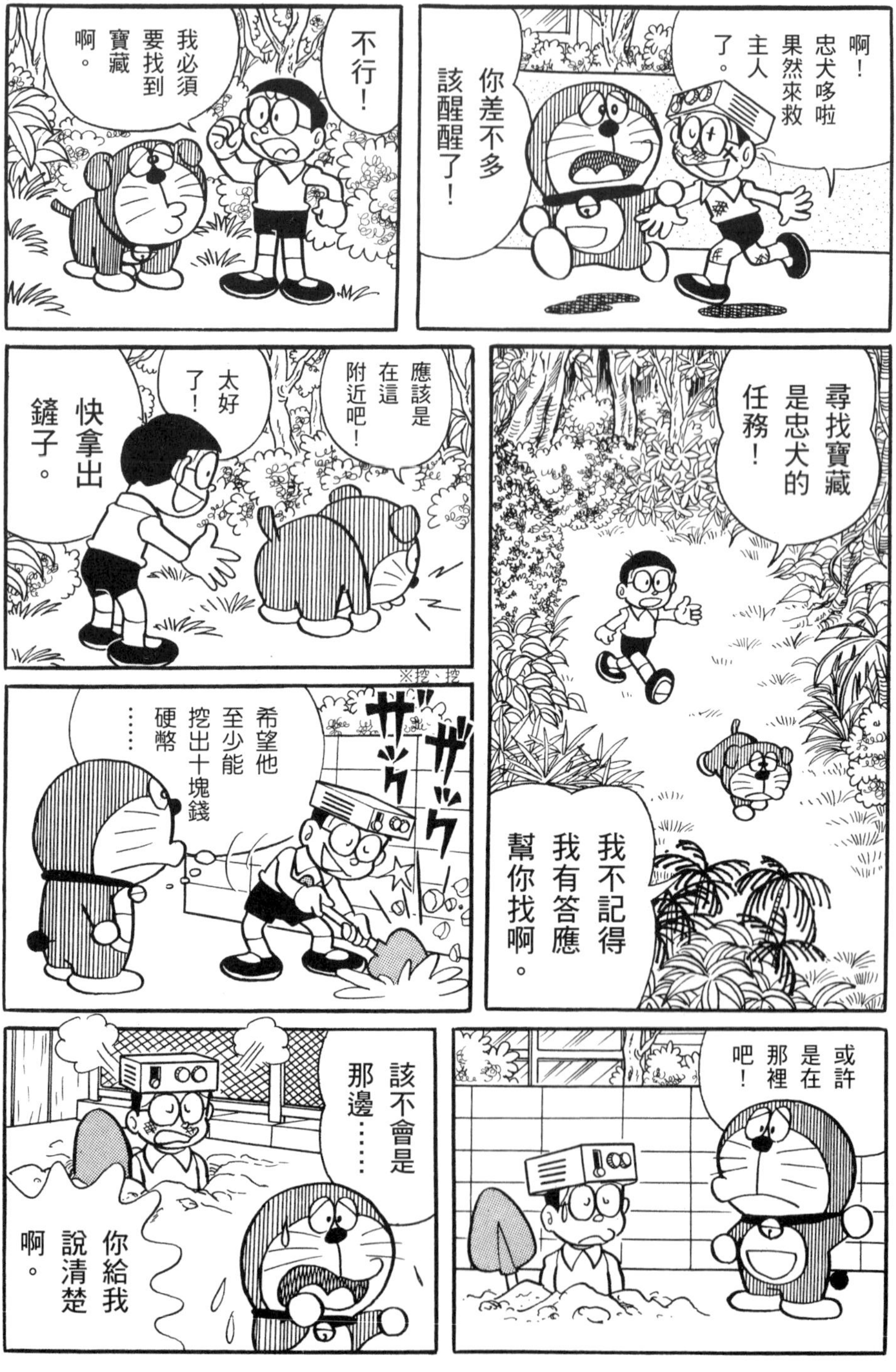

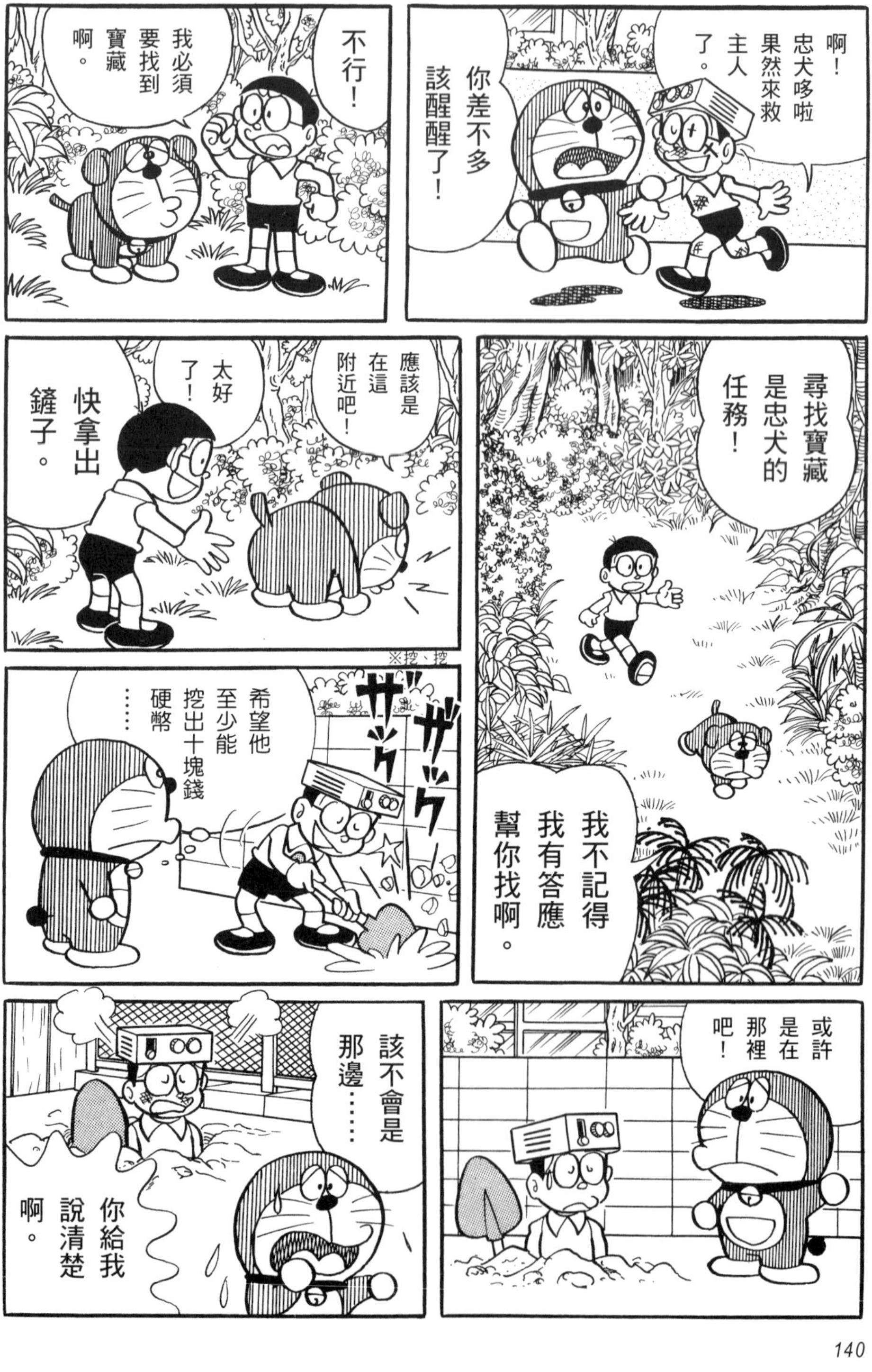

睡覺天才夢遊盒Q&A

Q 雄性皇帝企鵝可以長達兩個月站著睡覺，這是真的嗎？

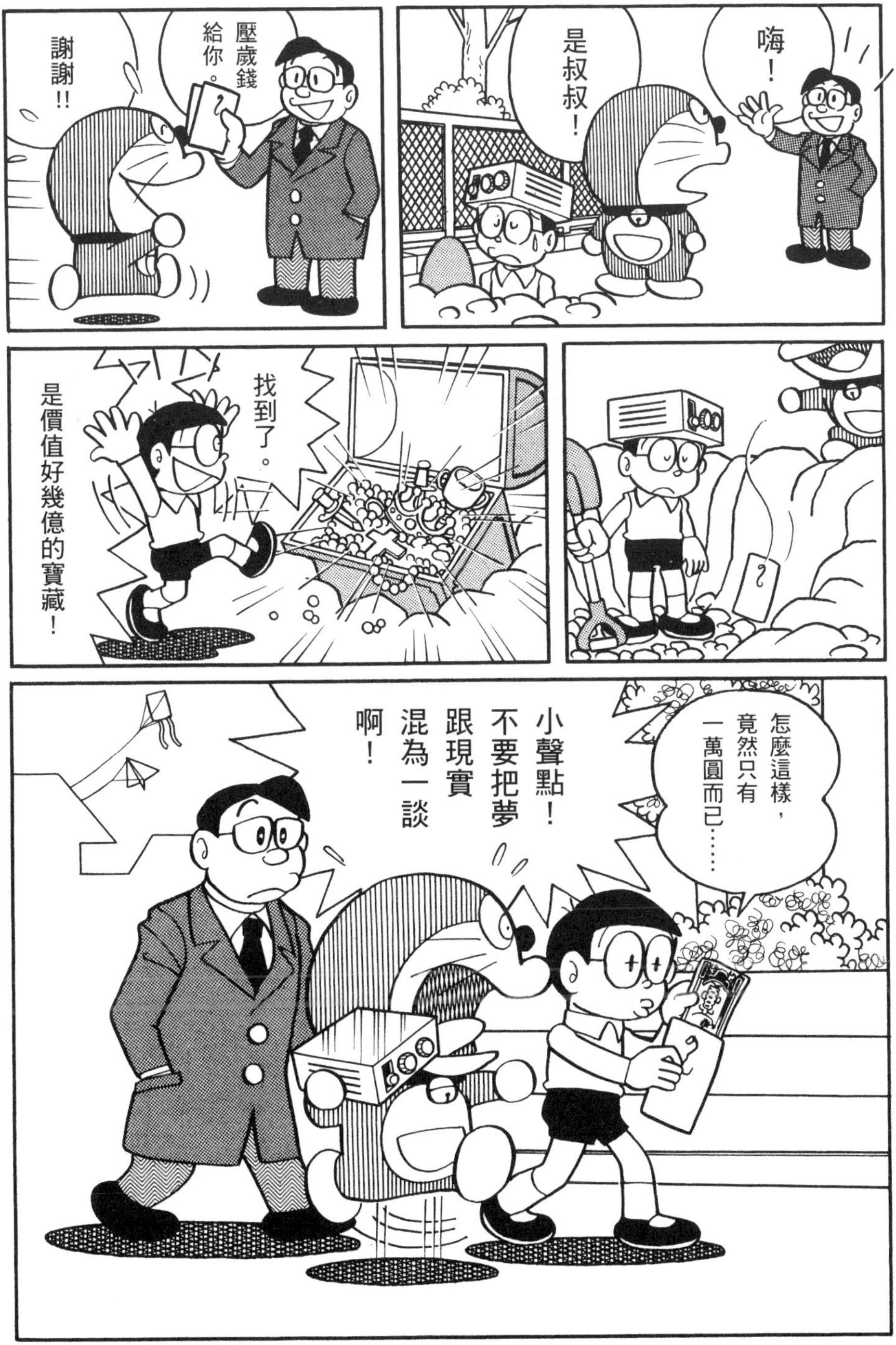
嗨！
是叔叔！
壓歲錢給你。
謝謝!!
找到了。
是價值好幾億的寶藏！
怎麼這樣，竟然只有一萬圓而已……
小聲點！不要把夢跟現實混為一談啊！

A 真的。企鵝爸爸孵蛋期間約60天。在小企鵝孵出來之前，企鵝爸爸不吃不喝，以近乎站著睡覺的狀態過這段日子。

夢究竟是怎麼一回事？

人類還沒釐清做夢的機制

各位昨晚做了什麼夢？開心的夢，還是惡夢？每個人都會在睡眠期間做許多夢，認為自己沒做夢的人，只是因為忘記罷了。

話說回來，人為什麼會做夢？事實上，人類到現在還不知道原因。

不過，有專家認為做夢是因為大腦在整理資訊。大腦每天接收大量資訊，趁著睡覺時整理，將龐大的資訊分成應該記住與可以忘記兩類，只記住很重要、絕對不能忘的資訊。

專家認為大腦在執行遴選作業時，會將資訊反映在腦裡，形成夢境。由於很久以前的記憶，與剛在電視節目中觀看的片段，也會在遴選期間隨機出現，因此大家會夢見不合邏輯的夢，夢境中也會出現自己從未去過的地方。

快速動眼期和非快速動眼期的夢境不同？

我們睡覺的時候，會輪流出現淺眠的快速動眼期，以及深眠的非快速動眼期。夢境也會在這兩者輪流的時間精準切換。

快速動眼期做的夢具有故事性，接近清醒時的感覺。不僅如此，通常醒來時還會記住夢境的內容，像是「夢見在空中飛」之類的。

另一方面，在非快速動眼期做的夢通常只會有模糊印象，而且內容通常比較單調，往往醒來後也記不住。

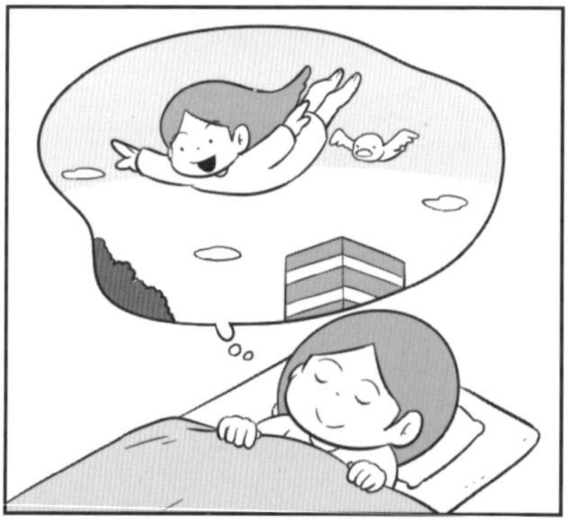

▲通常快速動眼期做的夢較容易記住。

一個晚上做的夢有七到八次，約一成的人夢境是黑白的！

據說人一個晚上會做七到八次、內容完全不同的夢，但各位一定不記得自己做過那麼多夢。這就是你熟睡的證明。

人熟睡之後，只會記住自己夢見的最後一個夢。即使之前的夢很開心、很歡樂，也完全記不住，說起來還真有點可惜。

此外，各位可曾做過黑白的夢？專家說只有一成的人，夢境是黑白的。總而言之，絕大多數人的夢和現實世界一樣是彩色的。不只是日本，世界各國的調查都呈現相同結果。

話說回來，為什麼有些人做的夢是黑白的，有些人則是彩色的呢？對此，專家有兩種說法。

第一種說法是，小時候看黑白電視的人，夢境是黑白的。

第二種說法是明明夢見彩色的夢，醒來後卻忘記夢境是否有顏色。無論如何，目前還不能斷定哪種說法正確，哪種說法錯誤。

好好睡專欄

貓與狗也會做夢？

專家認為貓與狗也會在快速動眼期做夢。實驗小組觀察睡覺中的狗狗，發現狗狗有時會搖尾巴。於是小組測量狗狗睡著搖尾巴時的腦波，確認狗狗處於快速動眼期。

然而，當貓處於快速動眼期，全身肌肉放鬆，幾乎一動也不動。不過，專家在實驗中，刻意不讓快速動眼期的貓咪肌肉放鬆，結果貓咪出現抓老鼠的動作、炸毛等反應。專家認為貓咪應該是在做夢。

順帶一提，貓咪和狗狗一晚會醒來好幾次，若是跟貓狗一起睡，人類會被吵醒好幾次。為了彼此的健康著想，建議各位不要與寵物一起睡。

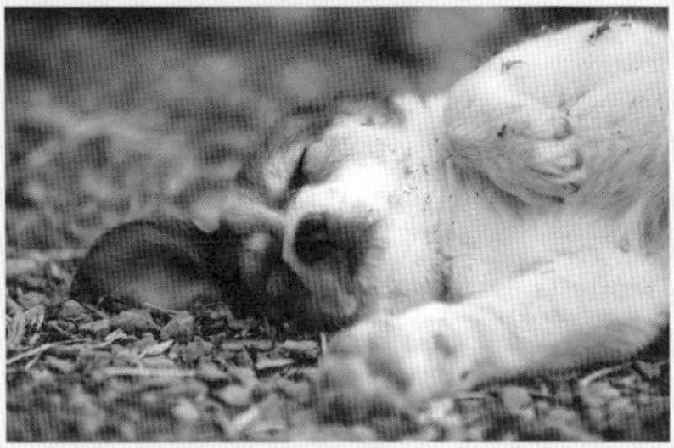

影像來源 / LiCheng Shih via wikimedia commons

人可以做自己想做的夢？

人很難去控制夢境的內容

和朋友一起玩、吃一大塊蛋糕、成為英雄……如果可以決定自己的夢境，睡眠一定會變得更開心。

自從一九五〇年代發現快速動眼期後，專家學者一直在研究人是否可以夢見自己想做的夢？

以下是實際做過的研究調查：

●睡前請受試者說出自己想做的夢，調查如願以償的比例。

●在睡著的受試者耳邊吹氣，或是在臉上滴冷水，給予刺激，確認是否會改變受試者的夢境內容。

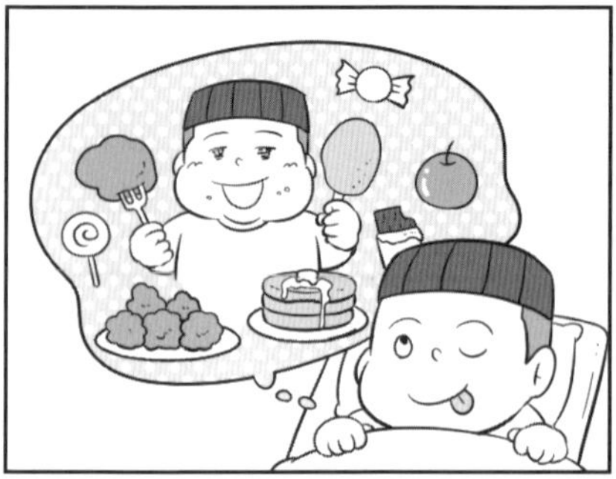

▲你想做什麼夢呢？

實驗結果顯示，不僅受試者沒有夢見自己想做的夢，實驗小組對受試者施予的刺激，也沒有按照預期的方向改變受試者的夢境。

看來人類雖然很想夢見自己想做的夢，但目前我們還無法完全控制夢境內容。

人為什麼會做惡夢？

各位是否曾經做過惡夢，在半夜驚醒，有時候還會因為害怕的情緒，導致無法再入睡？

夢境內容來自於當事者所見所聞或親身經歷，因此，閱讀恐怖書籍、看電視上播的恐怖故事節目，或觀賞恐怖電影，都可能讓人做惡夢。

此外，不是只有出現鬼或惡魔才叫惡夢。夢見考試遇到解不開的題目、在重要比賽或發表會出錯、遭到朋友排擠等，也是惡夢的一種。大腦很容易記住壓力、心事、悲傷、恐懼等負面情緒，這些也是讓人做惡夢的原因。

不過，有時候惡夢也會讓人因禍得福。

專家認為做惡夢的期間，大腦在整理記憶，清出空間，讓人有勇氣面對引發惡夢的壓力與心事。

不過，如果你每天晚上都做惡夢，長期影響睡眠，很有可能罹患「夢魘症」（參見一二四頁）。這是好發於六到十歲兒童的睡眠障礙，如果長期做惡夢，請務必向家長或成年親友尋求協助。

是否有方法不做惡夢？

進入青春期後的青少年，不只會做惡夢，還可能會出現鬼壓床（睡眠癱瘓症）的症狀。

鬼壓床指的是睡覺時出現幻覺般的夢境，身體無法動彈，也無法發出聲音的狀況，經歷時容易讓人

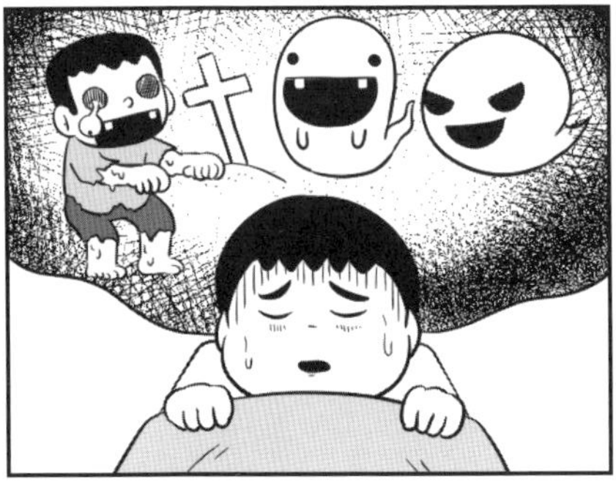

▲壓力也會引起惡夢。

感到恐懼。若出現此狀況，清醒後可以告訴自己「那只是短暫的生理現象，很快就會恢復」。

另外，如果有持續做惡夢的情況，你有可能罹患了夢魘症，也有可能是憂鬱症的前兆，最好尋求睡眠專科醫師協助。當人承受過大的壓力，睡眠變淺，就容易做夢。常做惡夢，代表日常生活中累積了太多壓力。

此外，戰爭、意外事故的目擊者，或者是案件被害人等PTSD（創傷後壓力症候群）患者，也會每晚做惡夢。遇到這種情形，請務必接受心理諮商師的治療，遵守醫囑，慢慢治癒心病。

人為什麼會在做夢時發現自己是在做夢？

十九世紀法國的德理文侯爵是研究夢境的專家，某天他在散步途中發現教堂牆面有惡魔裝飾，當晚他就夢到無數惡魔，怎麼逃都逃不掉。就在他快要被大惡魔抓到的時候，侯爵在夢中說：「這是夢！你們這些魔鬼，全部給我消失！」沒想到，惡魔就這樣消失無蹤。

這一類在夢中發現自己其實是在做夢的情形，就稱為

「清醒夢」。一九六〇年代，有人進行夢境訊號實驗，實驗小組對正在做夢的受試者發出訊號，以釐清清醒夢的狀態。

受試者如果在實驗過程中發現自己在做夢，就按下按鈕，通知實驗小組。雖然覺得人在睡夢中不可能按按鈕，但專家發現人在快速動眼期，仍能做出按按鈕等行為。當然，這不代表按按鈕會讓人清醒。

夢中出現的夢境是什麼時候發生的事情

加拿大的托雷·尼爾森博士率領的研究團隊，邀集了四百零七名學生，針對夢境的內容研究這些事情發生的時間點。

實驗結果發現，白天發生的事情最容易出現在當天晚上的夢境裡。

更令人驚訝的是，一星期之後做的夢也會出現相同內容。

為什麼一週後還會夢見同一個夢？儘管人類對於夢境和大腦的關係尚未完全釐清，但專家認為這可能跟大腦鞏固記憶有關。

白天經歷的事情會以什麼形式出現在夢中呢？如果能寫下自己記得的夢境，或許就能對照出實際經歷，想到這裡，各位是不是覺得很有趣？確認自己一週後是否會夢見相同的夢，也是一件有意思的事情。

好好睡專欄

視障者都做什麼夢？

對於天生眼睛看不見的視障人士而言，夢境不是用「看」的，而是透過「感受」記住自己觸摸別人、被他人觸摸或聽見的事物。

假設昨晚做了一個與朋友相見的夢。眼睛看得到的人會記住朋友的表情與動作，但視障者則是記住與朋友握手時的手部觸感。

如果是在六歲以後才成為視障者，有些人會夢見影像般的夢。簡單來說，成為視障者的時期（年齡），會對夢境呈現的形式有所影響。

夢之梯

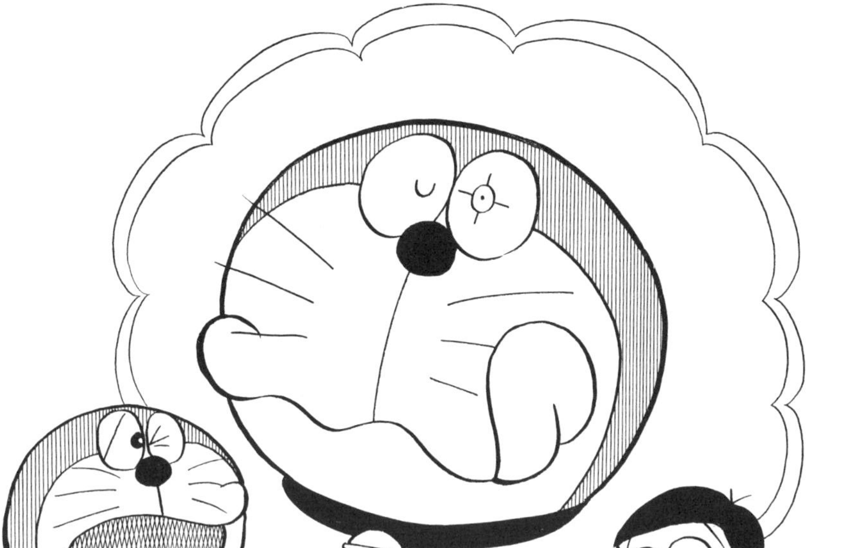

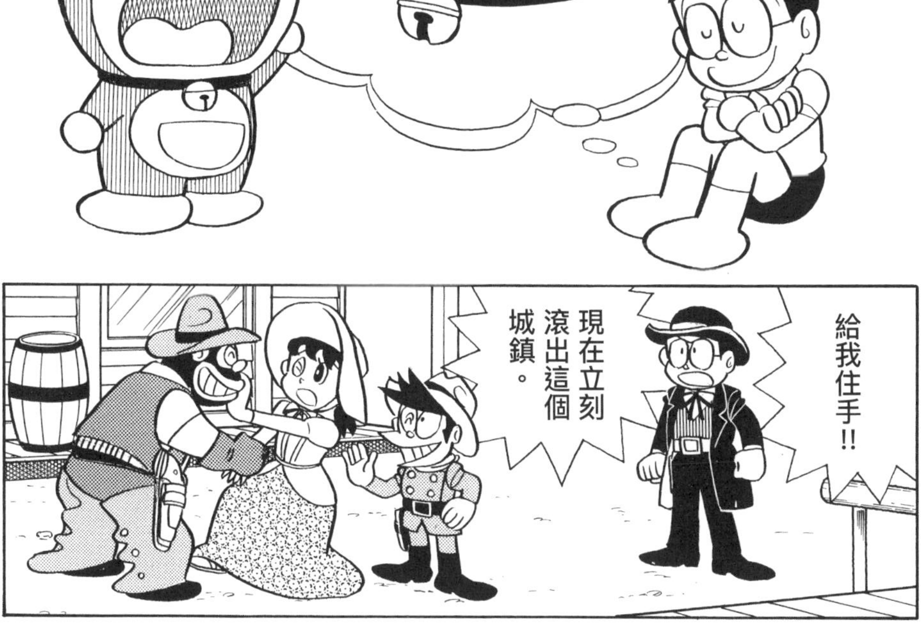

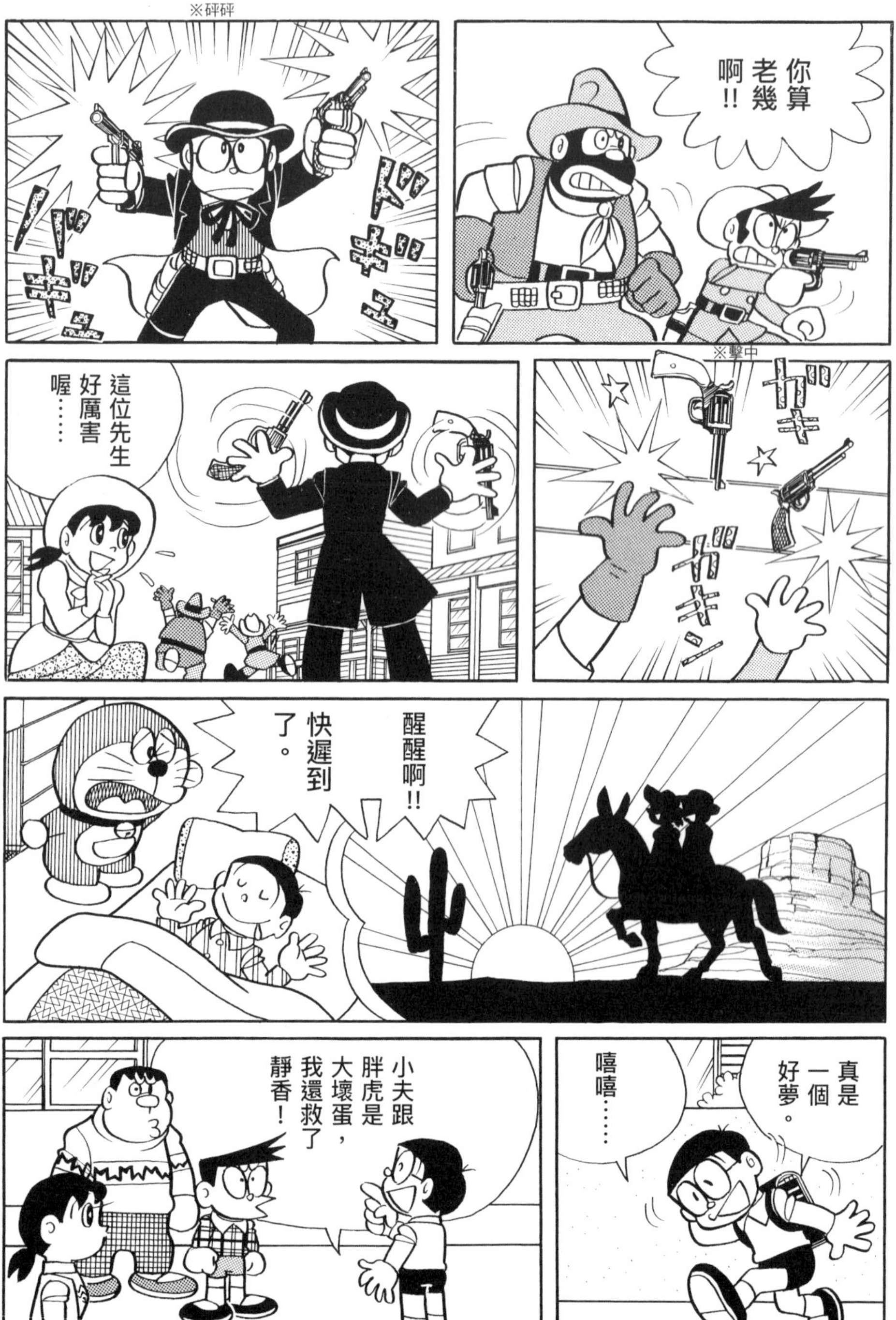

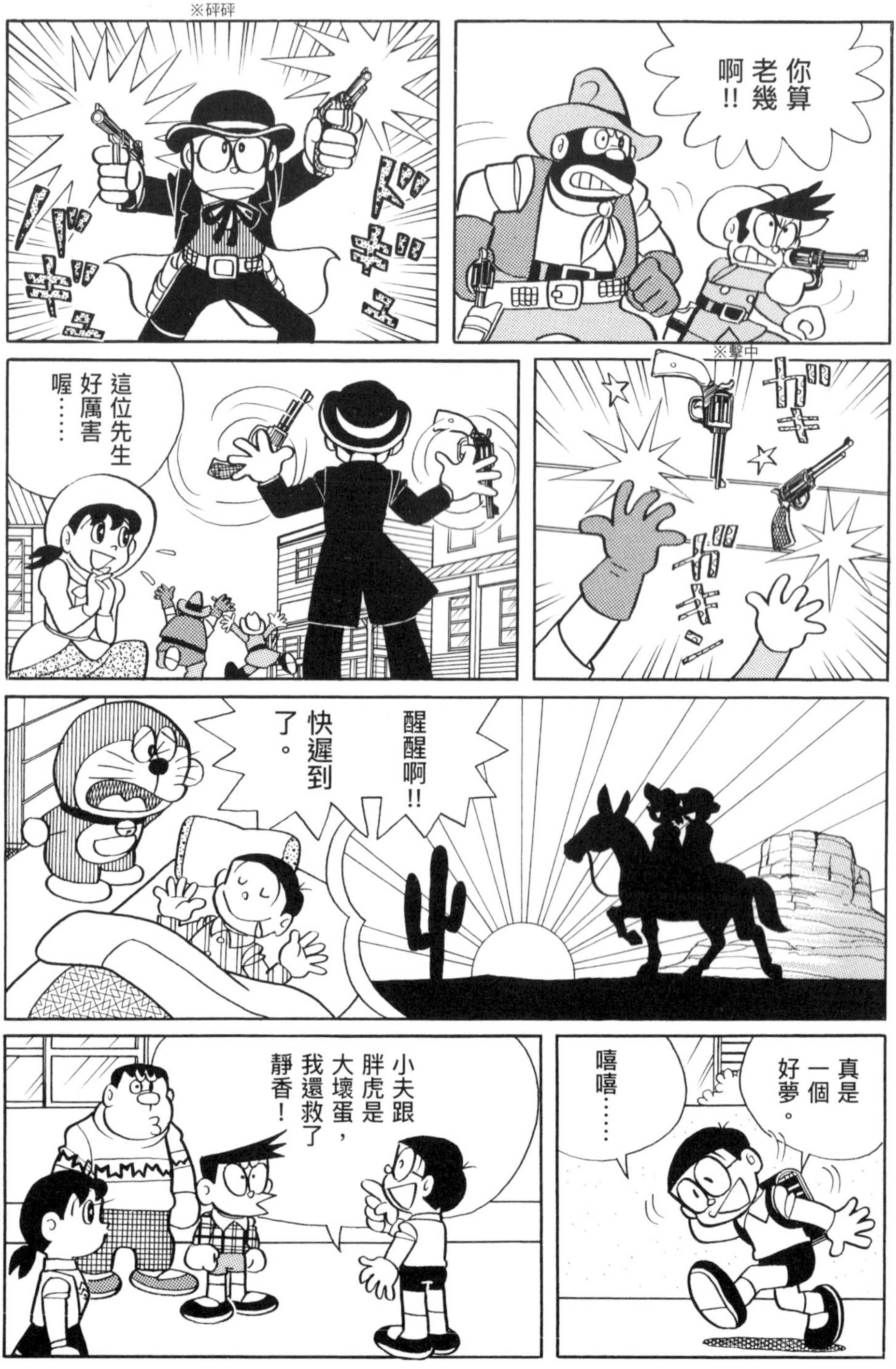

睡覺天才夢遊盒Q&A

Q 若要設定兩次鬧鐘，間隔多久最有用？①五分鐘 ②二十分鐘 ③三十分鐘

A ②二十分鐘。即使第一次鬧鐘響起時，因為睡得太熟而起不來，通常二十分鐘後睡眠就會變淺。

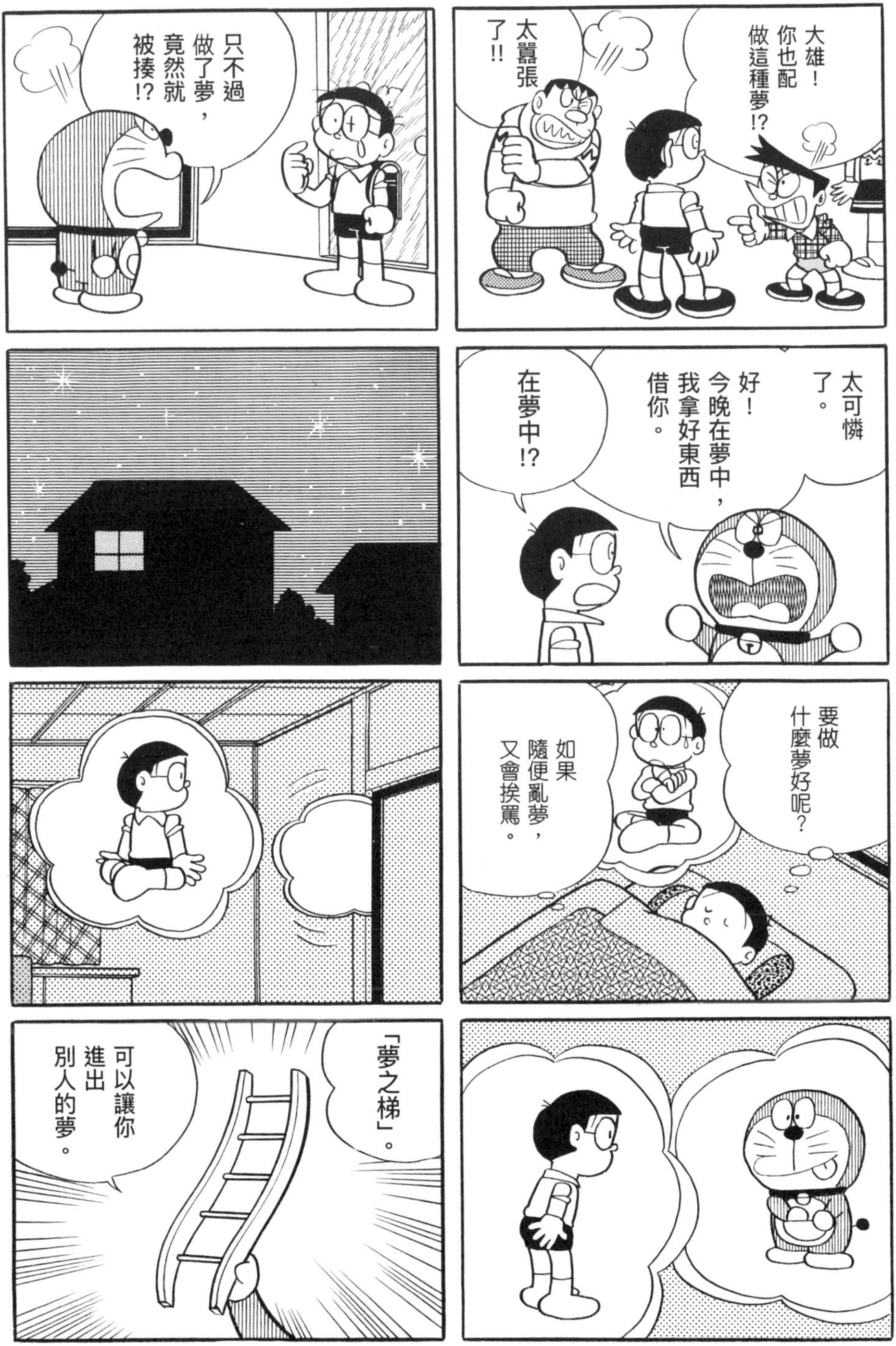
大雄！你也配做這種夢!?
太囂張了!!
只不過做了夢，竟然就被揍!?
太可憐了。
好！今晚在夢中，我拿好東西借你。
在夢中!?
要做什麼夢好呢？
如果隨便亂夢，又會挨罵。
「夢之梯」。
可以讓你進出別人的夢。

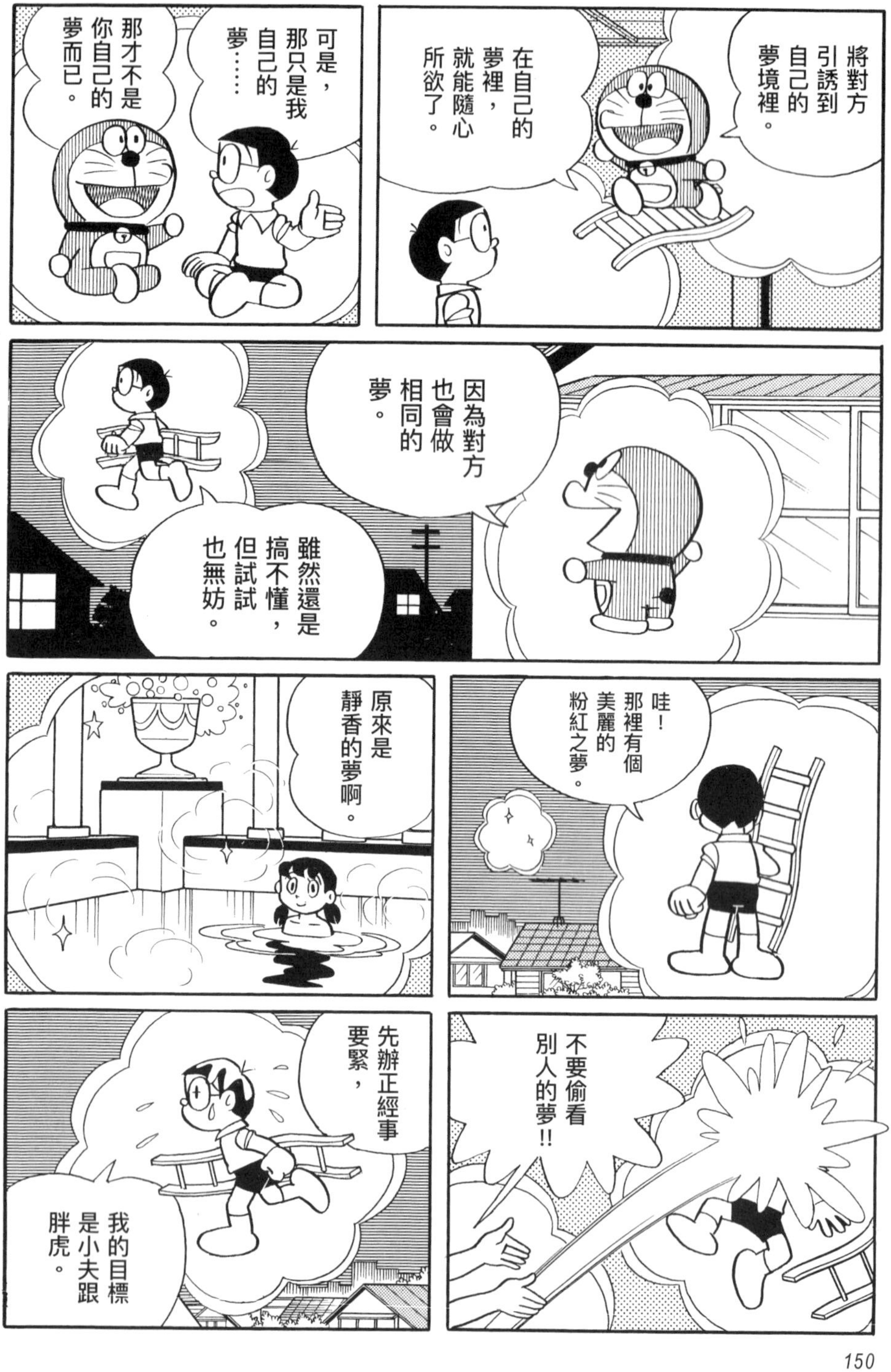
將對方引誘到自己的夢境裡。
在自己的夢裡，就能隨心所欲了。
可是，那只是我自己的夢……
那才不是你自己的夢而已。
因為對方也會做相同的夢。
雖然還是搞不懂，但試試也無妨。
哇！那裡有個美麗的粉紅之夢。
原來是靜香的夢啊。
不要偷看別人的夢!!
先辦正經事要緊，
我的目標是小夫跟胖虎。

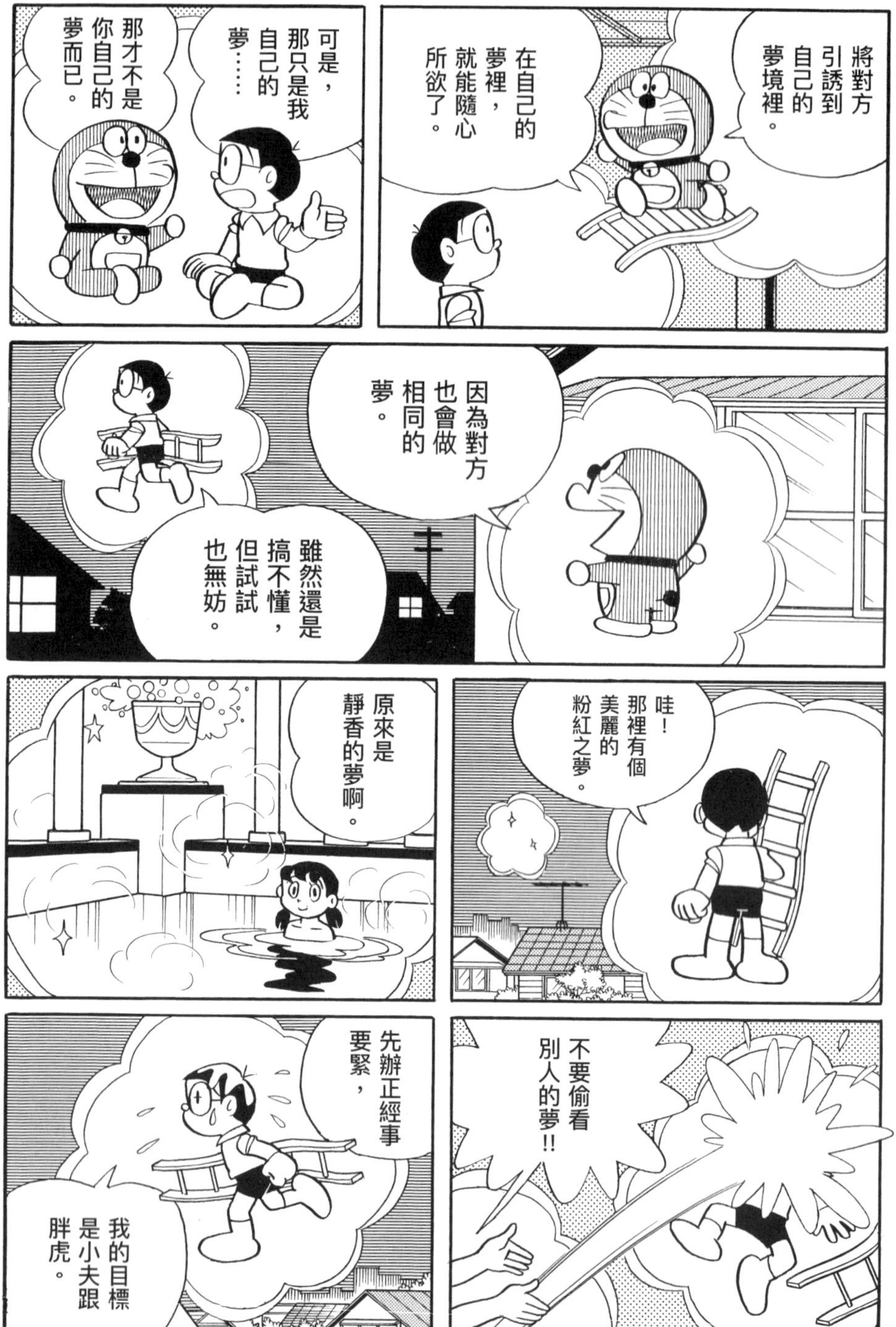

A 枕。意思是沒有任何擔憂，可安心入眠。

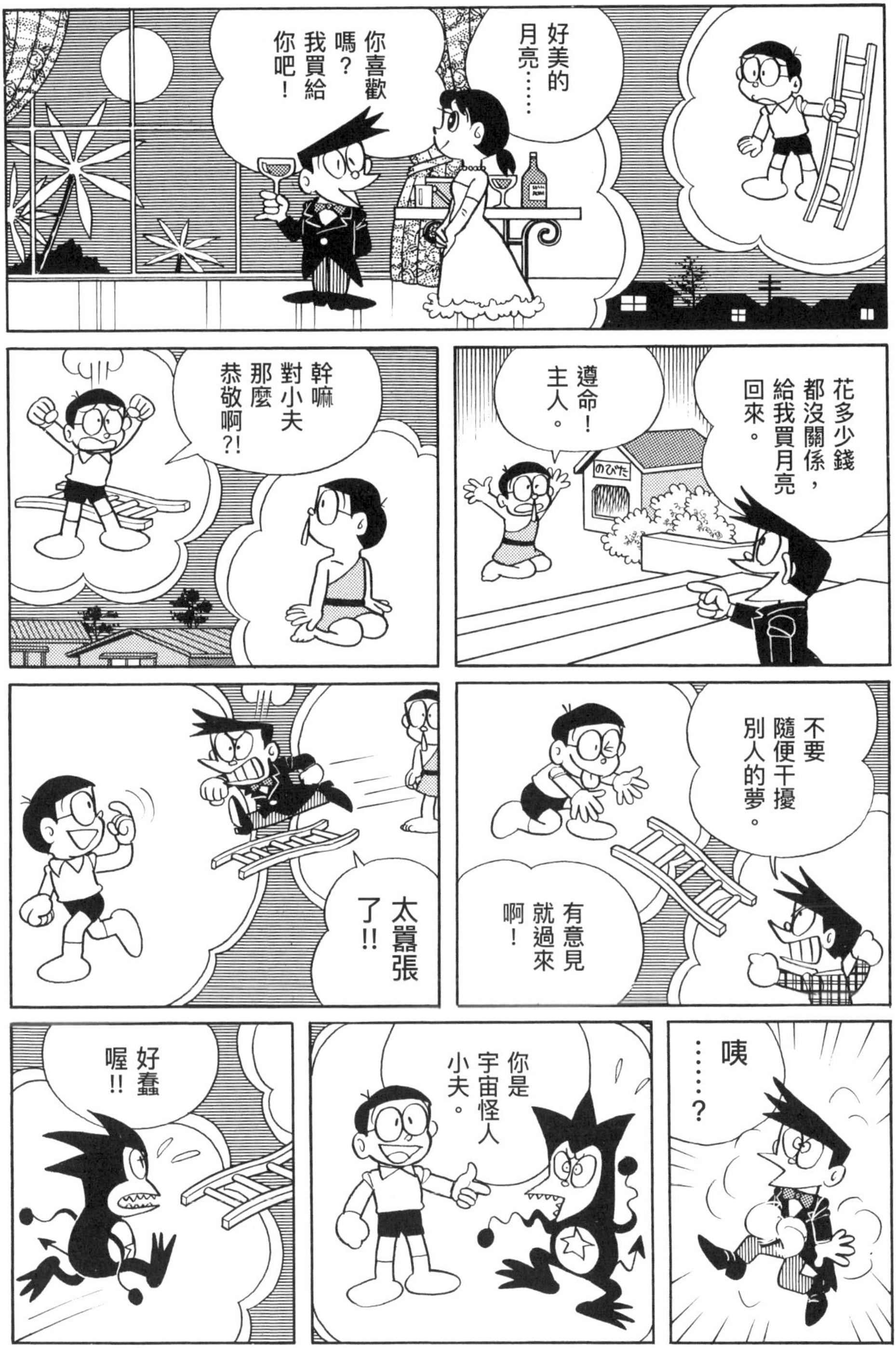

好美的月亮……
你喜歡嗎？我買給你吧！
花多少錢都沒關係，給我買月亮回來。
遵命！主人。
のびた
幹嘛對小夫那麼恭敬啊?!
不要隨便干擾別人的夢。
有意見就過來啊！
太囂張了!!
咦……？
你是宇宙怪人小夫。
好蠢喔!!

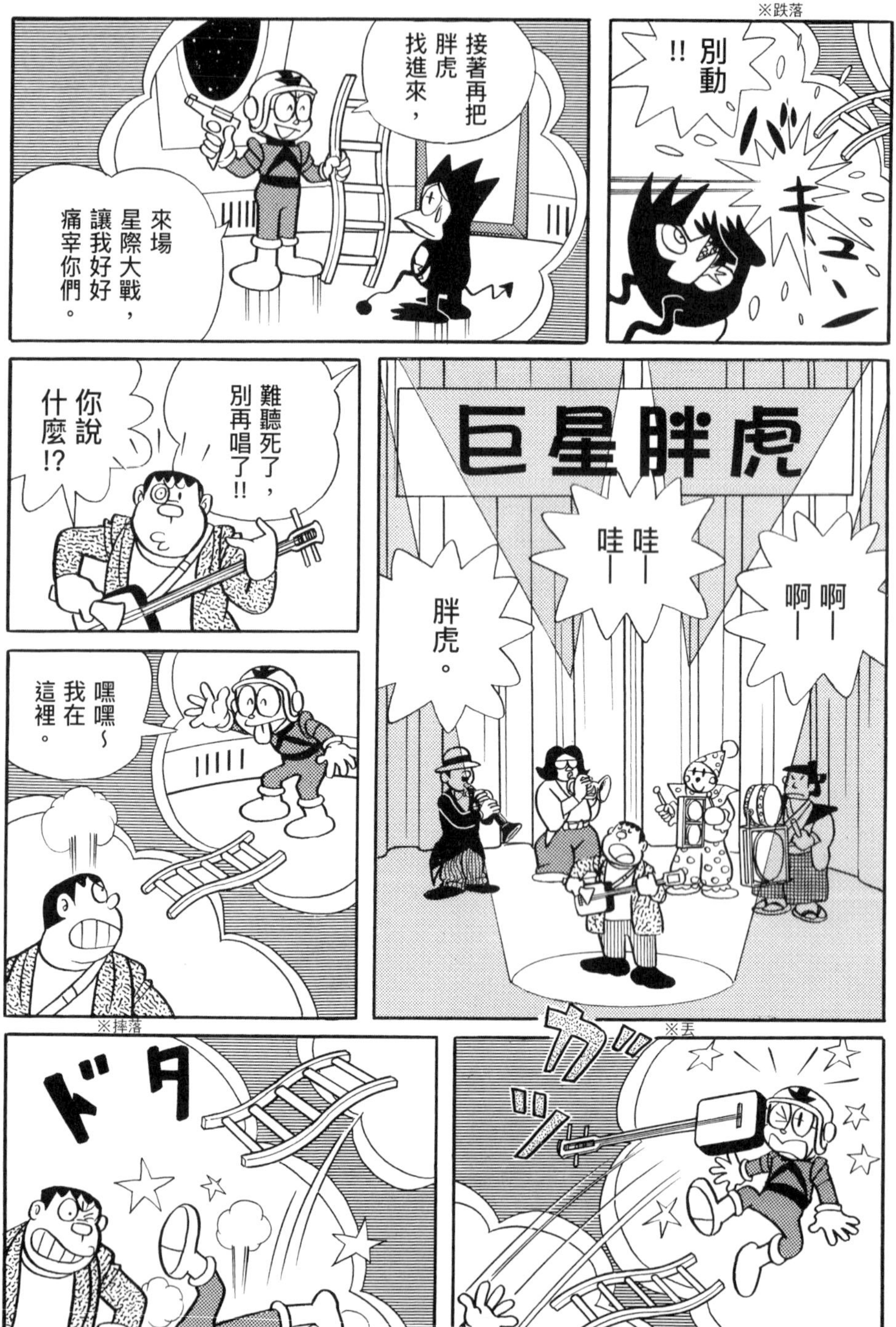

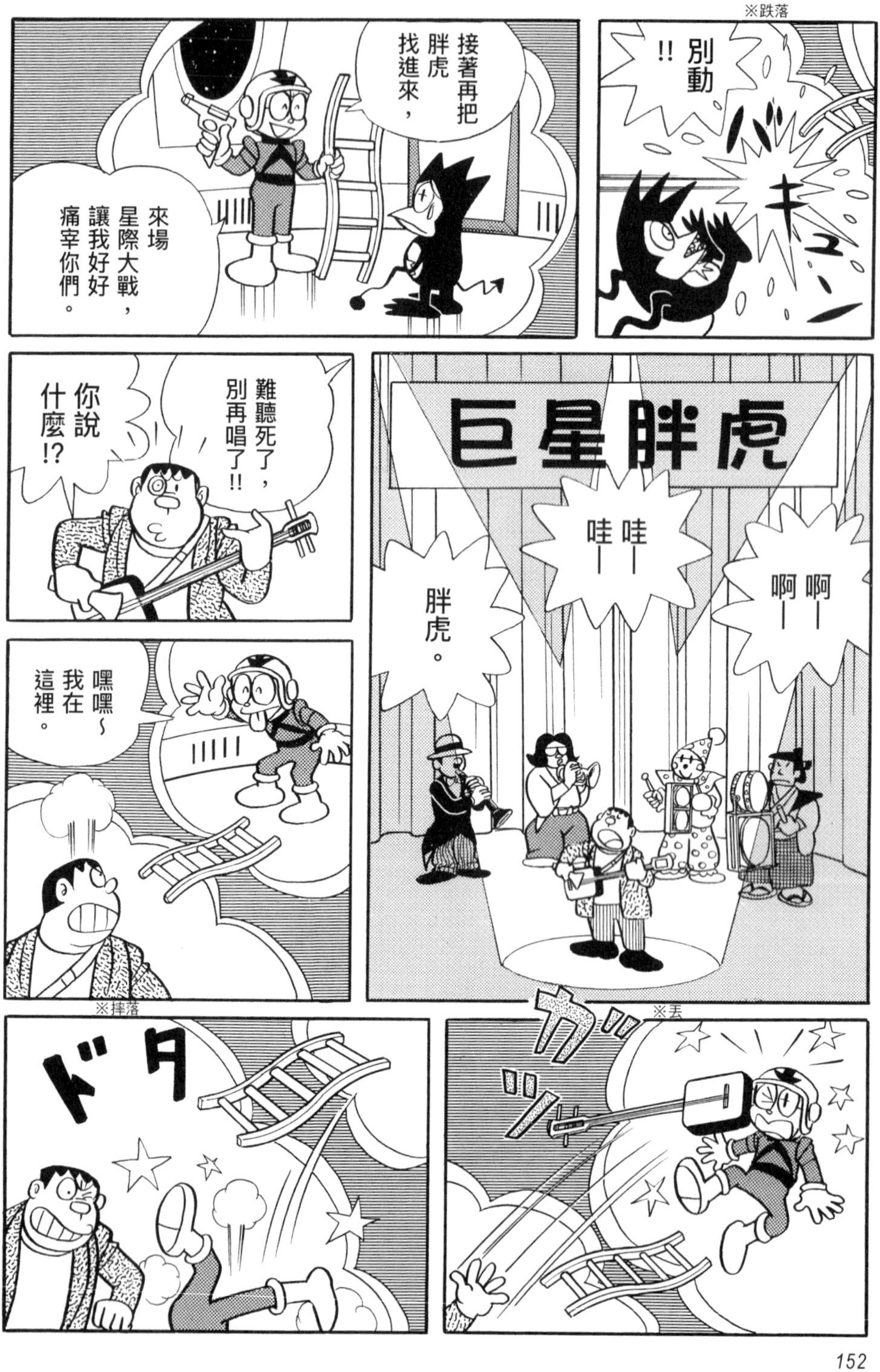

睡覺天才夢遊盒Q&A

Q

「晴天霹靂」是指事出突然，令人吃驚。同意的日文成語是「寢耳に○」，○該填哪個字？

A 水。意思是睡覺時聽見洪水的聲音被嚇醒。

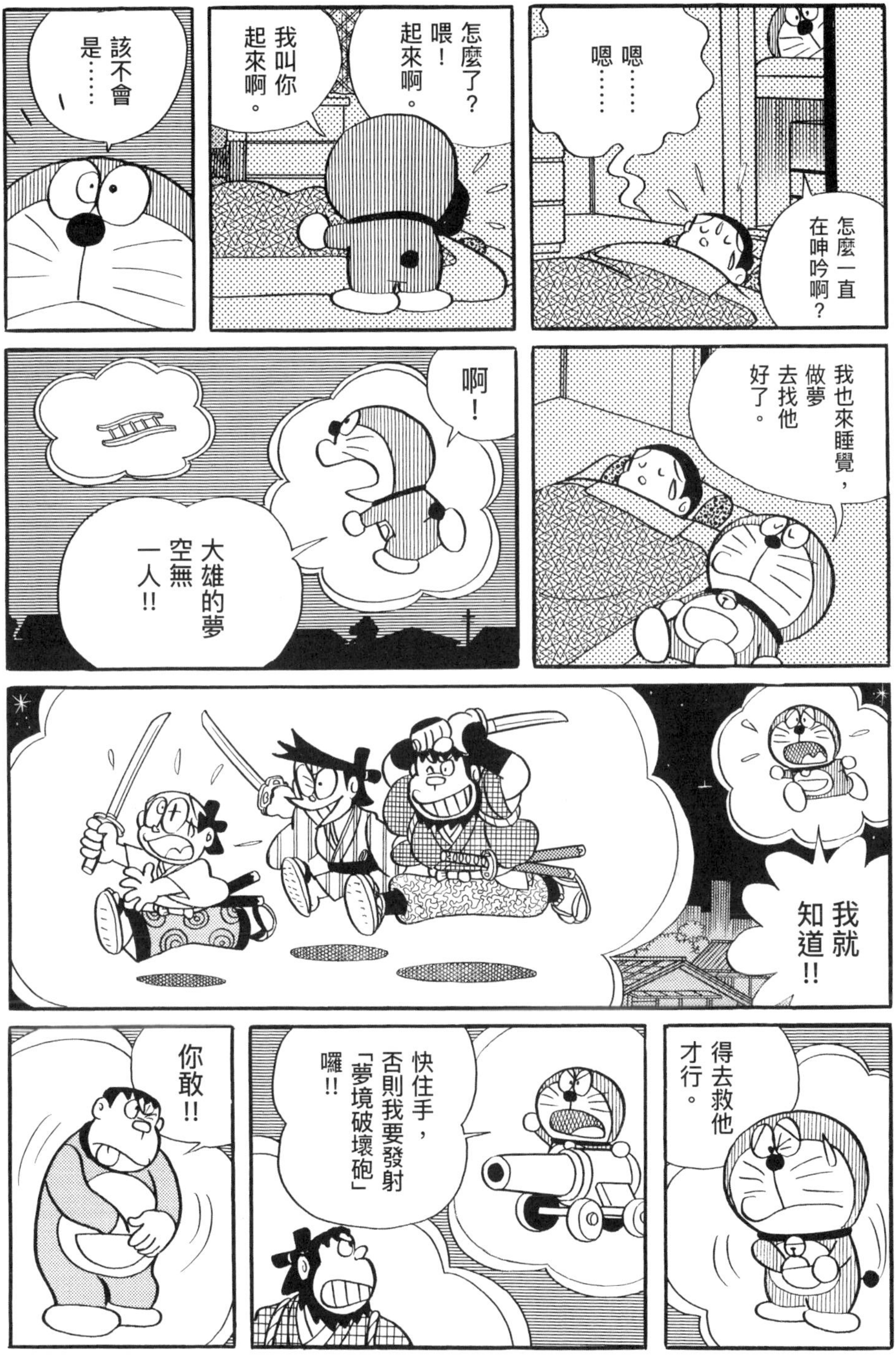

嗯……
嗯……
怎麼一直在呻吟啊？
怎麼了？喂！起來啊。
我叫你起來啊。
該不會是……
我也來睡覺，做夢去找他好了。
啊！
大雄的夢空無一人!!
我就知道!!
得去救他才行。
快住手，否則我要發射「夢境破壞砲」囉!!
你敢!!

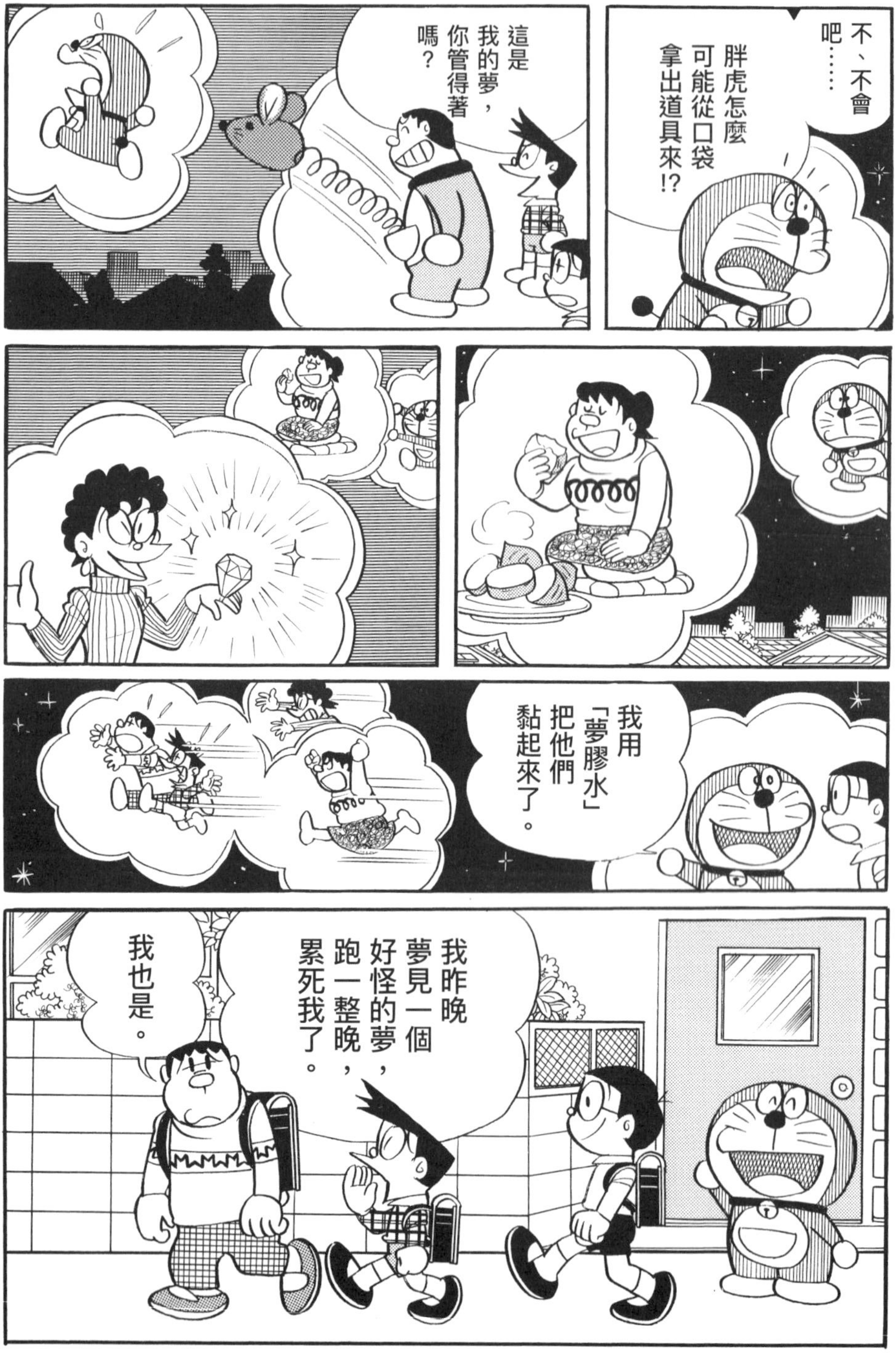

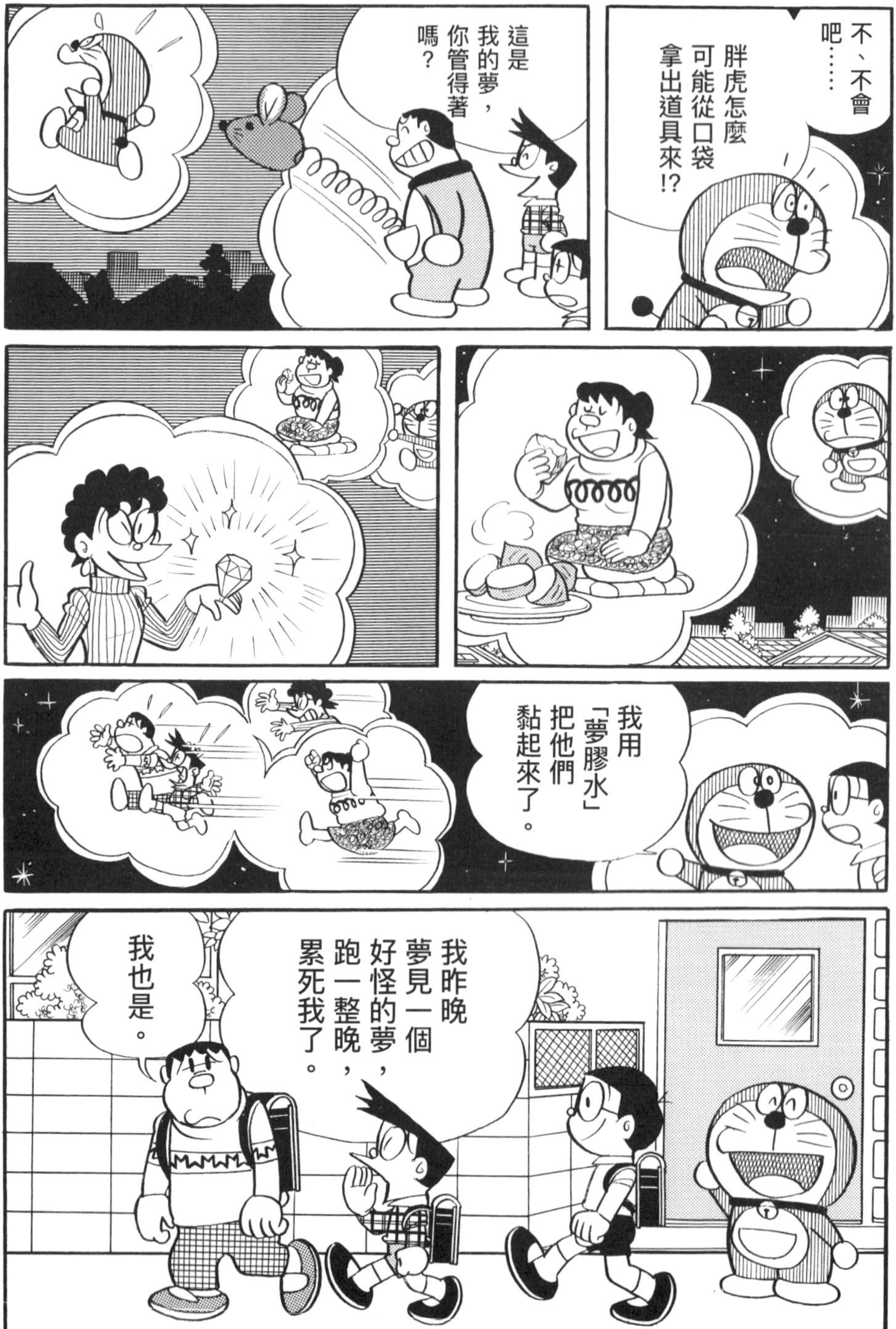

不、不會吧……
胖虎怎麼可能從口袋拿出道具來!?
這是我的夢，你管得著嗎？
我用「夢膠水」把他們黏起來了。
我昨晚夢見一個好怪的夢，跑一整晚，累死我了。
我也是。

夢是對未來的預言？

人類自古認為夢是預言或神啟

對過去的人類而言，夢是神奇的東西。世界上有許多人都認為夢是未來的預言，是神在睡夢中給人類的訊息。由於這個緣故，各地誕生了各種神話與傳說，打破時代、國家與地區的藩籬流傳至今，成為全世界人類的重要資產。

在距今數千年前的美索不達米亞平原（現在的伊拉克一帶），當時的人們認為夢是未來的預言。因此，人們將夢境內容記錄在泥板上。

古埃及建造了一座大神殿，供奉月亮女神伊西斯。當時大多數的人相信夢境內容是神的啟示，他們會聚集在神殿，祈求女神解開神諭。

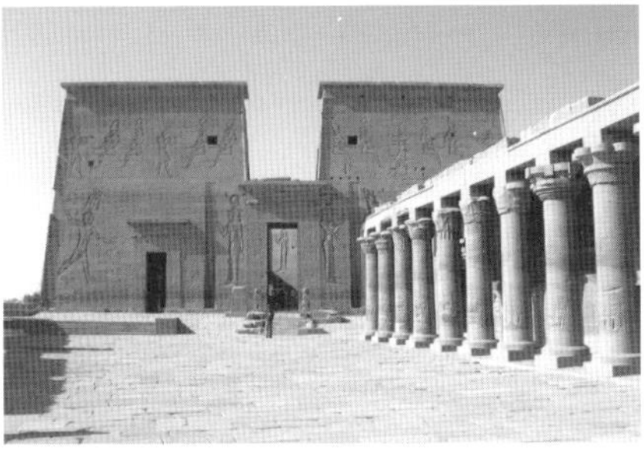
▲供奉女神伊西斯的神殿

© Vyacheslav Argenberg

此外，中世紀的基督教徒相信惡魔的力量足以潛入人們的夢中。

日本也有類似的傳說。曾經在紫式部的《源氏物語》中出現的滋賀縣大津市石山寺，是一處十分有名的寺廟，相傳只要隱居在此就能做好夢。過去的日本人認為夢境會實現，平安時代的貴族才會想隱居在石山寺，做了好夢就會成真。

佛洛伊德認為夢境滿足了人類的願望

奧地利精神科醫師西格蒙德・佛洛伊德，在十九世紀末首次從學術的角度分析夢境。他認為人類的行為皆受到「潛意識」控制，夢是來自潛意識的訊息，顯現出人類內心深處的願望。

此外，佛洛伊德曾經說過：「夢是願望的滿足。」假設你的好友搬到很遠的地方去，你很想念他卻沒辦法見面，但是，你可能有機會在夢中與他相見。根據佛洛伊德的觀點，你做這樣的夢是為了滿足「和好友見面」的願望。

這個例子淺顯易懂，但我們也會夢到意義更深遠的夢境。隨著經驗的累積，人的願望越來越複雜，現實生活中無法滿足願望的感覺會更強烈，因此當各位長大成人，透過做夢滿足願望的特性會更顯著。

來自兩大潛意識的願望變成夢！榮格的夢境研究

卡爾・古斯塔夫・榮格是瑞士心理學家與精神科醫師，他認為夢是所有願望的象徵。

首先，榮格將潛意識分成「個人潛意識」與「集體潛意識」兩大層面。個人潛意識是每個人各自抱持的潛意識，集體潛意識是人類共通的潛意識。榮格認為雖然每個人生活的環境與文化皆不同，但神話、傳說與童話卻都有相似之處，這就是拜集體潛意識所賜。

在榮格的說法裡，夢是兩大潛意識建構願望後，顯現出來的。

此外，榮格認為夢境成真的「預知夢」來自於集體潛意識。榮格研究的預知夢是具有共時性的夢。共時性指的是兩個以上的事件具備「有意義的巧合」。

當你夢見發生意外的夢之後，現實生活就真的出現意外事故，這就是共時性。共時性就是「有意義的巧合」，集體潛意識感知的未來以夢境的形式顯現出來。

意識
（浮現於心的表面）
平時意識得到且看得見
的心理部分
潛意識
（藏於內心深處）
個人
潛意識
個人的記憶
或回憶等
集體
潛意識
每個人內
心都有的
整體人類
共通印象

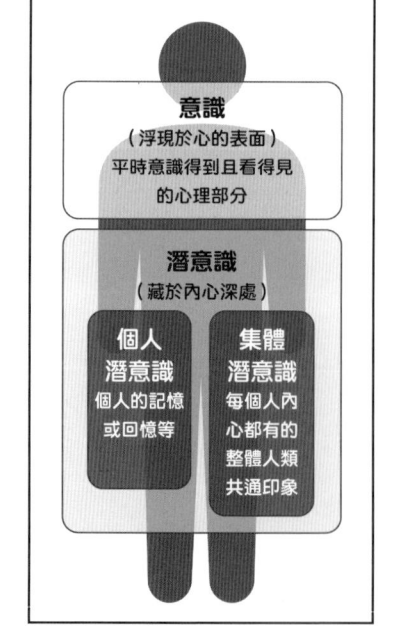

▲榮格認為的潛意識

夢境占卜可以知道真正的心意？

夢見一富士二鷹三茄子表示好兆頭？

在現代日本，初夢指的是元旦（一月一日）晚上到一月二日早上這段期間做的夢。日本人認為初夢如果夢見「一富士（山）二鷹三茄子」（依重要順序排列），就是好兆頭。

江戶時代初期就有「一富士二鷹三茄子」的説法，各位知道為什麼夢見這三樣東西就是好兆頭嗎？原因眾説紛紜。

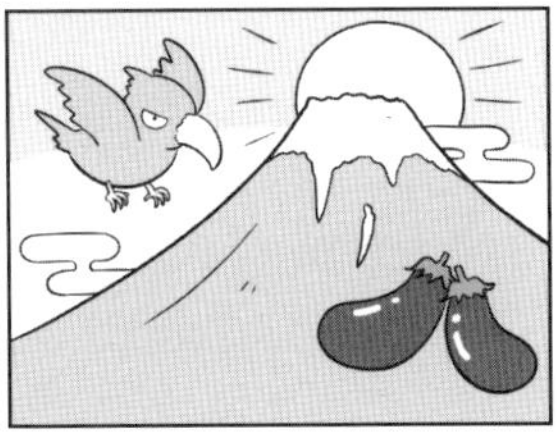

▲一富士二鷹三茄子

有人認為這三樣東西是德川家康根據地駿河國（現在的靜岡縣部分地區）最出名的東西，也有人説這三樣是德川家康最愛的東西。還有一種説法認為，富士山代表「不死」、鷹代表身分「高貴」、茄子代表「心想事成」，都帶有吉祥之意。

探索內心的夢境占卜

夢境內容也能探索內心深處，接下來為各位介紹最常見的五大夢境占卜。

☆墜落的夢

這是內心不穩定的年輕人最常做的夢，顯現出對於自己的不安和沒自信。要注意身體健康。

☆飛翔的夢

探索自己全新的可能性，表現出想要掌握機會的向上心。若飛翔的姿勢不穩定，代表可能感到不安或不滿。

☆逃跑的夢

有煩惱時最常做逃跑的夢。若成功逃走，代表問題快解決了；若被抓到，沒有成功逃走，代表應正面對決煩惱來源。

☆死亡的夢

代表將蛻變出全新的自己，屬於好運的夢境。表示自己所處的狀況改變，可能更加活躍。

☆遲到的夢

暗示錯失重要機會，相反的，也代表機會就在眼前。心裡有數的人請謹慎行動，不要錯過良機。

【日本】吃掉人類的惡夢！想像中的生物「食夢貘」

在江戶時代的日本，傳說中的生物「食夢貘」會吃掉人類的惡夢。相傳在節分（季節的分界日）以及除夕夜，在枕頭底下放一張繪有食夢貘圖案的紙，就能夠避免做惡夢。

貘原本是從中國傳入的一種傳說生物，身體如熊，鼻子如大象，眼如犀牛，尾如水牛，腳如老虎，體毛又像獅子，以吃鐵、銅與竹子為主。

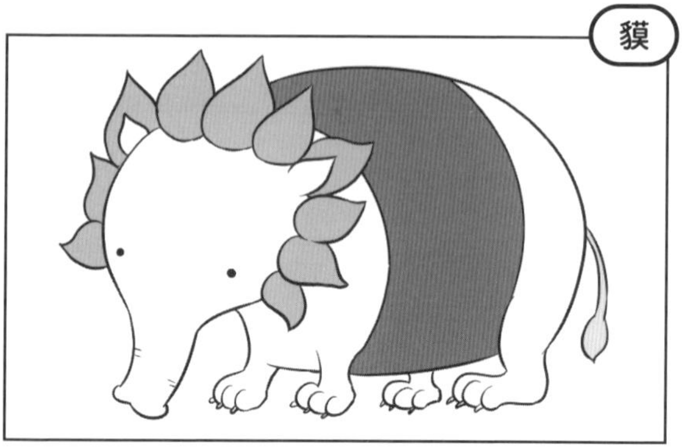

▲貘是一種傳說生物，專門吃人類的惡夢。由於實際存在的貘，外型很接近傳說生物，因此使用相同名稱。

事實上，中國書籍中沒有貘吃惡夢的記載。簡單來說，貘傳入日本的時候，不知什麼原因被加上了吃惡夢的描述。由於這個緣故，日本人一直很仰賴貘，只要做惡夢就會希望貘將惡夢吃掉。

被登錄為世紀遺產的櫪木縣日光東照宮，祭祀著開啟江戶幕府時代的德川家康。本殿周圍放置了許多貘的雕刻作品，或許正是為了確保打造和平盛世的德川家康能夠安眠於此。

【日本】將睡衣反著穿，就能夢見喜歡的人？

平安時代的知名歌人小野小町做過這麼一首歌，當中有段歌詞寫道：「當慾望變得極其強烈，我反穿夜之著，暗如夜之殼。」

這意思是「在熱切的愛戀著你的夜晚，我會將睡衣反過來穿，希望在夢裡與你相會」。

平安時代還沒有現代的睡衣與棉被，當時的人晚上披著厚重的「夜著」（類似和服）睡覺。

當時的人相信，只要將夜著反過來披在身上睡覺，就能夠夢見自己喜歡的對象。這個做法其實類似施魔法的概念。

【日本】和平的象徵？日光東照宮的「睡貓」

不只是貘，前往日光東照宮，還能看到有名的「睡貓」。睡貓是一座閉著眼睛睡覺的貓雕刻作品。

這座雕刻的的後方還有兩隻麻雀，在竹林嬉鬧。這作品呈現貓咪睡覺、麻雀得以安心玩耍的情景，蘊藏著世界和平的心願。

【蘇格蘭】睡覺時打掃？幫忙做家事的棕精靈「布朗尼」

在蘇格蘭，相傳如果家裡住著棕精靈布朗尼，布朗尼就會趁著家人睡覺的安靜夜晚，悄悄的做家事。

各位如果發現昨晚沒收拾的雜物已經被收拾乾淨，那一定是布朗尼的功勞。如果你想感謝布朗尼，不妨偷偷準備他最愛吃的燕麥粥與牛奶等食物。

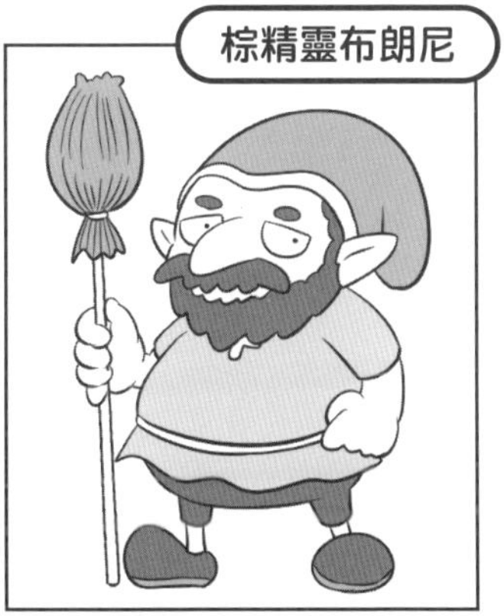

▶由於披著棕色的布而得名，身高不到一公尺。

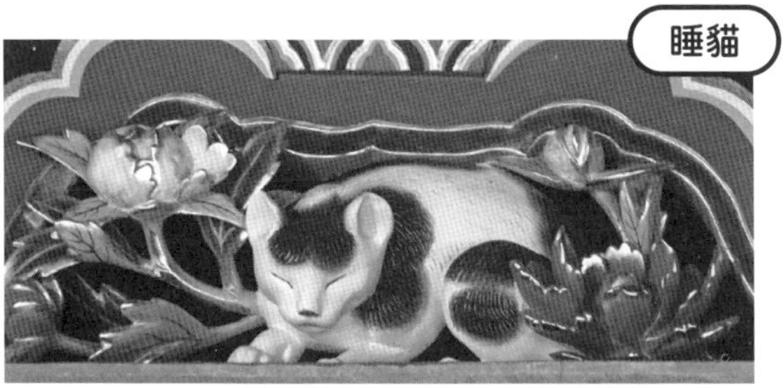

▶日光東照宮的「睡貓」。日本政府指定為國寶，深受參拜香客的喜愛。

影像來源 / Jean-Pierre Dalbéra from Paris, France, wikimedia commons

【北美】不讓惡夢入侵？「捕夢網」

捕夢網是北美洲原住民奧吉布韋族傳統的驅魔護身符。用線在圓框綁成網狀（捕夢網），掛在枕頭旁邊，惡夢就會被捕夢網捉住，唯有陽光與好夢可以穿透。只要將捕夢網掛在床邊，就能夢見好夢。

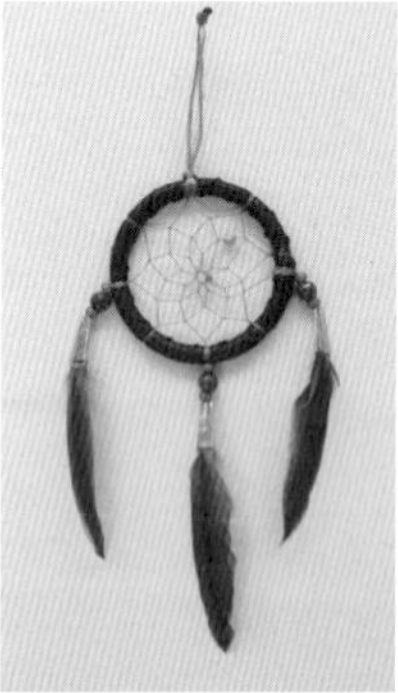

▲捕夢網
影像來源 / photo AC

【瓜地馬拉】睡眠期間煩心事都會消失！「解憂娃娃」

中美洲國家瓜地馬拉，有一個從古馬雅文明流傳至今的習俗，孩子們在睡前將自己擔心的事情說給手工製作的人形娃娃聽，娃娃就會在晚上幫忙解決孩子的心事。這尊人形娃娃稱為「解憂娃娃」，身上穿著馬雅傳統服飾。

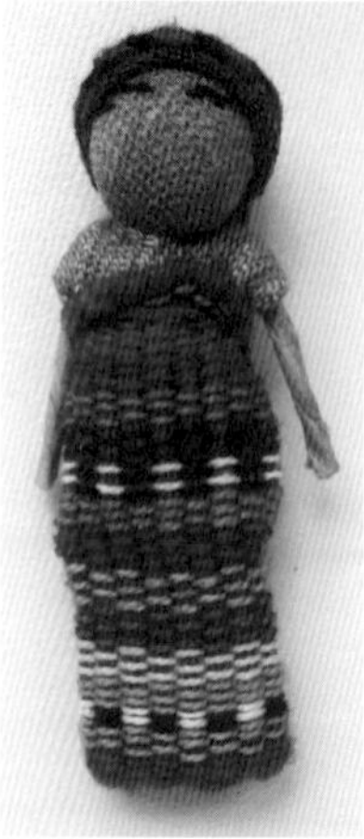

▲解憂娃娃
影像來源 / Kakarinka via Wikimedia Commons

【歐洲】撒上魔法沙子讓人做夢的沙人（sandman）

各位是否有過很想睡、雙眼模糊的經驗？早上起床的時候，眼睛四周是否有小小的眼屎？如果有，歐洲人認為這代表沙人在你的眼睛撒上沙子。

沙人是一種小精靈，他會在孩子的眼睛撒上魔法沙子，讓孩子想睡，夢見好夢。大家常說「睡魔侵襲」，有些人認為這句話裡的睡魔指的就是沙人。

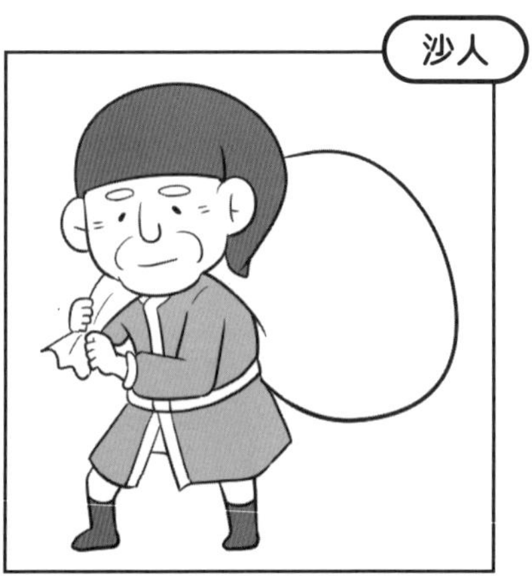

▶相傳沙人揹著的袋子裡裝滿沙子，這些沙子都施以讓人想睡的魔法。

【印度】這個世界是「毗濕奴」神的夢境？

印度流傳著一則神話故事，這個世界其實是印度教的神「毗濕奴」做的夢。若是如此，我們都是毗濕奴夢中的登場人物。

根據這一個傳說，毗濕奴在水面的大蛇上睡覺，祂的肚臍長出了蓮花，梵天（與毗濕奴不同的另一個神）從花瓣中誕生，將花分成三份。這三份分別形成天、地與天空。

順帶一提，印度教是印度八成人口信仰的宗教，在毗濕奴、梵天之外，還有一個濕婆神，這三個神並稱為「三相神」。

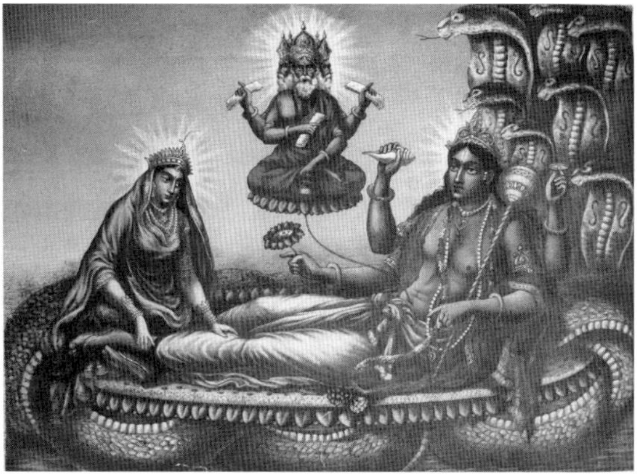

▲在大蛇上打瞌睡的毗濕奴
影像來源 / Wikimedia

【希臘】睡神「希普諾斯」與其兒子們

希臘神話中，睡神希普諾斯是黑夜女神妮克斯所生。相傳人在感到疲累時，希普諾斯只要拿一根樹枝碰觸其額頭，對方就會立刻睡著。平時希普諾斯與自己的兒子生活在地底下。

希普諾斯有三名兒子，分別是摩耳甫斯、佛貝托爾與方塔蘇斯。兒子們各有所長，負責將夢境傳送給人類，扮演十分重要的角色。

首先，摩耳甫斯擅長變身成人類，佛貝托爾擅長變身成怪物和動物，方塔蘇斯擅長變身成石頭和樹木。祂們透過變身成各種形態、姿態的方式讓人做夢。

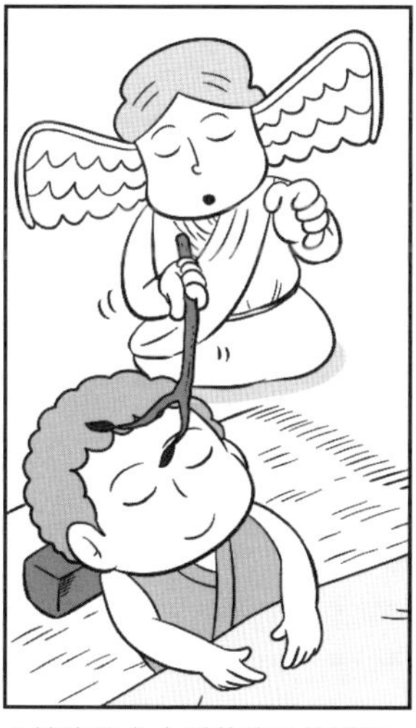

▲讓疲累之人睡著的希普諾斯

催眠眼鏡

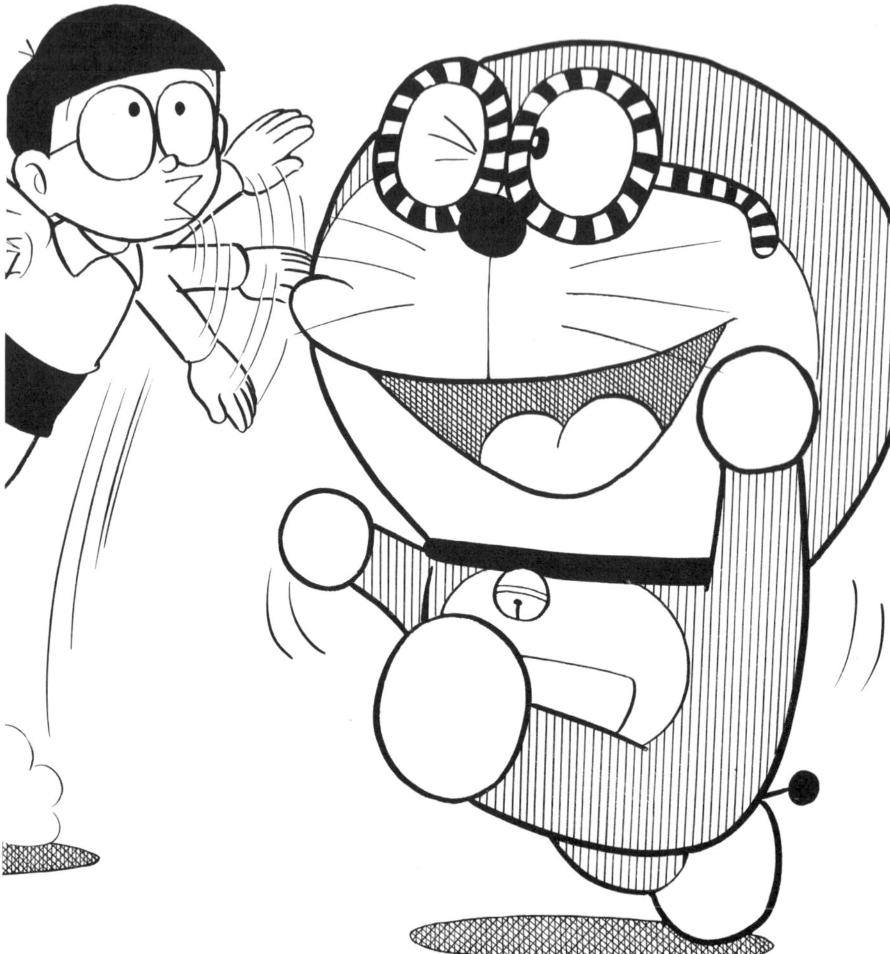

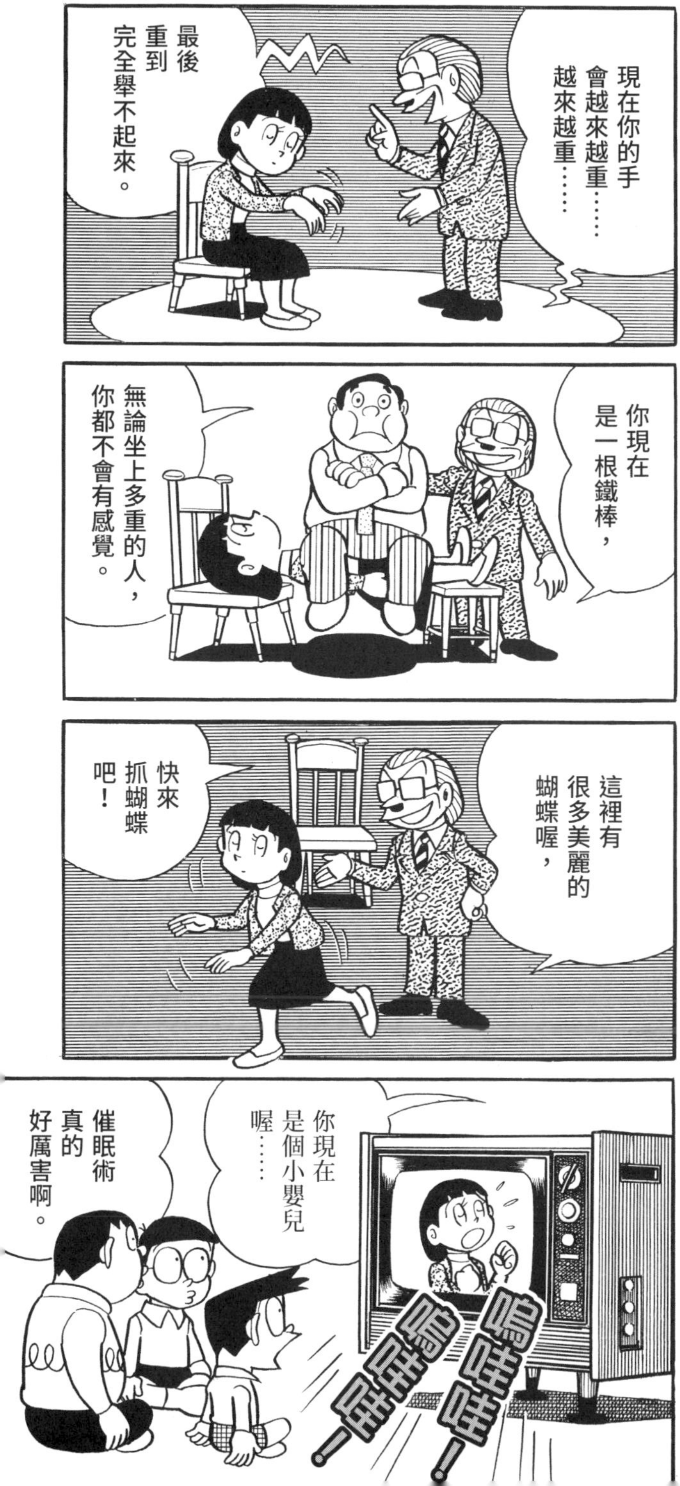

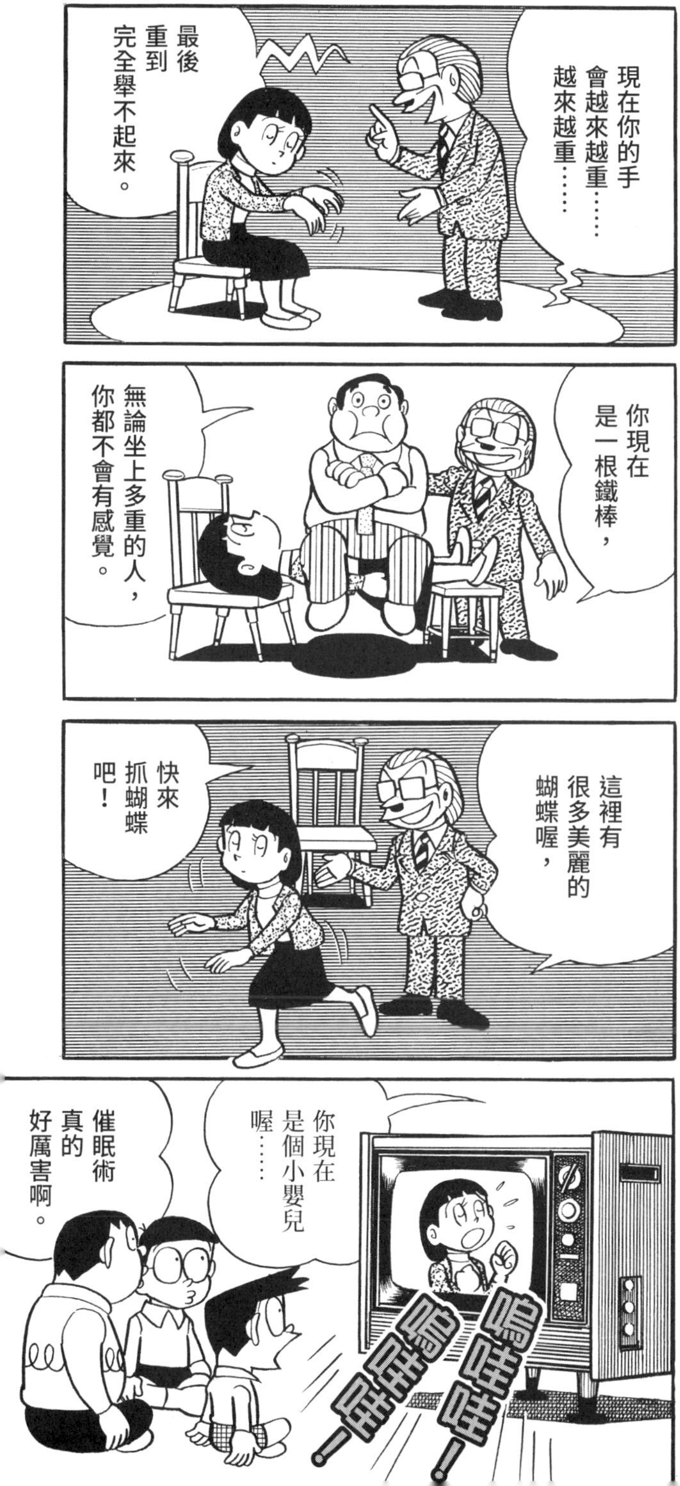

現在你的手會越來越重……越來越重……
最後重到完全舉不起來。
你現在是一根鐵棒，
無論坐上多重的人，你都不會有感覺。
這裡有很多美麗的蝴蝶喔，
快來抓蝴蝶吧！
你現在是個小嬰兒喔……
催眠術真的好厲害啊。

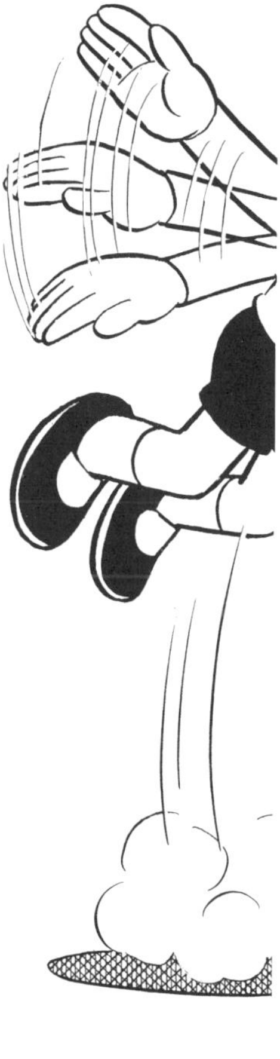

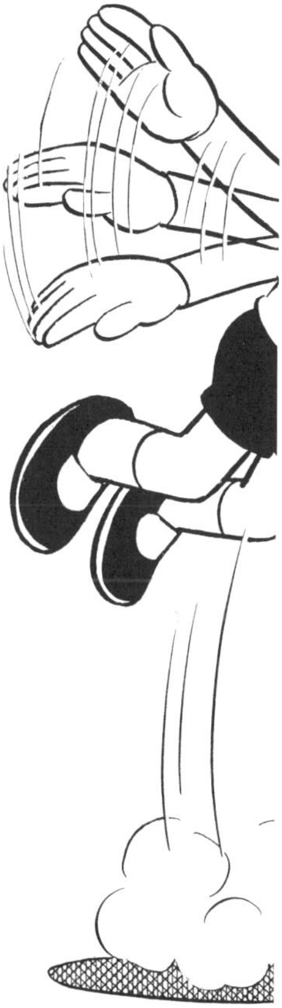

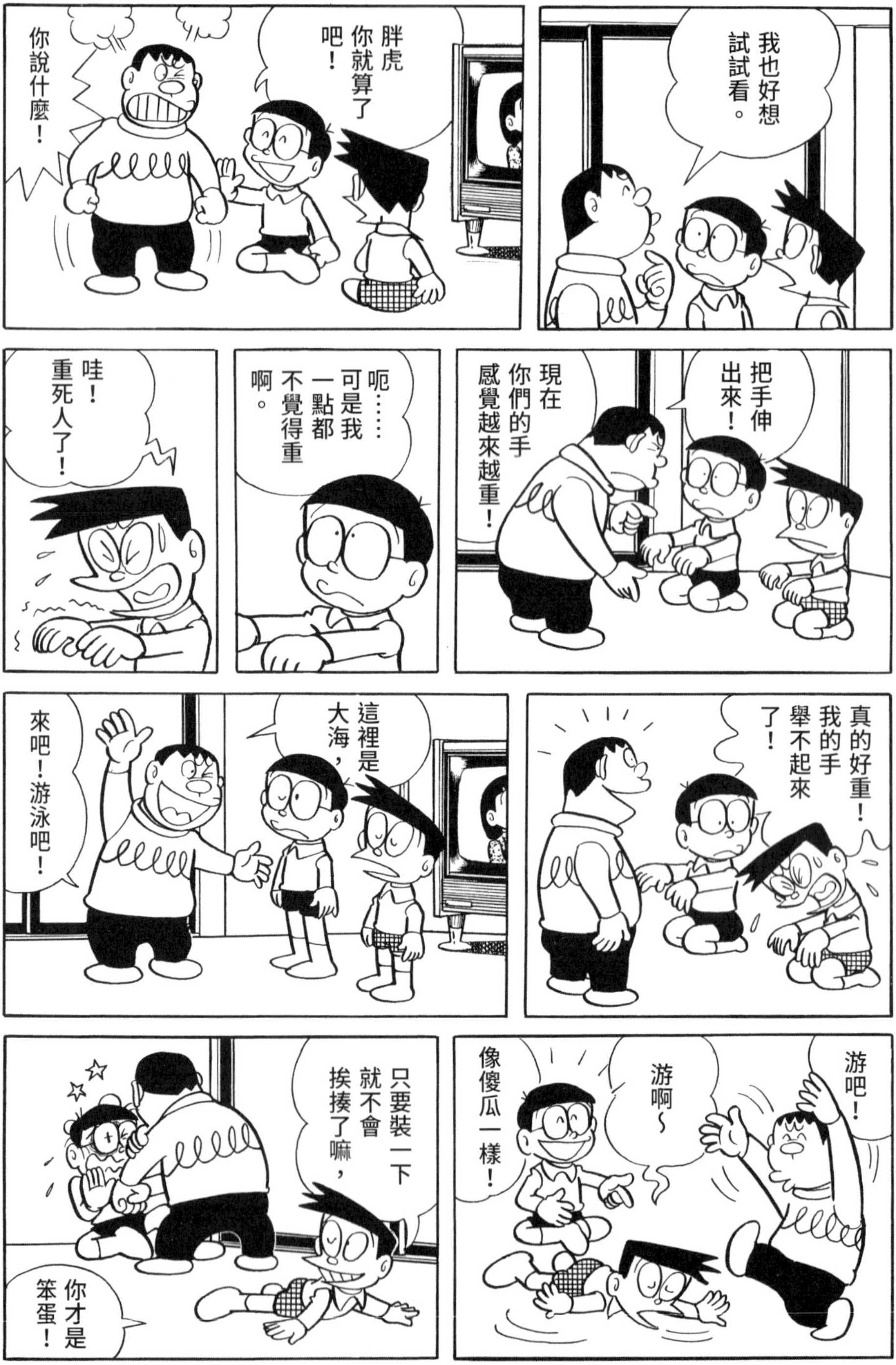

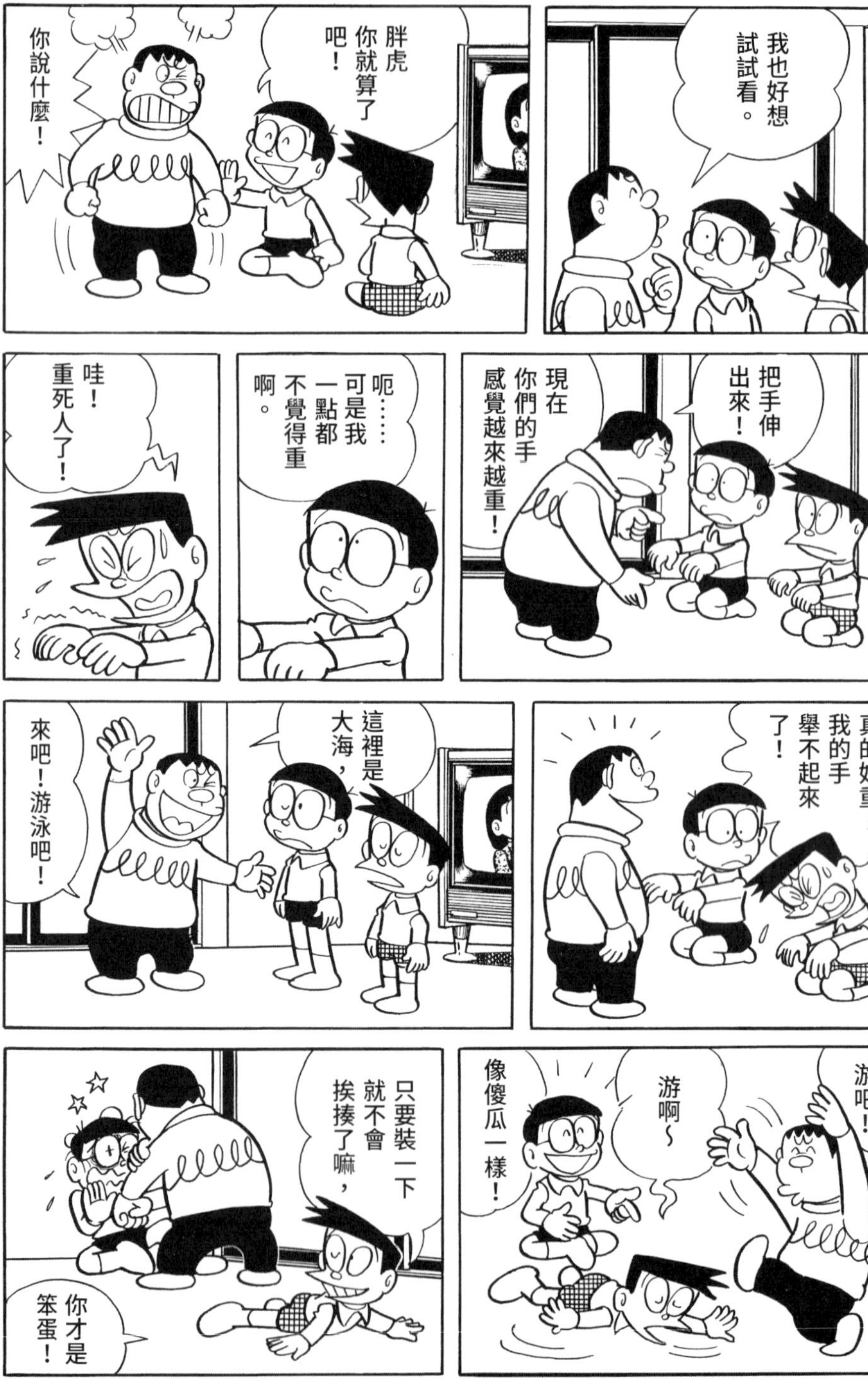

睡覺天才夢遊盒Q&A

Q 據說背部都是鱗甲的犰狳都捲曲著身體睡覺。這是真的嗎？

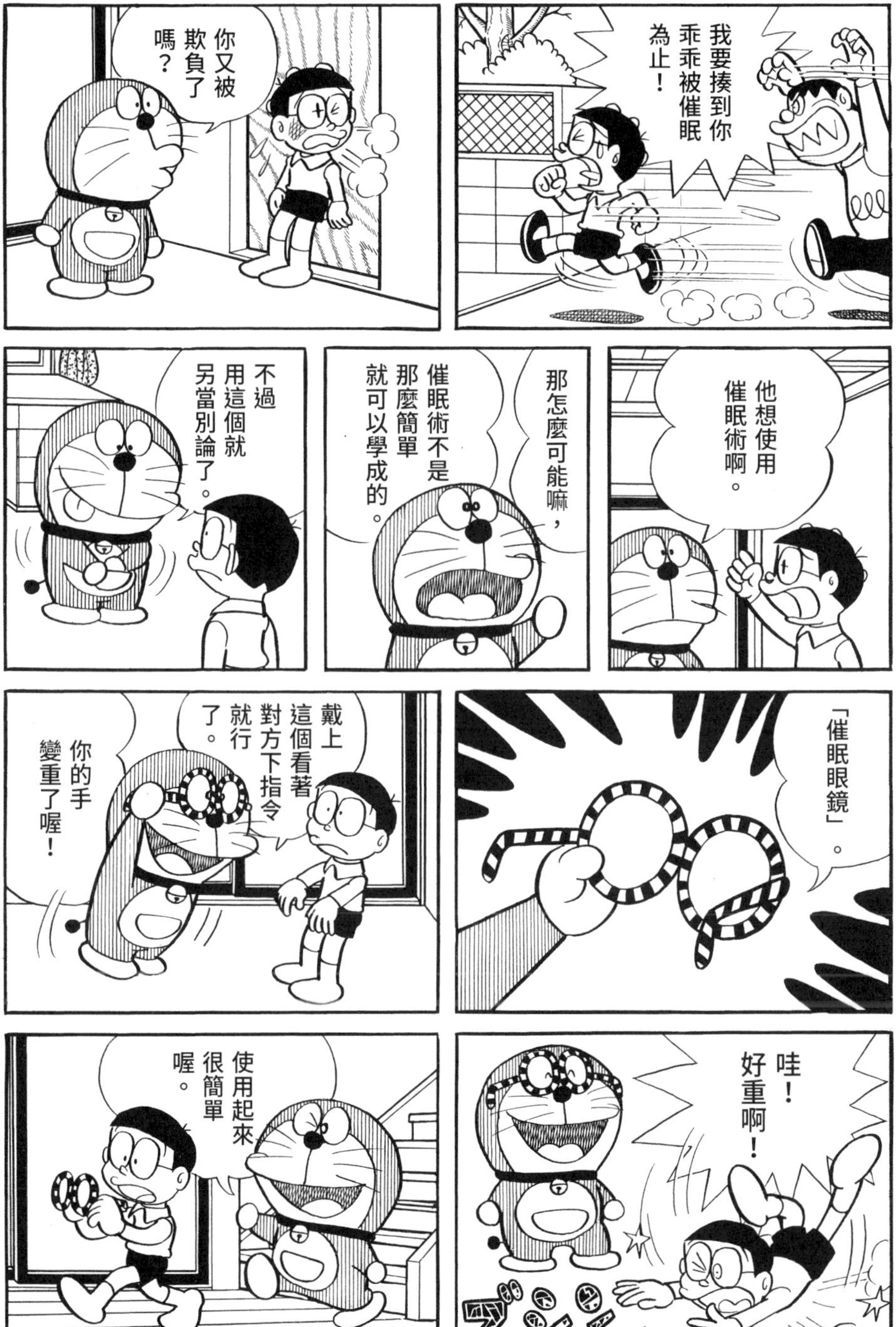
我要揍到你乖乖被催眠為止！
你又被欺負了嗎？
他想使用催眠術啊。
那怎麼可能嘛，
催眠術不是那麼簡單就可以學成的。
不過用這個就另當別論了。
「催眠眼鏡」。
戴上這個看著對方下指令就行了。
你的手變重了喔！
哇！好重啊！
使用起來很簡單喔。

※咻咚

A 假的。有些犰狳所屬的有甲目動物無法捲曲身體，幾乎所有的有甲目動物睡覺時都是將脆弱的腹部貼在地面。

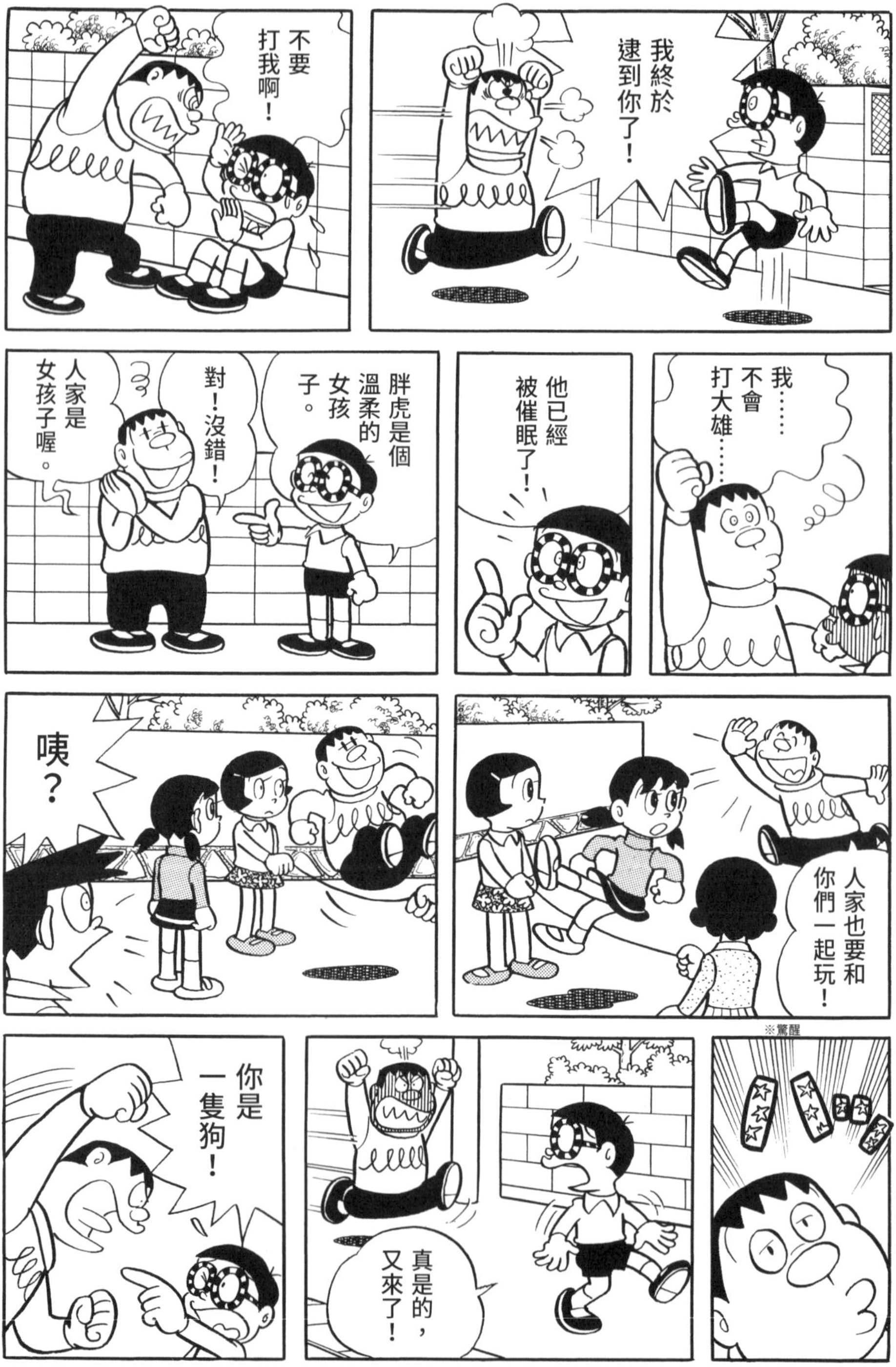

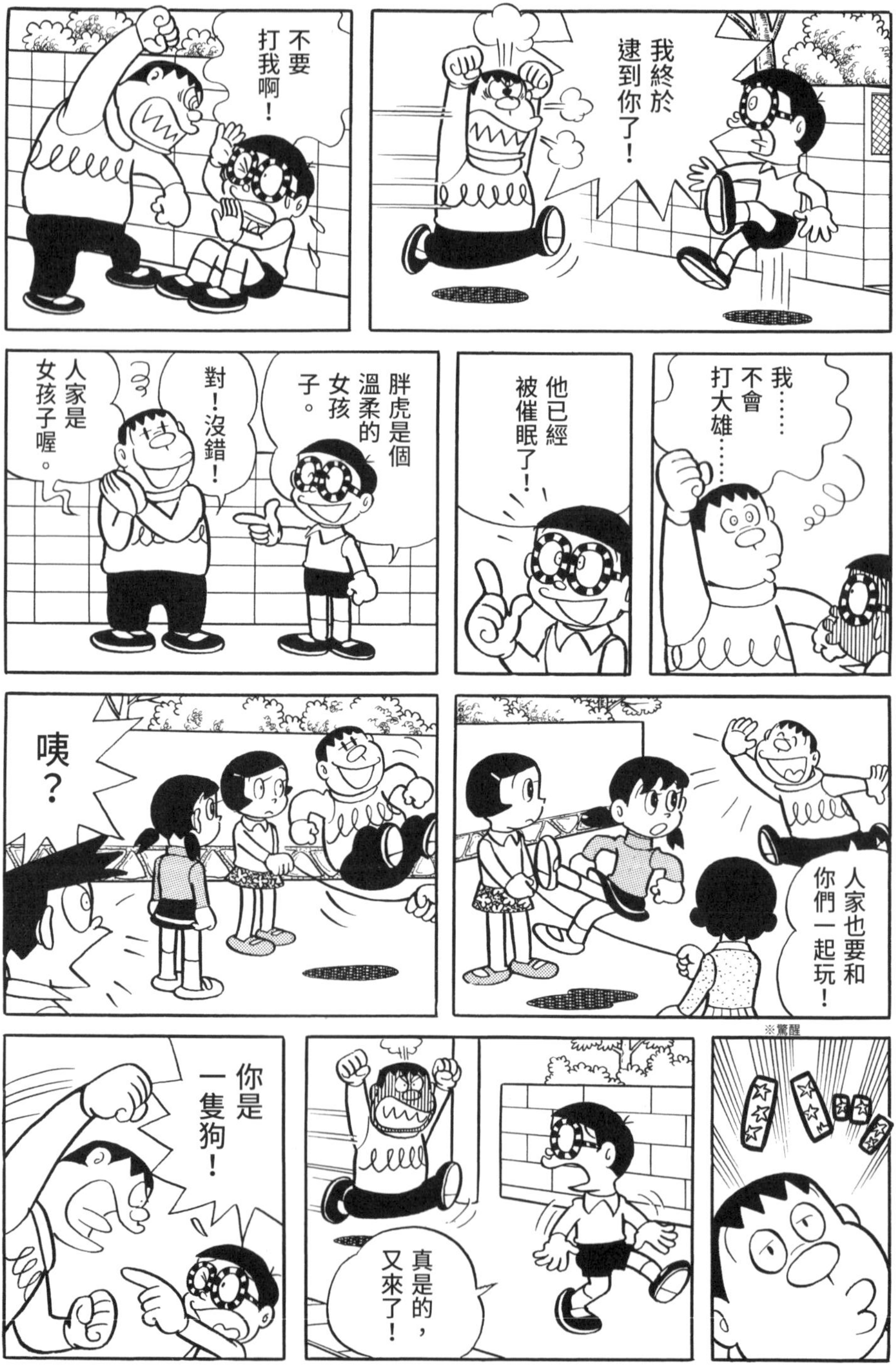

睡覺天才夢遊盒Q&A

Q 貓科動物大多在夜間活動，但獵豹晚上睡覺，白天活動，你知道為什麼嗎？

A 因為獵豹的腳程很快。獵豹棲息的疏林草原地面凹凸不平，晚上奔跑容易跌倒，因此在白天活動。

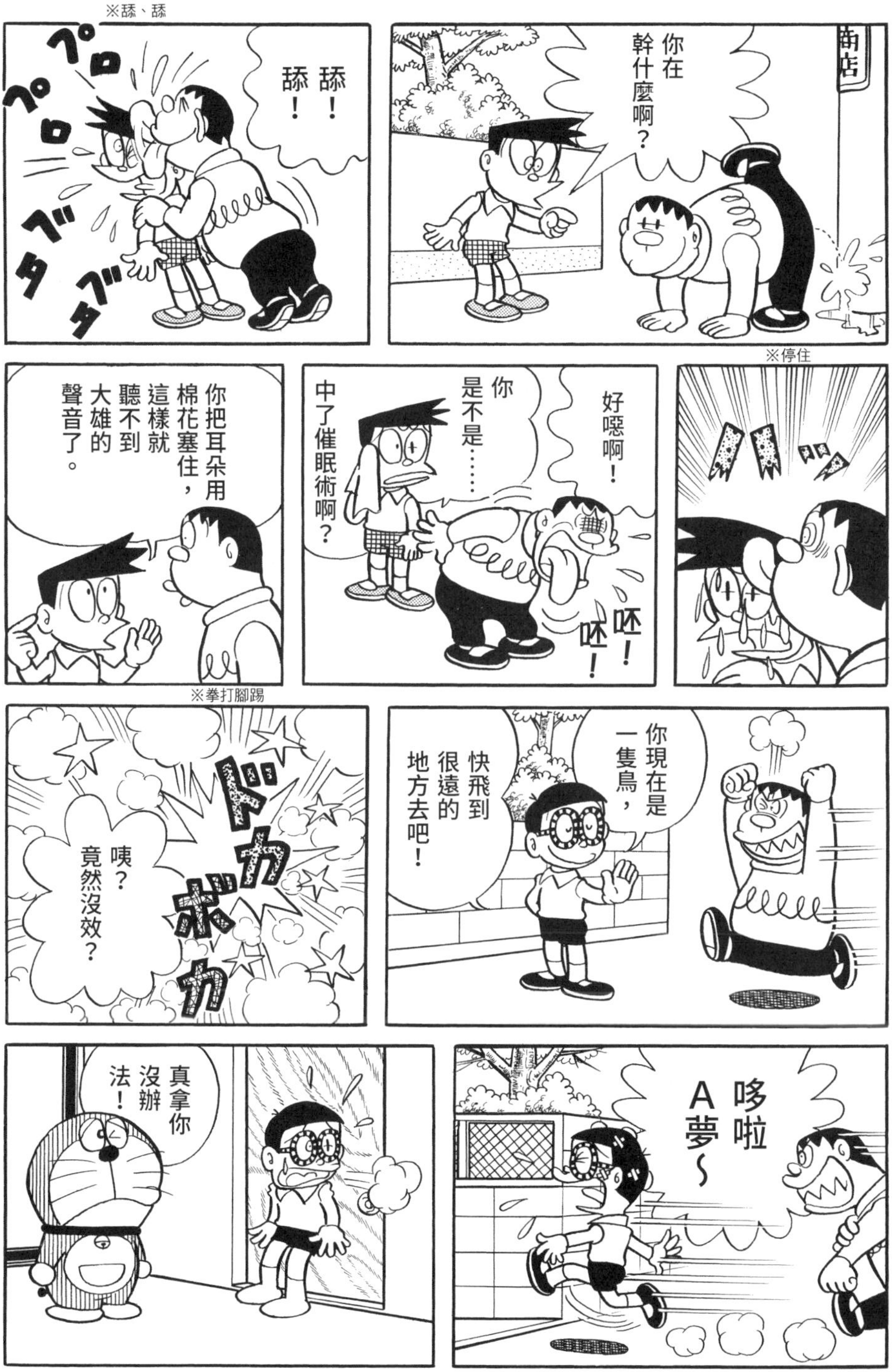

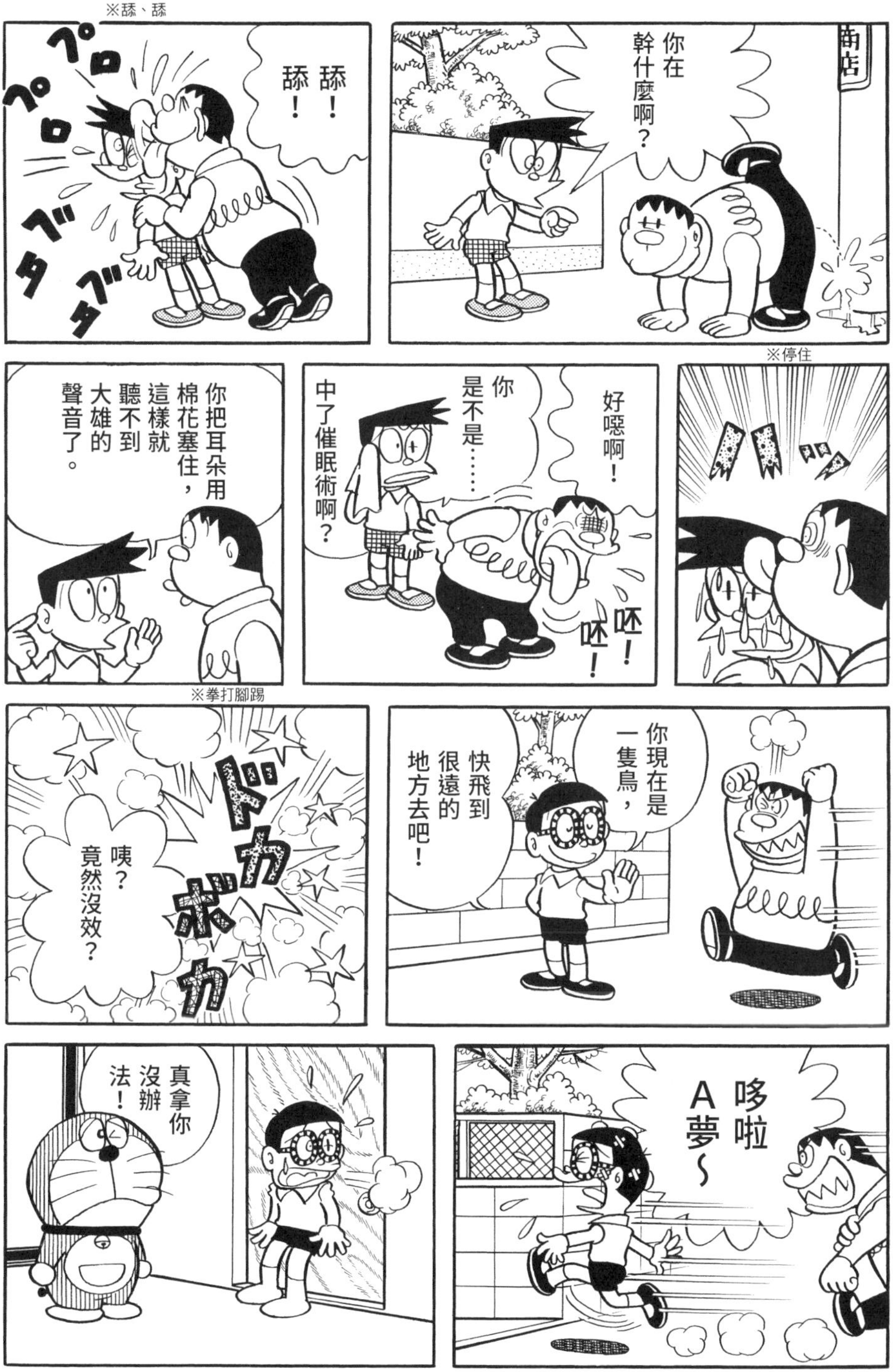

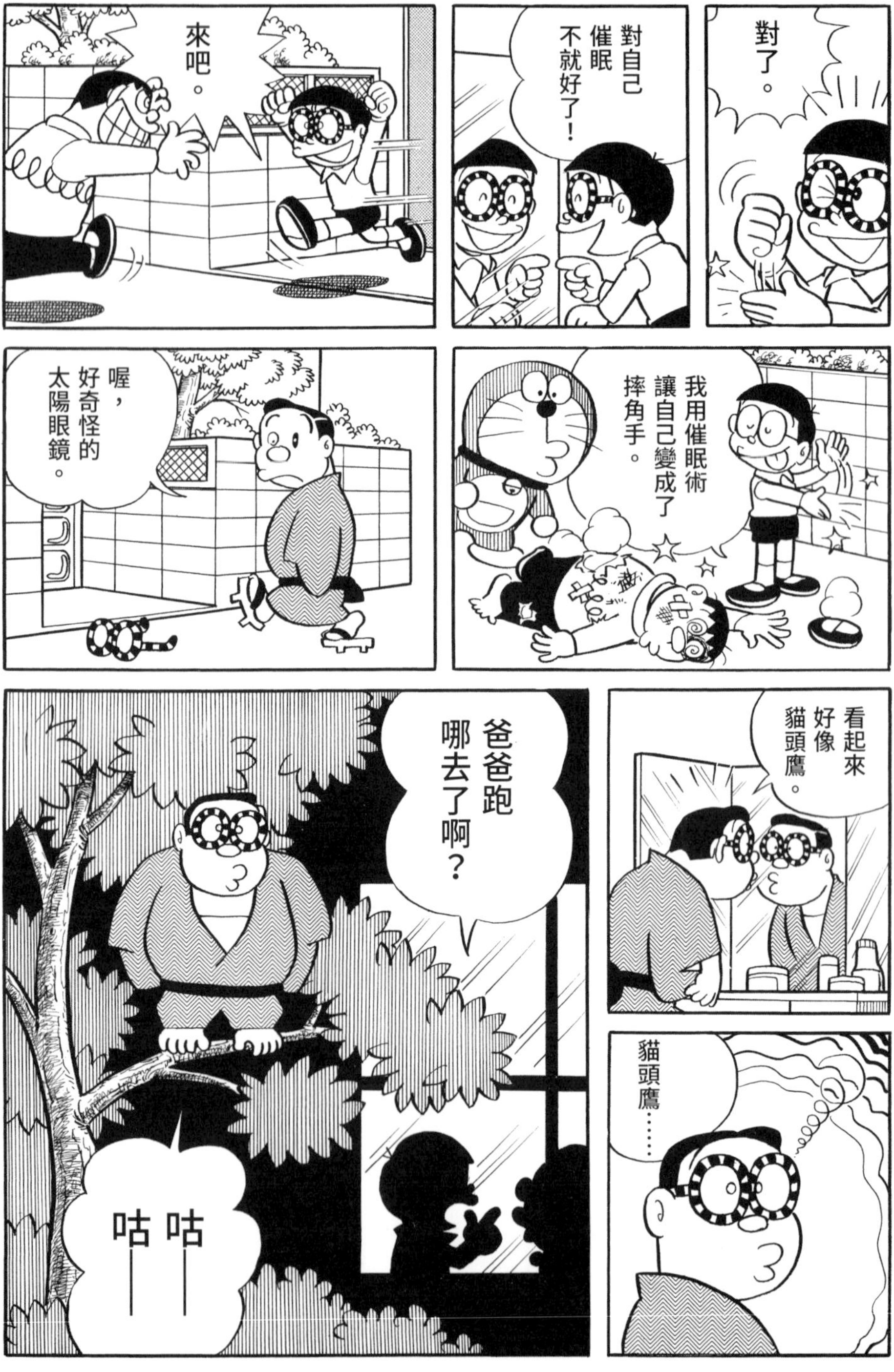
對了。
對自己催眠不就好了！
來吧。
我用催眠術讓自己變成了摔角手。
喔，好奇怪的太陽眼鏡。
看起來好像貓頭鷹。
貓頭鷹……
爸爸跑哪去了啊？
咕——咕——

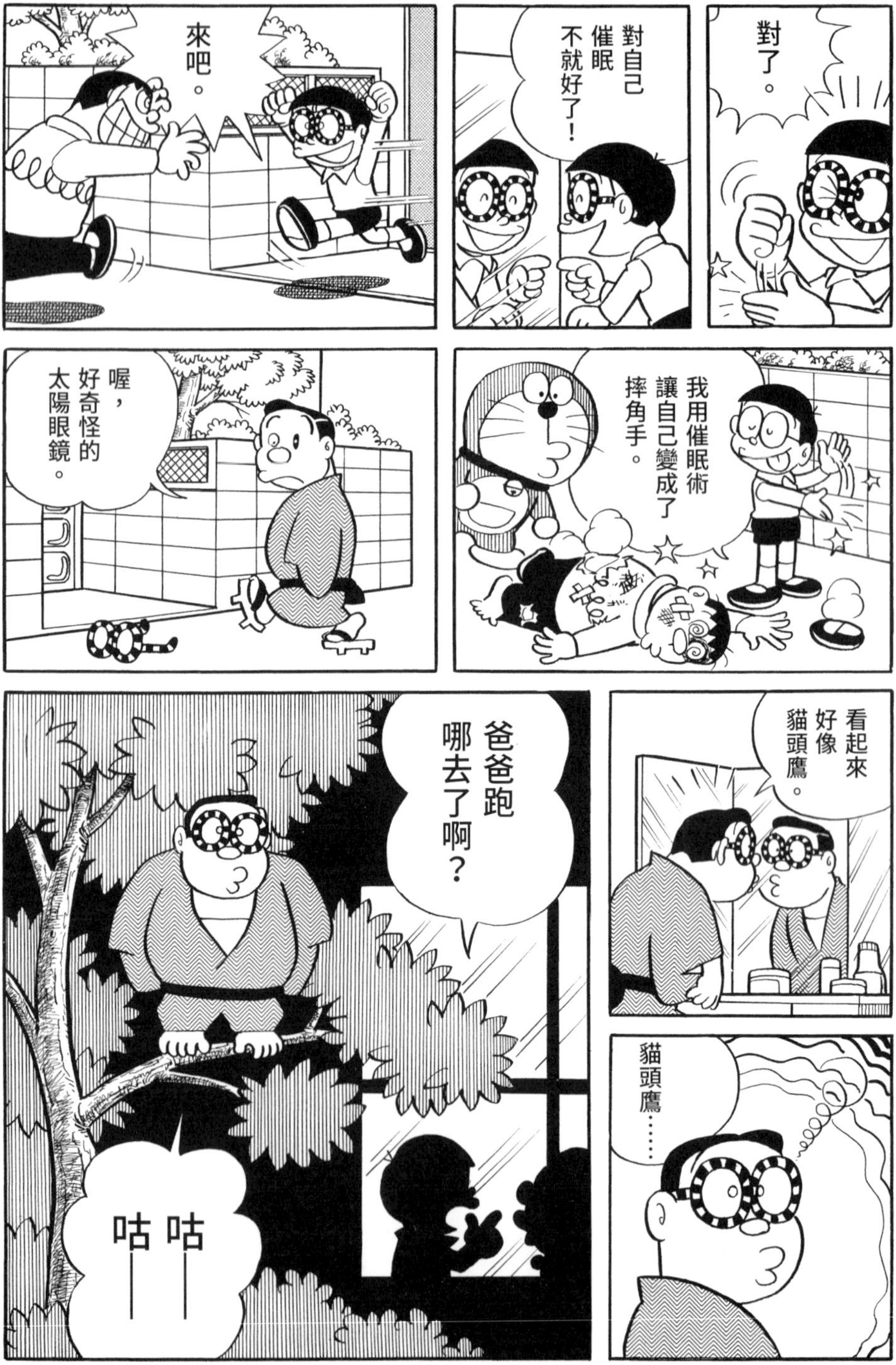

催眠可探索內心深處？

催眠療法的誕生過程

與睡眠非常相似的一個詞是「催眠」。不過，各位聽到「催眠」兩個字，應該都會先聯想到電視上常見的「催眠術」吧？

「催眠」是為了處理心理困擾而誕生的。與自然產生的睡眠不同，催眠可以改變意識。透過暗示或藥物讓人想睡，患者雖有意識，卻呈現半夢半醒的催眠狀態。接著再讓患者說話，進入患者的潛意識，找出生病的原因，這就是「催眠療法」。

催眠療法的創始者是十八世紀後期的奧地利醫師弗朗茨・梅斯梅爾。梅斯梅爾知道心理失調會引起身體疾病，因此嘗試與催眠狀態的患者溝通，紓解累積在內心深處的壓力。

他最初使用磁力，後來透過語言和手勢進行諮商，治療患者。此做法成為日後用於治療精神官能症的催眠療法與暗示療法的先驅，也影響了現代的治療法。

十九世紀末，佛洛伊德（參見一五五頁）也嘗試過催眠療法，不過並不是所有患者都能被催眠。於是他想出不用催眠，讓患者處於似睡非睡的放鬆狀態，躺在長椅上暢所欲言，這個治療方法稱為「自由聯想法」。佛洛伊德認為潛意識中存在著引發疾病的事件記憶與煩惱，因此想要找出來並解決問題。

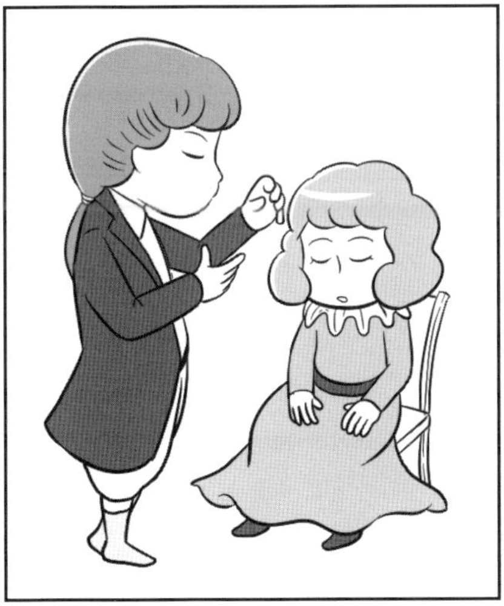

▲梅斯梅爾催眠術利用語言與手勢治療患者。

透過催眠給予暗示？

當你感到緊張的時候，身邊的人是否對你說過「在掌心寫人字並吞下去就不會緊張了」？

這是一種舒緩緊張情緒的方法。透過這個行為，暗示自己不要緊張，達到平靜情緒的效果。

從心理學角度來說，「暗示」指的是接受別人說的話與行為，藉此改變自己的想法、舉止與態度。以剛剛舉的方法為例就是，「在掌心寫人字並吞下去」的這個行為，引起「舒緩緊張情緒」的變化。

前一頁介紹的催眠療法，就是透過暗示改變患者的意識，改善心理狀態。催眠療法分成由醫師讓患者進入催眠狀態的「協助他人催眠」，以及自己讓自己進入催眠狀態的「自我催眠」。

催眠療法有助於治療夢魘症

創傷後壓力症候群（PTSD）是任何人都可能罹患的一種焦慮症。當人遭遇或目擊災害、意外、戰爭和暴力等難以承受的衝擊事件，就有可能會造成心理的創傷。創傷後壓力症候群是一種會讓患者不斷的經歷「閃回」（flashback）的疾病，讓人回想起創傷事件，或者是夢見與創傷有關的惡夢。

一九九五年日本發生阪神大地震，經歷地震後，許許多多的日本人都罹患了創傷後壓力症候群，也讓這項疾病廣為人知。

為了拯救受到惡夢糾纏，苦惱於心理創傷的人，有時也會採用催眠療法治療創傷後壓力症候群。

好好睡專欄

何謂心理學？

心理學的英文是 Psychology，psych 為「心理」的意思，「logy」則是「學問」、「科學」之意。

不過，心理學研究的不只是心理的運作機制，就連投射我們內心真實想法的「行為」，以及我們平時沒察覺的「潛意識」，也是心理學研究的相關範圍。而且，心理學與醫學、社會學密切相關。

冬眠動物的神奇之處

透過冬眠 中止全身活動

冬天樹木枯萎，氣溫下降，難以覓食，對野生動物來說，是攸關性命的嚴酷季節。由於這個緣故，有些動物會在巢穴裡睡覺，以「冬眠」的方式度過冬天。

各位知道有哪些動物會冬眠嗎？青蛙、蠑螈等兩棲類，蛇、烏龜等爬蟲類皆屬於「變溫動物」（冷體動物），體溫和戶外氣溫一樣。牠們每到冬天體溫就會下降，無法動彈，因此會在地底或水邊泥地下冬眠。

另一方面，包括人類在內的哺乳類動物，可分解自體脂肪，製造熱量，因此即使戶外氣溫下降，也能維持體溫。這類動物稱為「恆溫動物」（溫體動物）。

不過，有些恆溫動物會停止製造熱量，節省能量，降低體溫冬眠，包括棕熊、花栗鼠、蝙蝠與日本睡鼠。很多家庭養來當寵物的倉鼠，遇到室溫太低的日子也會冬眠。

舉例來說，棲息在中亞到北亞一帶的花鼠，冬眠時體溫下降至攝氏五度，心跳數每分鐘不到十次，每分鐘的呼吸次數只有個位數，藉此減少熱量的消耗。

除此之外，刺蝟、倭狐猴、澳洲針鼴等哺乳類動物也會冬眠。

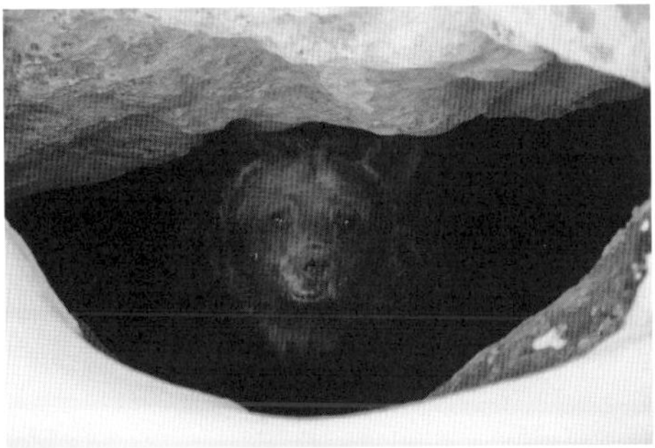

▶進入洞穴冬眠的熊

© PIXTA

▶有冬眠習慣的哺乳類

分類	代表種
單孔目	澳洲針鼴
有袋類	侏袋貂
真盲缺目	刺蝟
翼手目	馬鐵菊頭蝠
靈長目	倭狐猴
囓齒目	花栗鼠、日本睡鼠
食肉目	棕熊、亞洲黑熊

冬眠中的生物也會睡眠不足？

即使是恆溫動物，冬眠時也會降低體溫，減少熱量消耗。

不過，若是花栗鼠這類小型動物，冬眠期間不可能一直維持低體溫。牠們每數小時到數週必須恢復正常體溫，再次活動。這個情形稱為「睡眠中斷」。各位知道牠們為什麼要中斷睡眠嗎？

影像來源 / Michael Himbeault via wikimedia commons

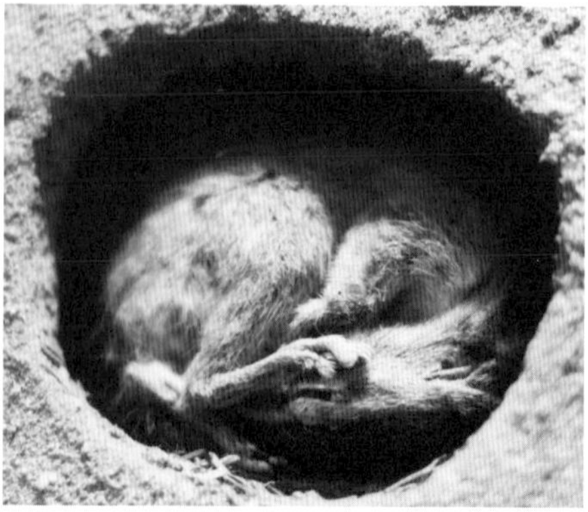

▲冬眠中的花栗鼠。每年十月到隔年四月，約兩百天都在冬眠。

專家認為牠們中斷睡眠的原因是為了排出累積在體內的老廢物質，並且吃儲存在巢穴裡的食物，補充體力。

曾經有研究團隊針對中斷睡眠的動物腦波進行調查，發現出現好幾次 Delta 波（δ波）。睡眠不足，開始想睡的時候會出現 Delta 波。因此，專家認為動物冬眠時不只是睡覺，也會採取與睡覺不同的行動與代謝狀態，保留體力。除了睡眠中斷期間，其他時間都在熟睡。

冬眠讓動物返老還童？

動物的壽命與體型大小有關，通常體型較小的動物，壽命較短。不過，有冬眠習性的花栗鼠與蝙蝠，壽命比其他體型相當的動物還長。

專家比較了原本就不冬眠的實驗大鼠與冬眠的花栗鼠，實驗大鼠的壽命約為三年，花栗鼠竟有十一年左右。也就是說，儘管兩者體型相當，花栗鼠的壽命卻比實驗大鼠長三倍以上。

關於花栗鼠的壽命，學界也有另外一個令人驚奇的說法。專家認為，花栗鼠冬眠時不僅不會變老，還有可能返老還童。如果花栗鼠冬眠期間不會變老，將其壽命減去冬眠期間，剩下的壽命應該與體型相當卻不冬眠的動物一樣，但是花栗鼠的實際壽命更長。

如果這個假設是真的，那真是太不可思議了！

人類以前也會冬眠？

學者發現了與冬眠動物相同的人骨

無論冬天有多麼寒冷，人類都不會冬眠。不過，專家認為以前的人類或許有冬眠的習性。

十八世紀初期，俄羅斯的貧窮農民每到冬季就會減少食物攝取量，幾乎一整天睡在暖爐旁。據傳蒙古也有同樣的習慣。

不僅如此，登錄為世界遺產的西班牙北部阿塔普埃爾卡考古遺址洞窟，曾經是一處大型墳場，考古學家挖出了許多古代人類的遺骸。專家還在這些人類遺骸上，發現了當時人類有冬眠習性的證據。

專家以科學方式分析骨骸，發現每年有幾個月的期間停止成長。不僅如此，他們發現的跡證常見於冬眠動物的骨骼特徵。

冬季無精打采是來自於冬眠的影響？

每年的秋天與冬天期間，有些人會出現無精打采、情緒低落、不想和別人見面或身體倦怠等症狀，專家說這是「冬季憂鬱症」。

冬季憂鬱症好發於二十歲左右，日照時間變短是發病的原因。與一般的憂鬱症不同，冬季憂鬱症容易出現睡眠時間較長、白天很想睡、食慾旺盛等症狀。由於這個狀況近似冬眠，因此專家認為冬季憂鬱症可能來自於人類祖先的冬眠習性。

不過，隨著春天降臨，冬季憂鬱症就會自然的痊癒。這一點也與到了春天就清醒、開始恢復活動的冬眠習性很相像。

還有夏眠和休眠！

夏眠的生物

在天氣越來越熱，雨量逐漸減少的乾燥夏季，有些動物也會藉由休眠度過這段時期。相對於冬眠，夏季休眠稱為「夏眠」。

蝸牛和青蛙都是不耐水分蒸發的動物，牠們會躲在土壤中的洞穴或是縫隙內，以假死的狀態度過整個夏季（夏眠）。

此外，棲息在非洲和南美洲熱帶地區的肺魚，會在泥土中挖一個洞，以捲曲的姿勢在洞裡夏眠。如果沼澤地變乾，就用鰾（肺）呼吸延續生命，靜靜的等待雨季降臨。

夏眠動物常見於有乾旱期的熱帶地區，包括日本。日本有一種叫做「玉筋魚」的魚，當水溫上升至攝氏十九度以上，牠就會潛入海底的沙子裡夏眠，等到水溫降低為止。棲息在瀨戶內海的玉筋魚，一年中將近有一半的時間都在沙子裡夏眠。

植物也有夏眠和冬眠？

有些植物也會停止活動，以「休眠」的方式靜靜等待所處環境恢復到適合自己生長的狀態。

某些蘭花在春到秋季的生長期長出新芽，葉子變大，積極成長。到了冬天就進入休眠期，不發新芽，莖部也停止成長，但靠著生長期儲存的力量開花。

大家常吃的馬鈴薯會在採收後進入休眠，抑制發芽。

此外，在夏季非常炎熱乾燥、冬季氣候相對溫和的地區，有些植物也會夏眠。

總而言之，植物會感受目前環境是否適合自己生長，採取活動或休眠的方式維持生命。

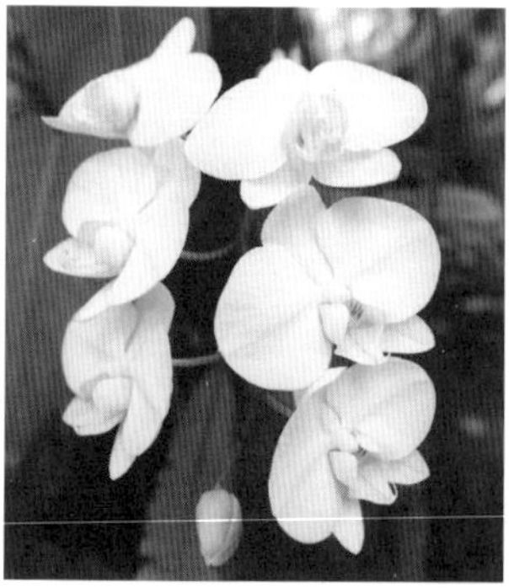

▶一到冬天，不耐寒的蘭花就會進入休眠期，等待明年春天降臨。

© PIXTA

夜晚世界的國王！

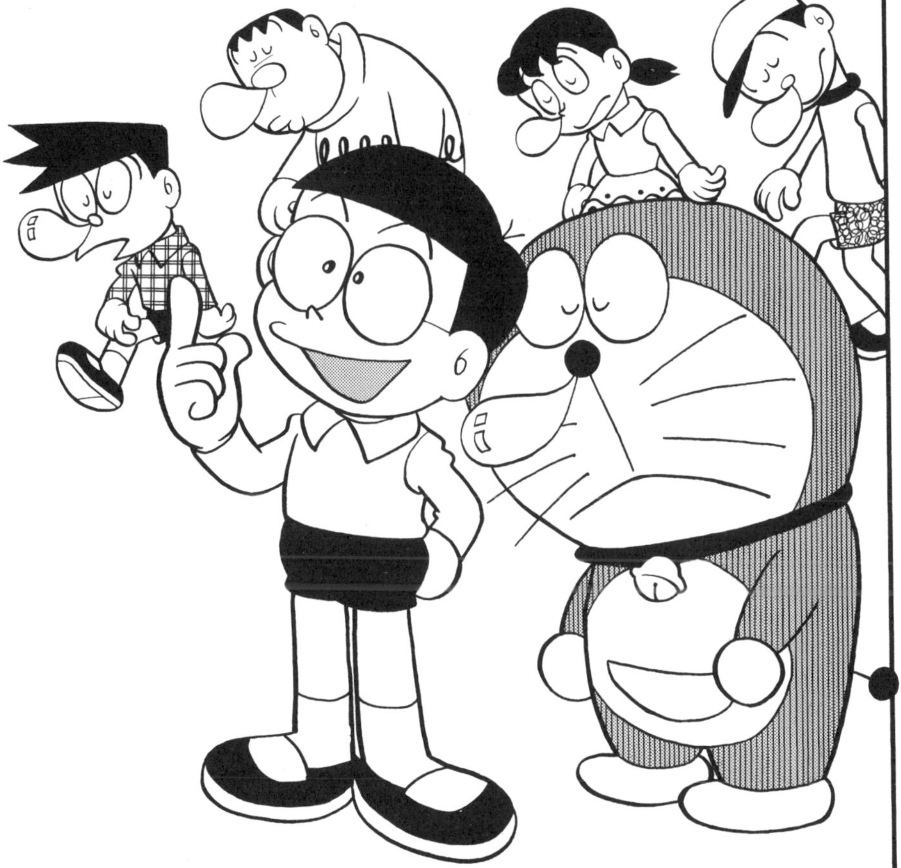

Q

「晨型人」與「夜型人」的生活型態可以改變，這是真的嗎？

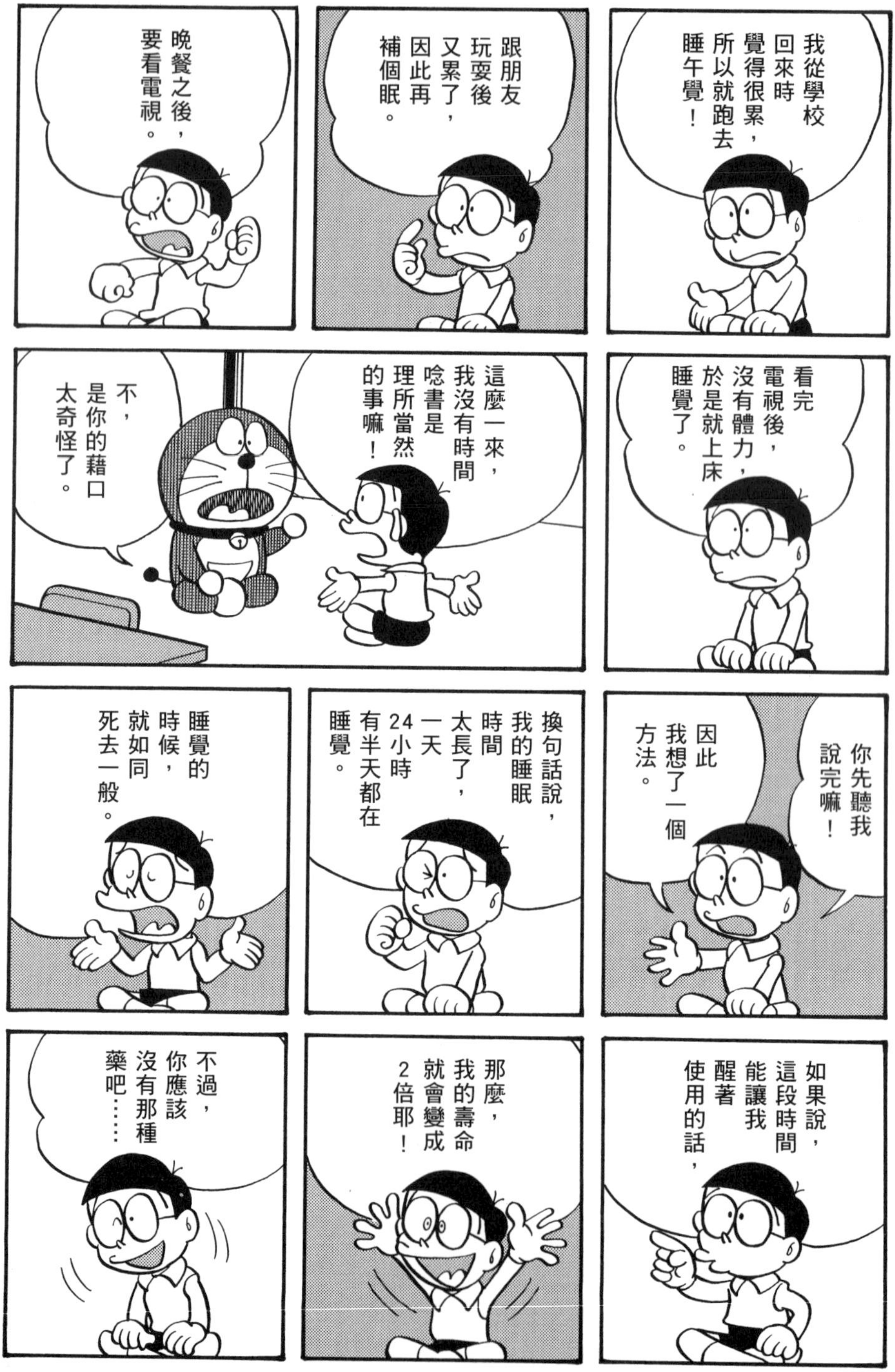

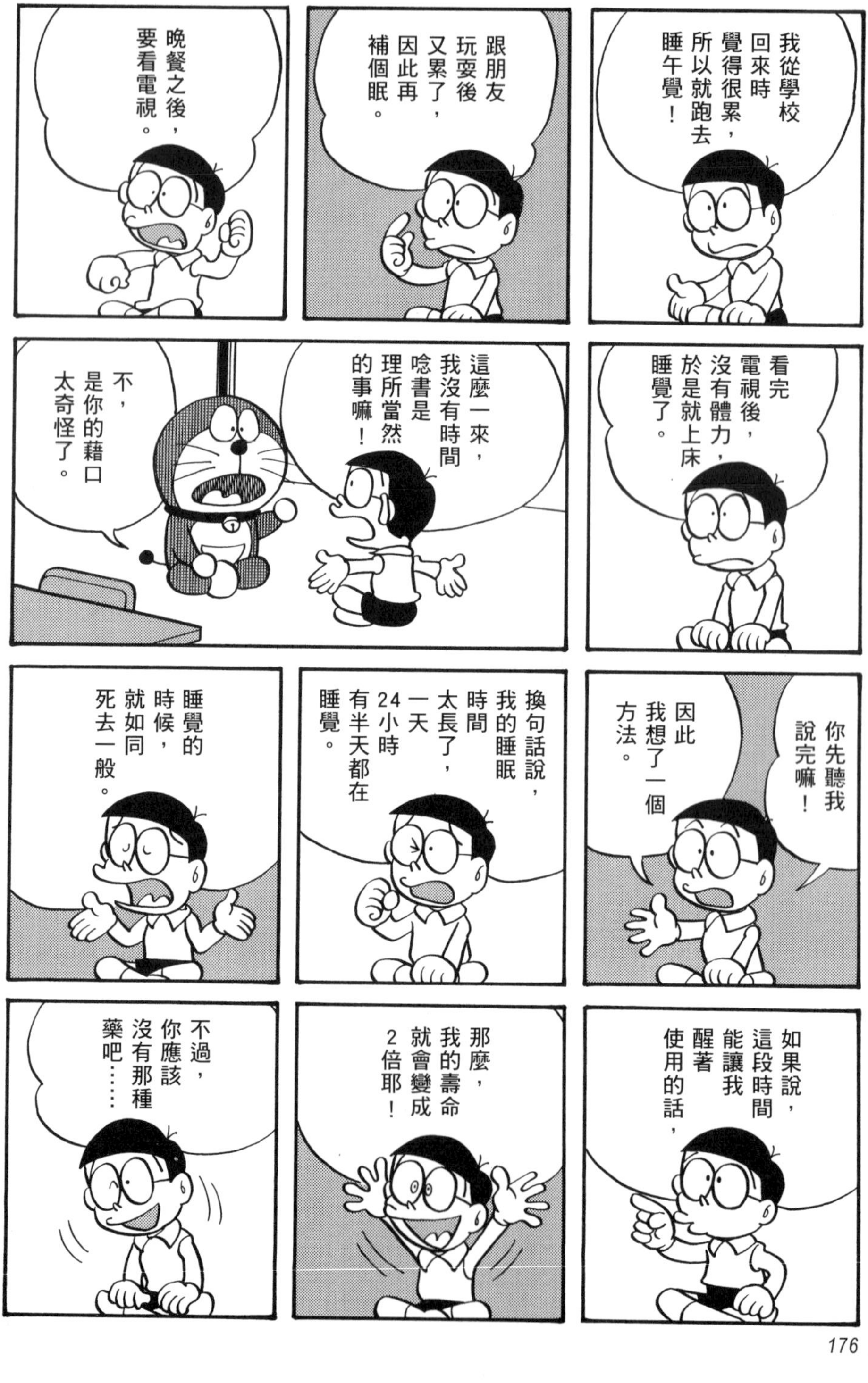

A 真的。雖然遺傳是決定「晨型人」或「夜型人」等生活型態的關鍵，但可以透過日常生活的努力改變。

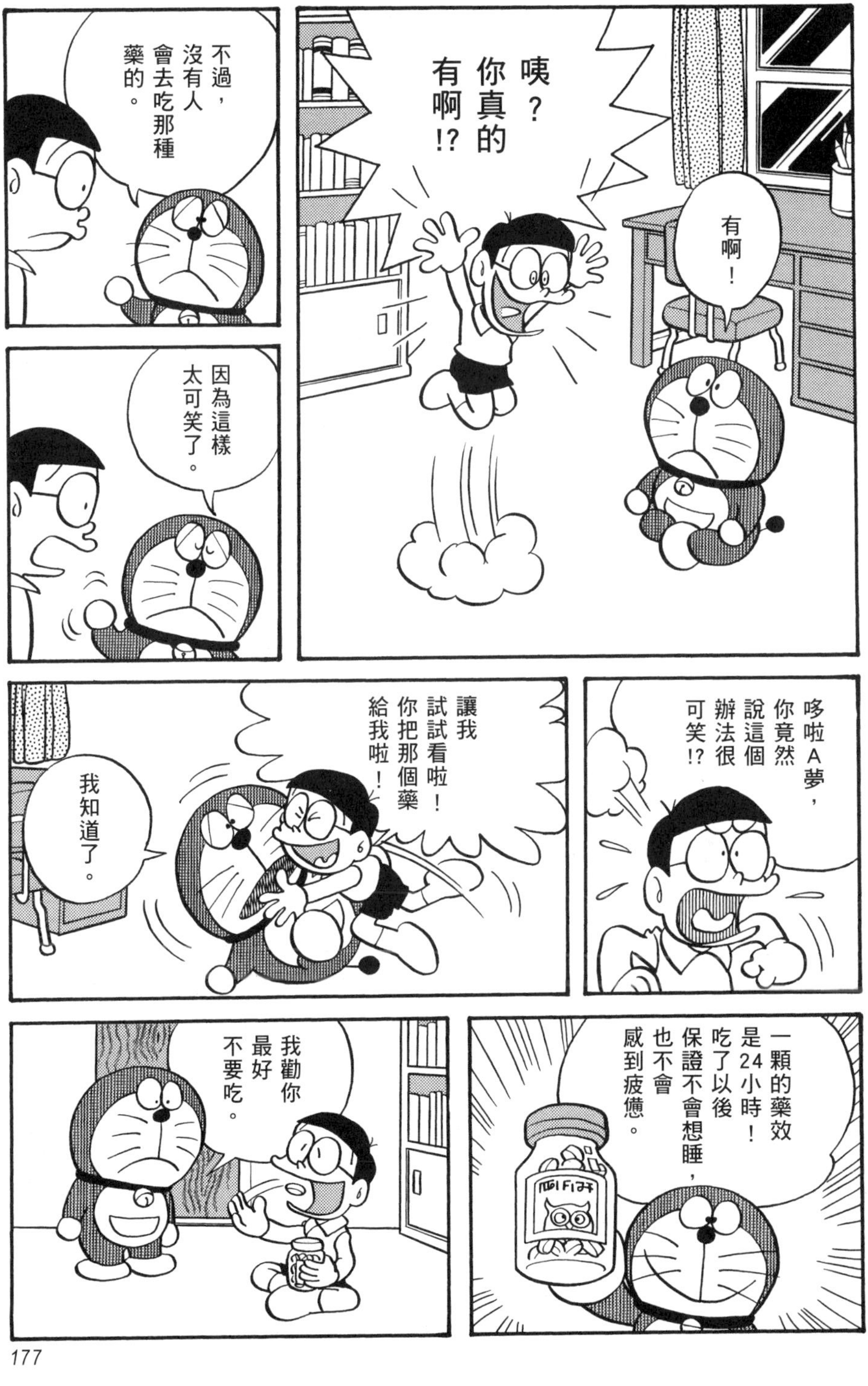

有啊！
咦？你真的有啊!?
不過，沒有人會去吃那種藥的。
因為這樣太可笑了。
哆啦A夢，你竟然說這個辦法很可笑!?
讓我試試看啦！你把那個藥給我啦！
我知道了。
一顆的藥效是24小時！吃了以後保證不會想睡，也不會感到疲憊。
我勸你最好不要吃。

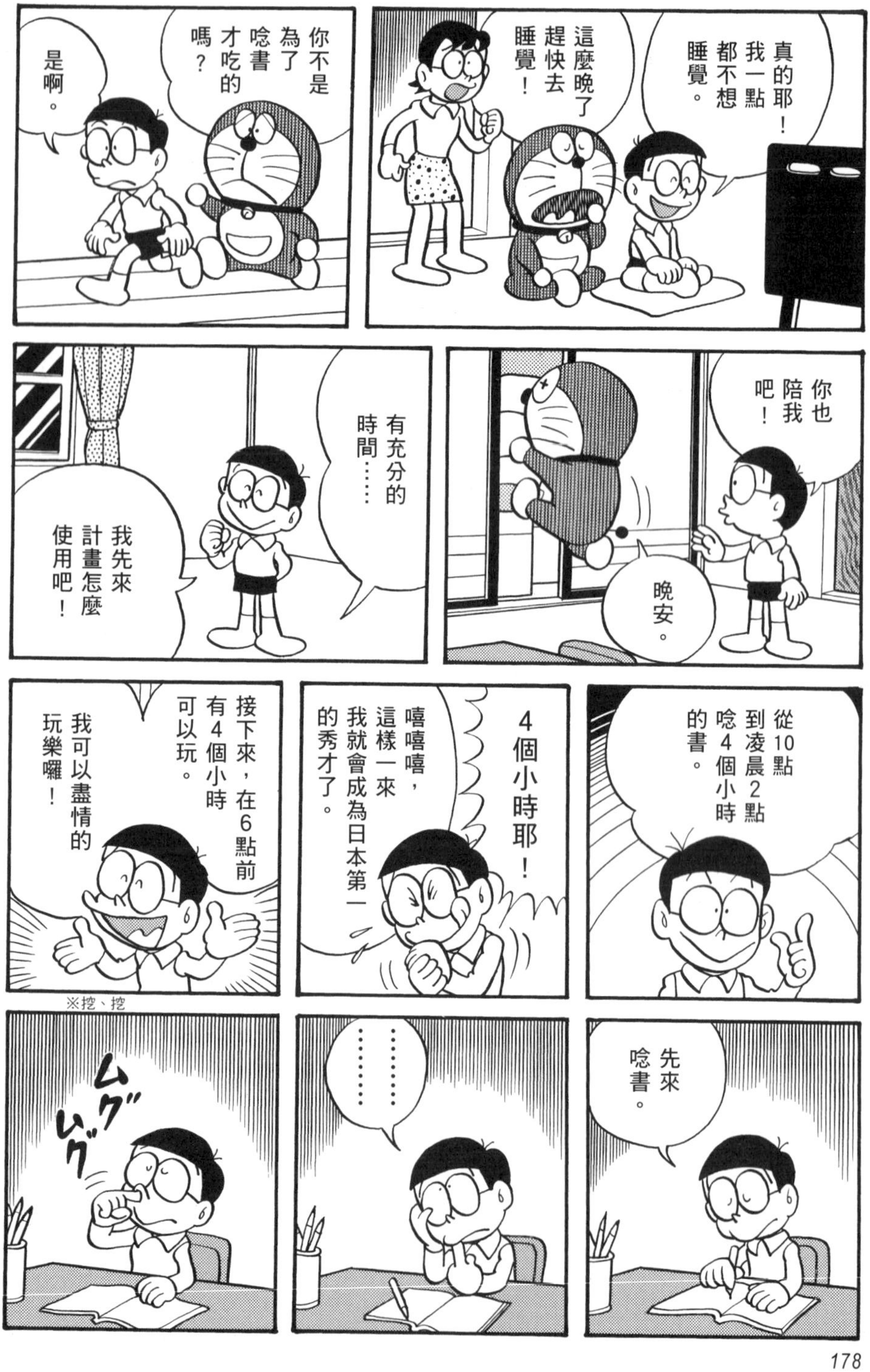

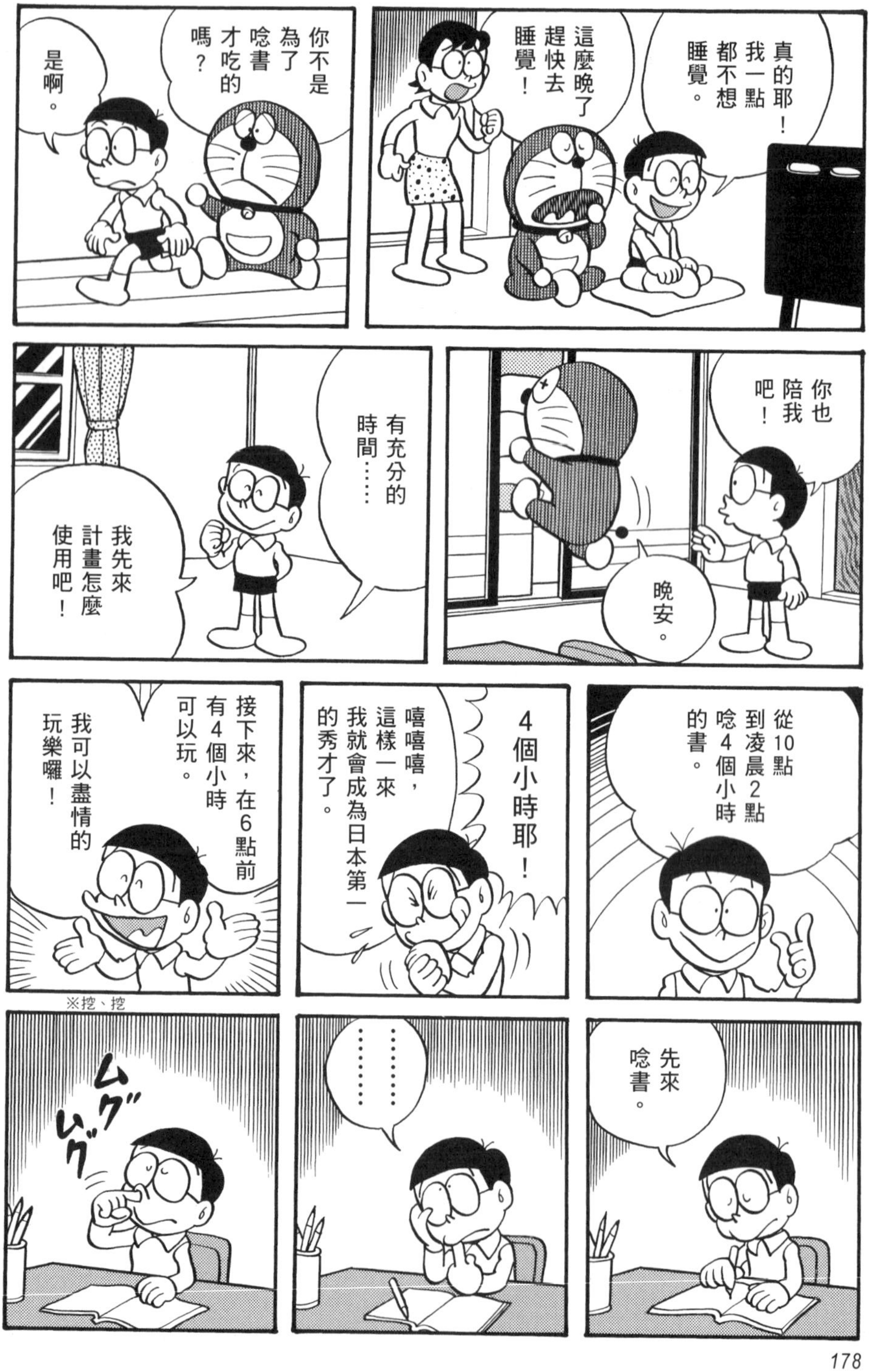

※挖、挖

Q 人類以外的動物即使換地方睡也能睡著，這是真的嗎？

※挖、挖

A 不完全正確。實驗結果顯示，老鼠從舊籠子換到新籠子時，會有一段時間睡不好，需要適應。

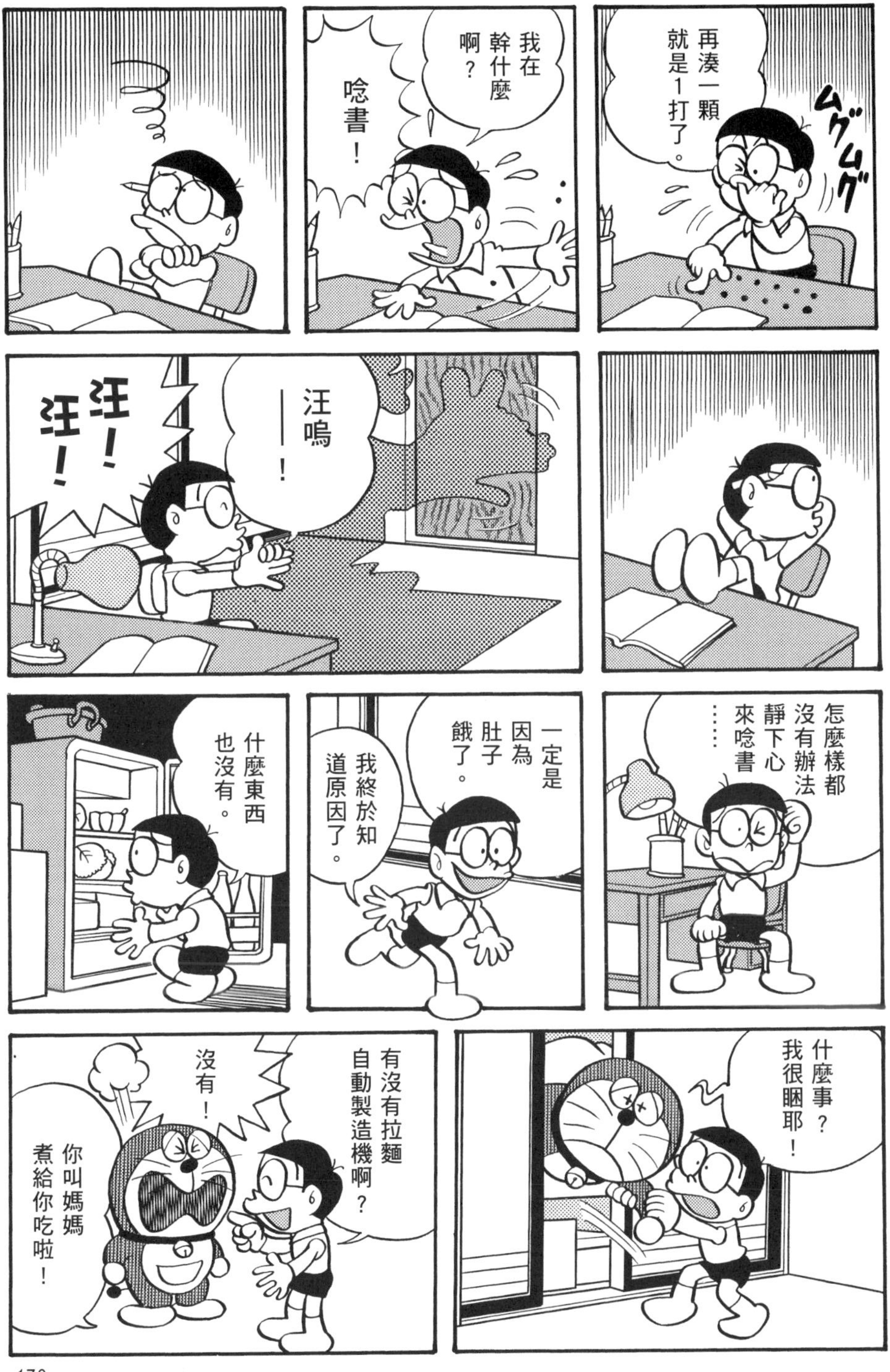

再湊一顆就是1打了。
ムグムグ
我在幹什麼啊？
唸書！
汪嗚——！
汪！汪！
怎麼樣都沒有辦法靜下心來唸書……
一定是因為肚子餓了。
我終於知道原因了。
什麼東西也沒有。
什麼事？我很睏耶！
有沒有拉麵自動製造機啊？
沒有！
你叫媽媽煮給你吃啦！

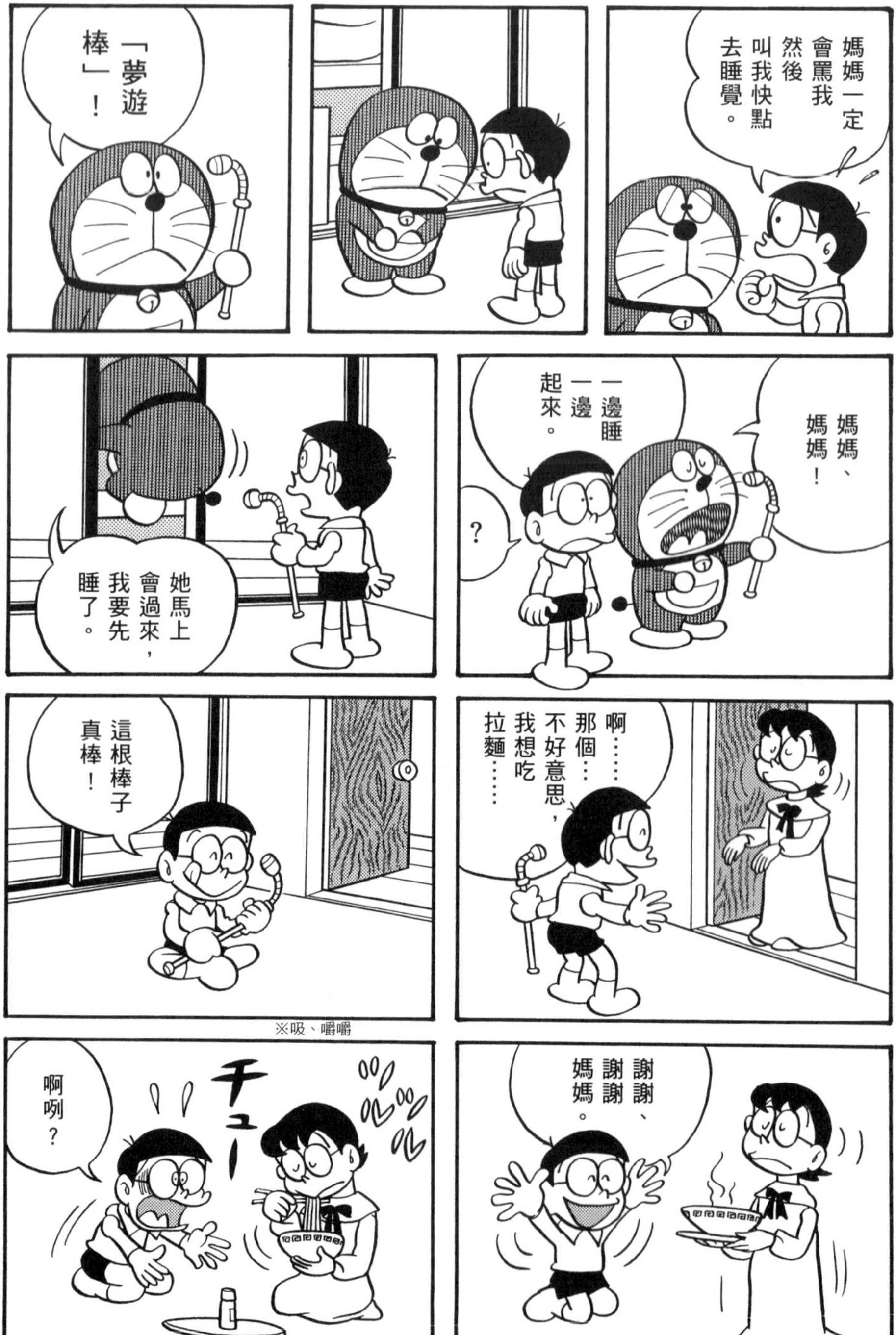

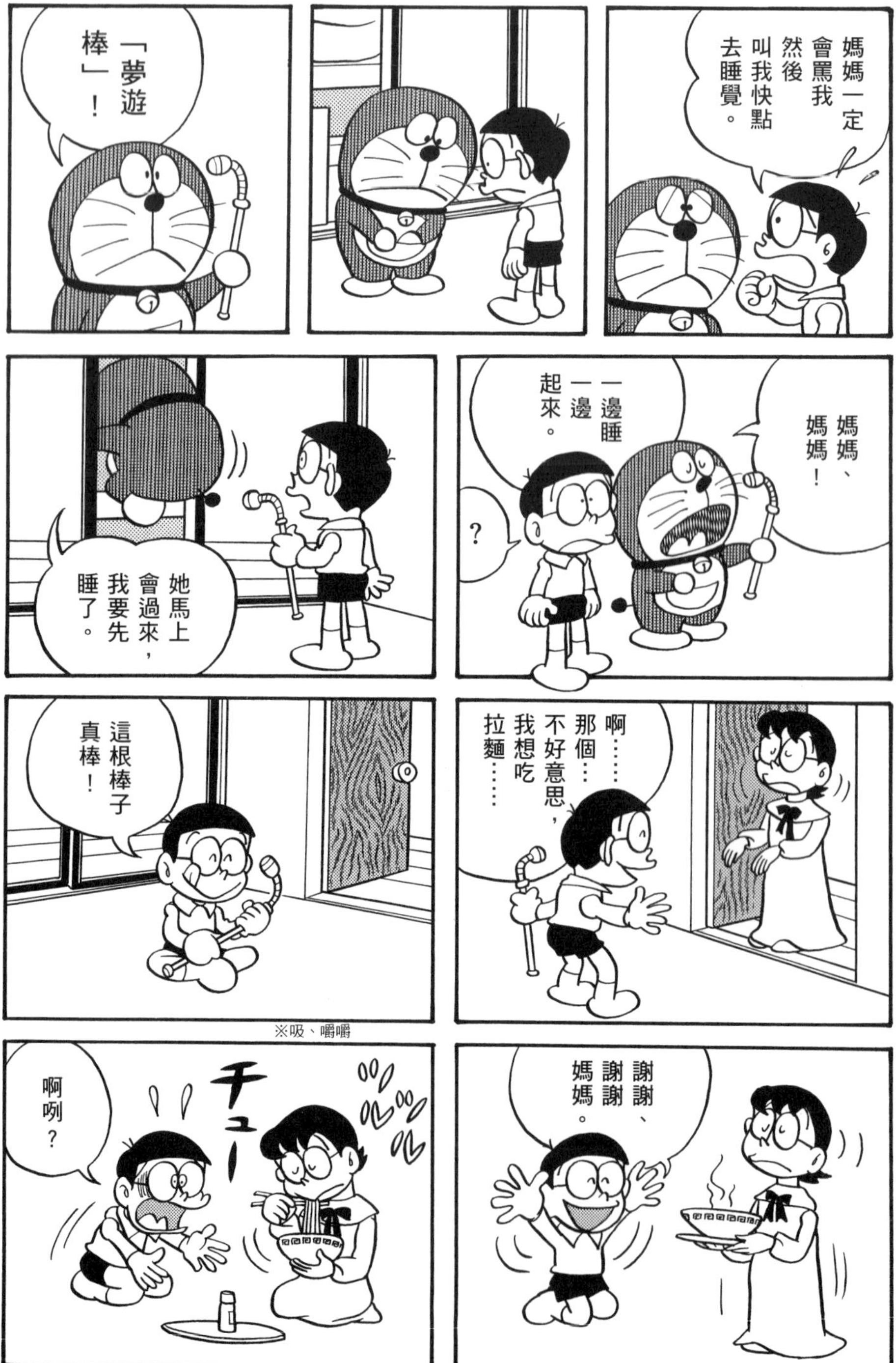

睡覺天才夢遊盒Q&A

Q 從晚上入睡到早上醒來，維持相同睡相比較好，這是真的嗎？

A 假的。睡眠期間適度翻身，有助於提升睡眠品質。若一整晚幾乎不動，很可能是睡眠環境不舒適。

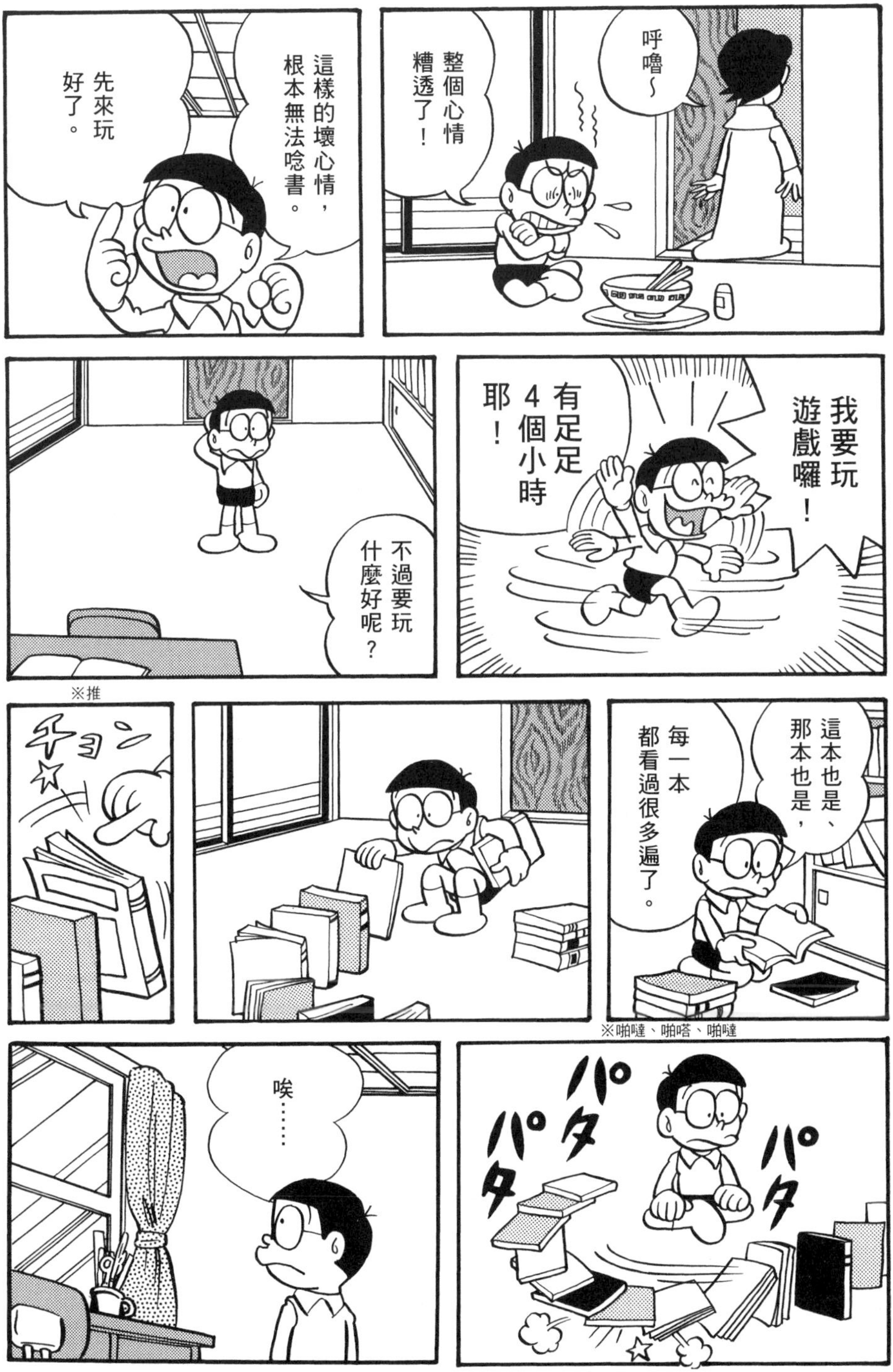

呼嚕～
整個心情糟透了！
這樣的壞心情，根本無法唸書。
先來玩好了。
我要玩遊戲囉！
有足足4個小時耶！
不過要玩什麼好呢？
這本也是、那本也是，
每一本都看過很多遍了。
チョン
※推
パタ
パタ
パタ
※啪噠、啪嗒、啪噠
唉……

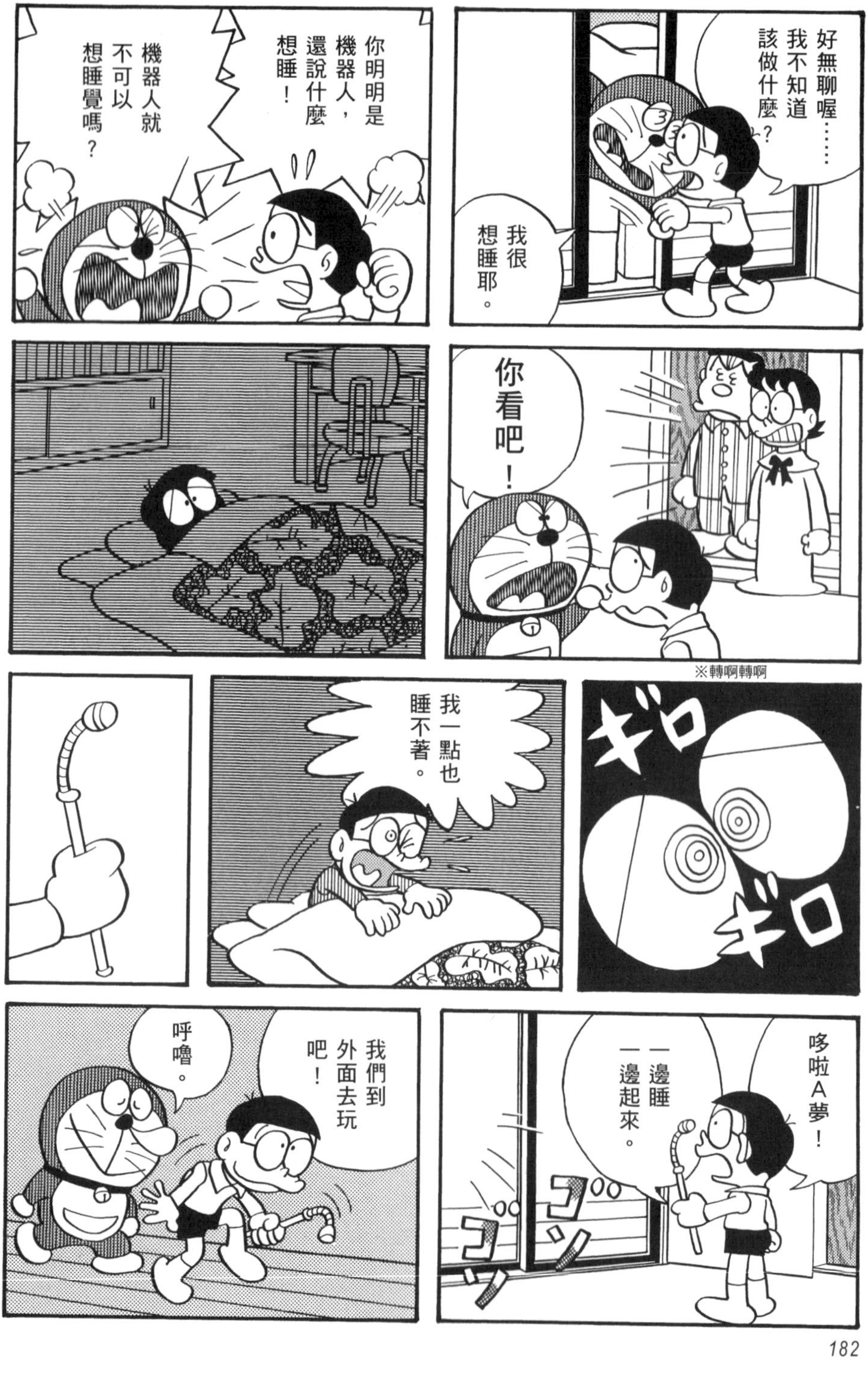

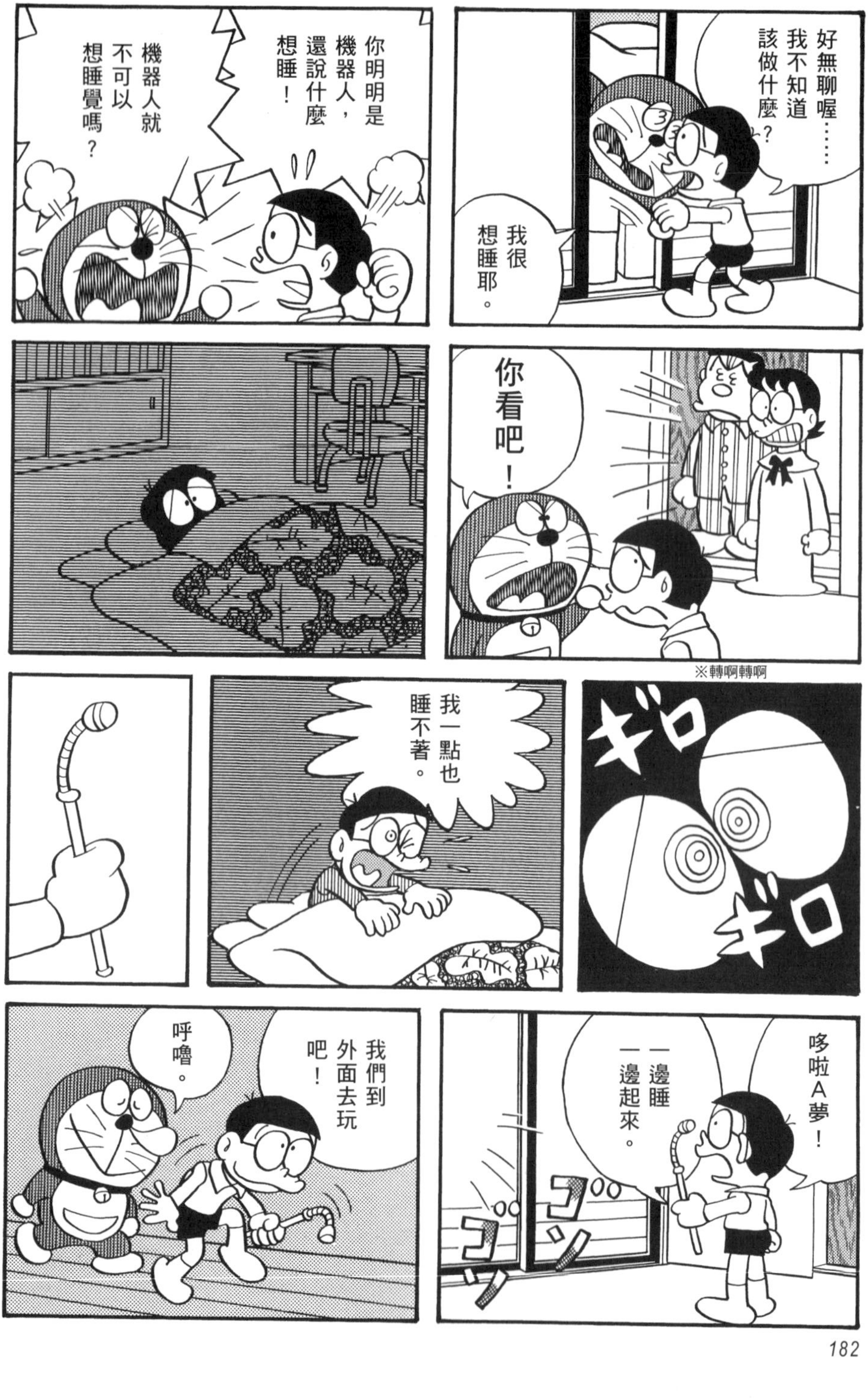

睡覺天才夢遊盒Q&A

Q 小型犬的做夢次數比大型犬多，這是真的嗎？

A 真的。大腦重量越輕的動物，睡眠週期越多，可以夢見好幾次短夢。

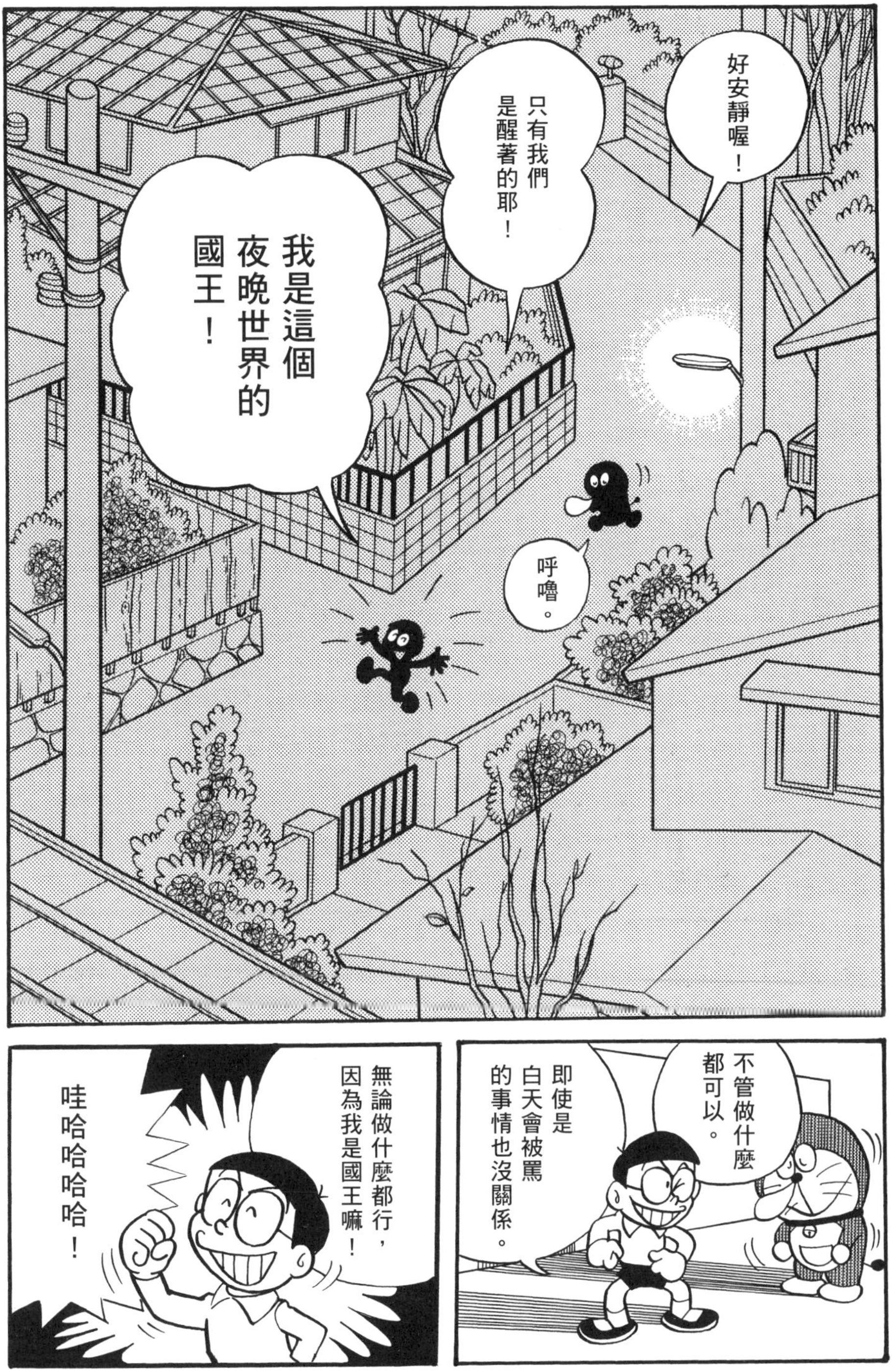

好安靜喔！
只有我們是醒著的耶！
我是這個夜晚世界的國王！
呼嚕。
不管做什麼都可以。
即使是白天會被罵的事情也沒關係。
無論做什麼都行，因為我是國王嘛！
哇哈哈哈哈！

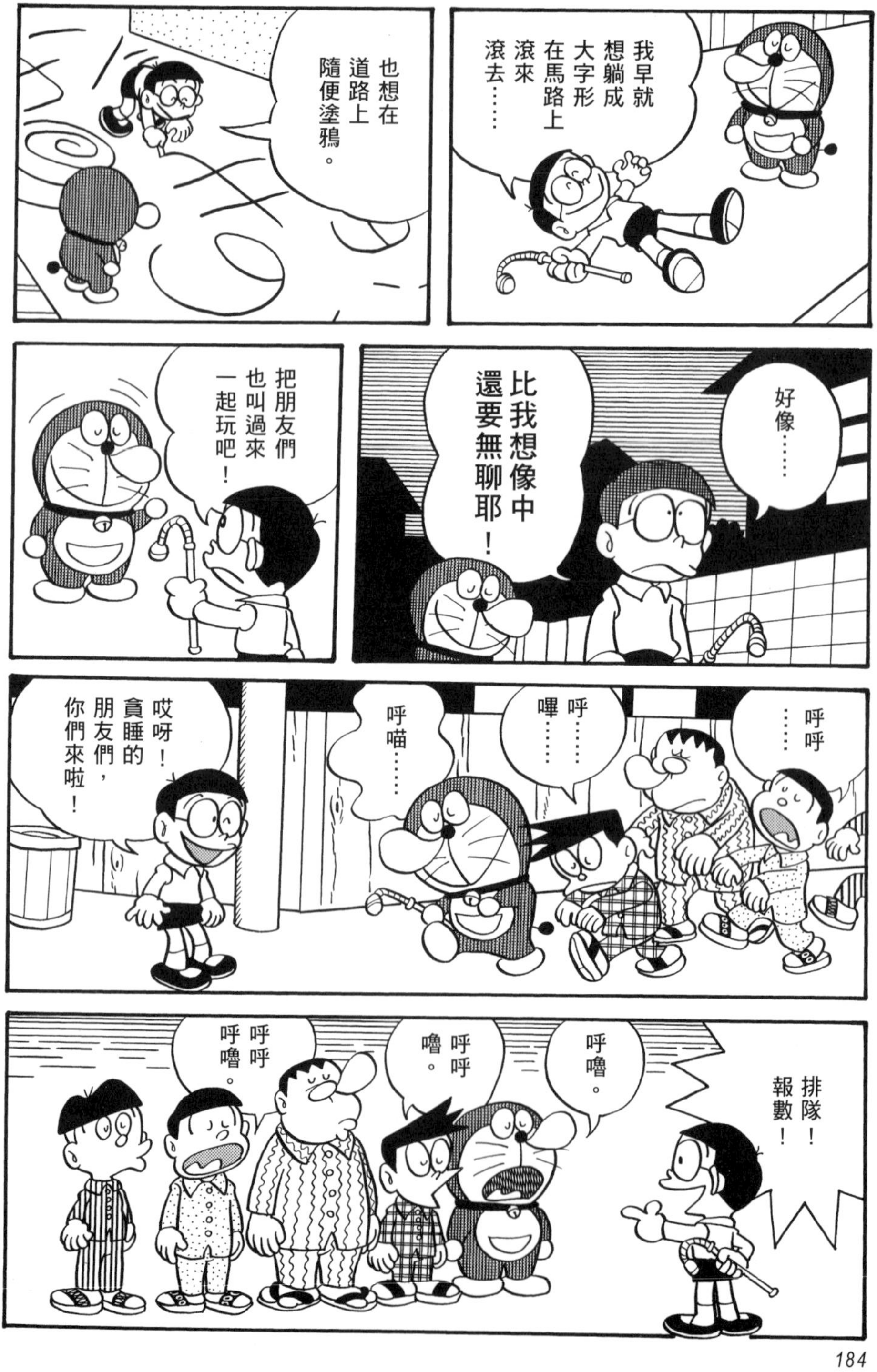

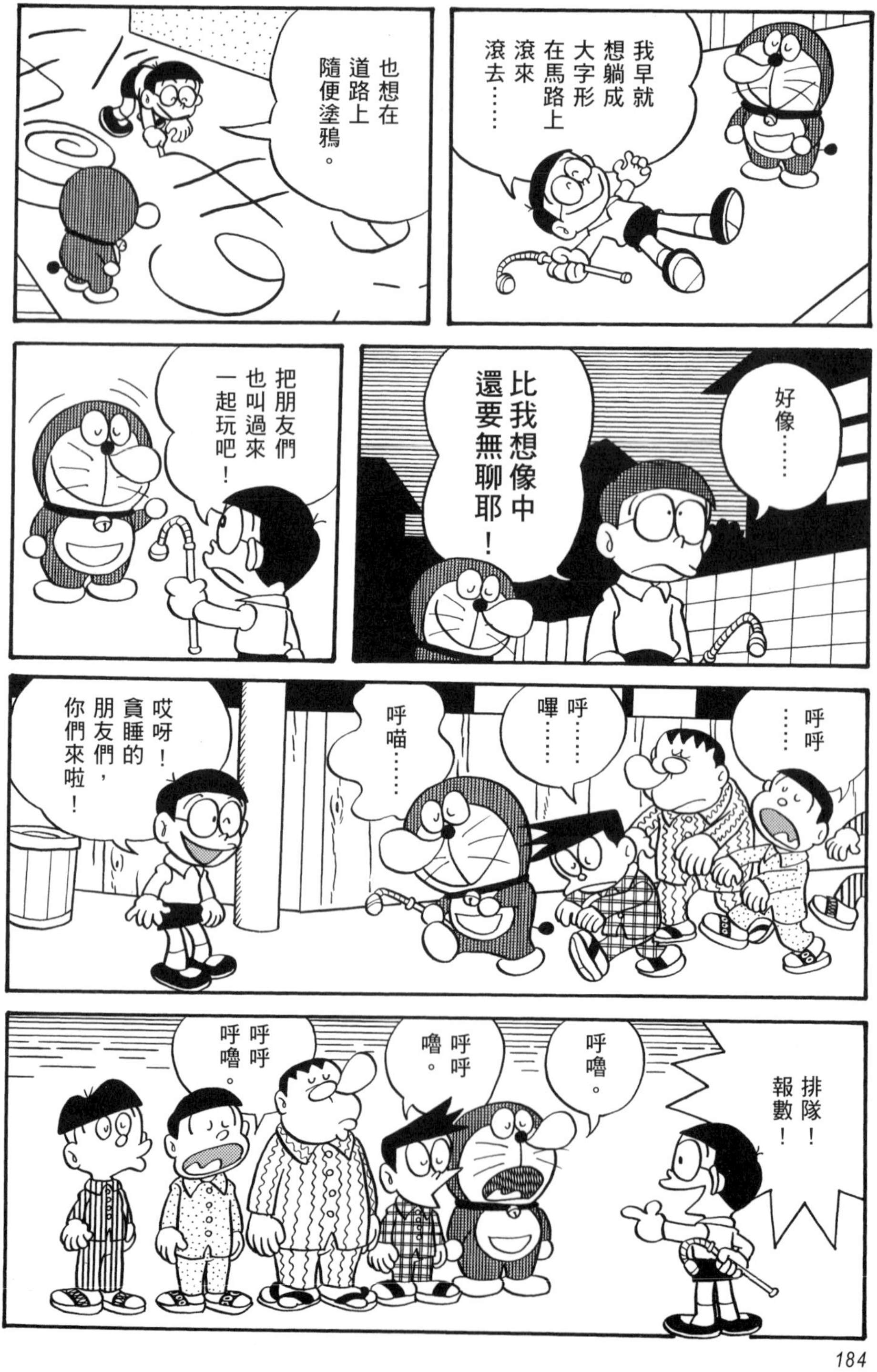

睡覺天才夢遊盒Q&A

Q 太空人在太空船中漂浮睡覺，這是真的嗎？

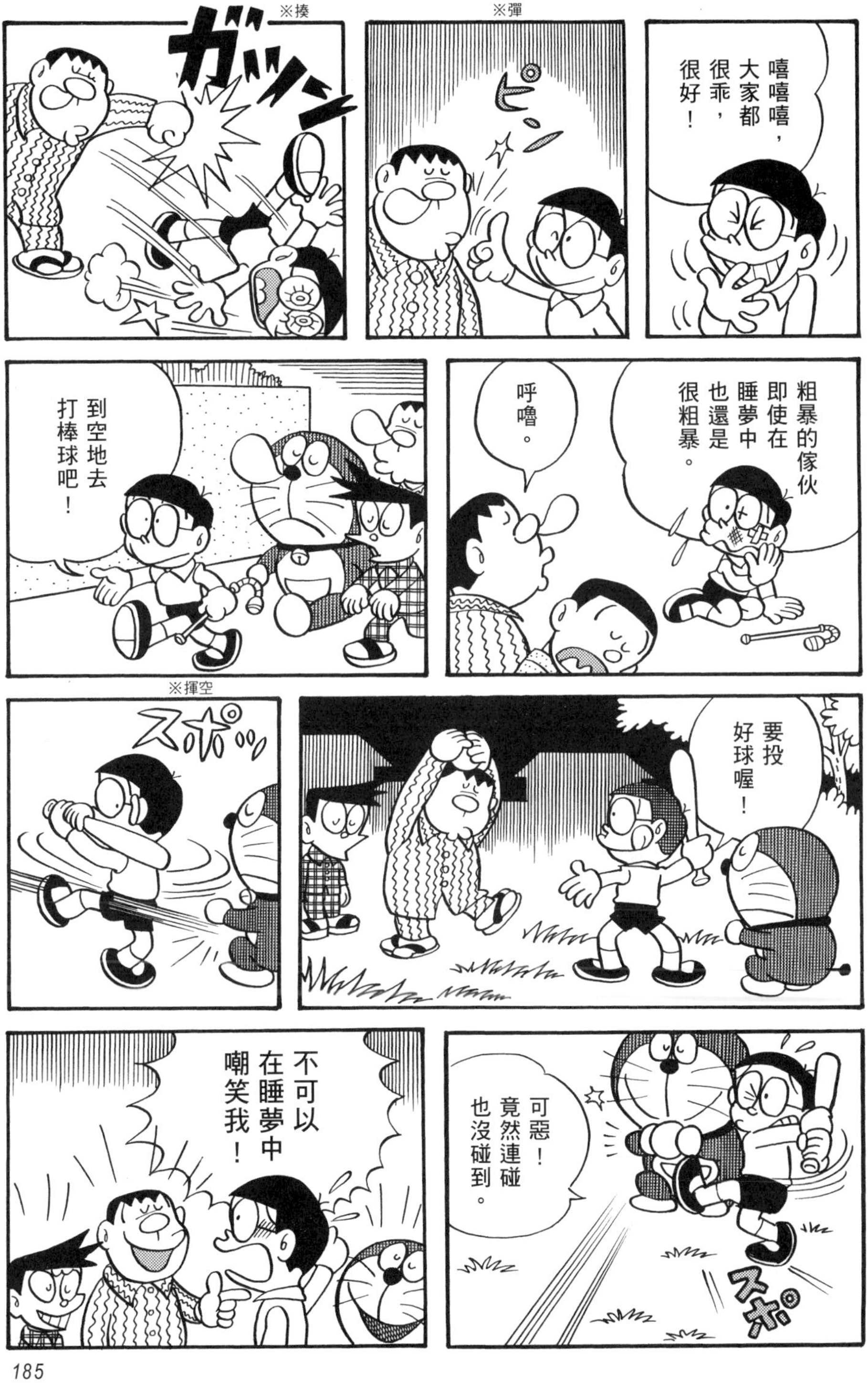

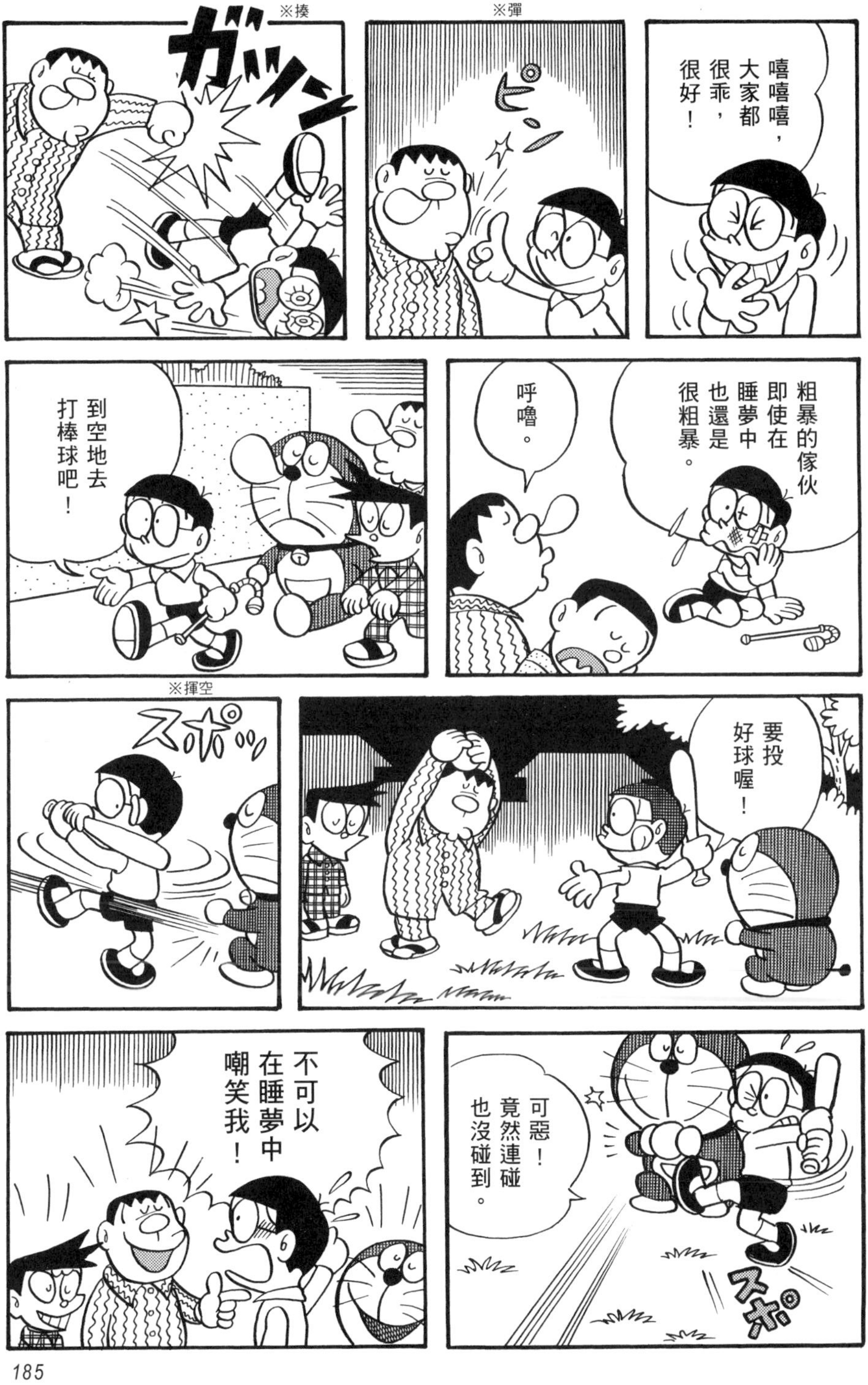

A 假的。為了避免睡覺時在無重力狀態下四處漂浮，太空人將睡袋固定在牆壁或天花板上。

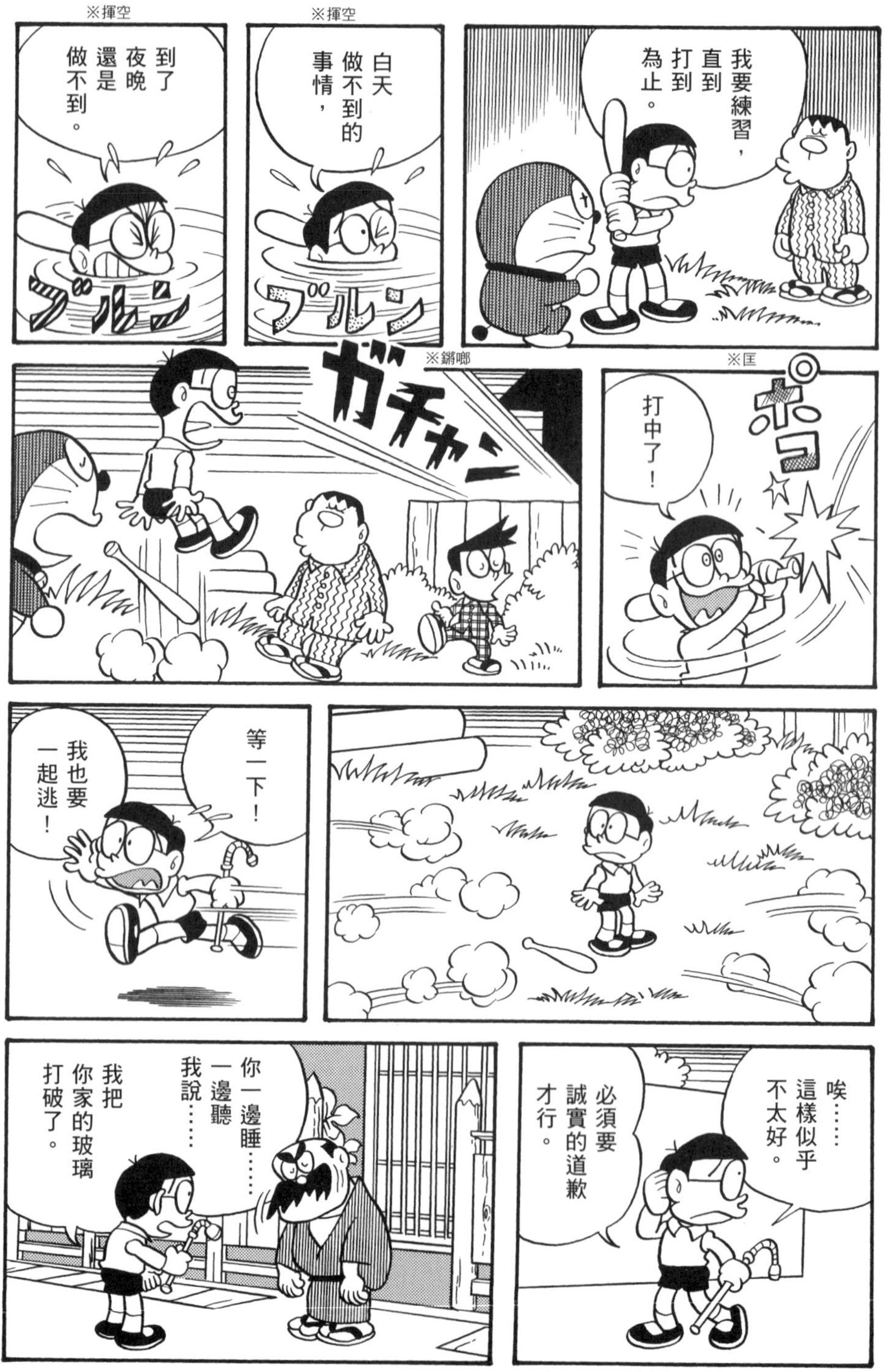

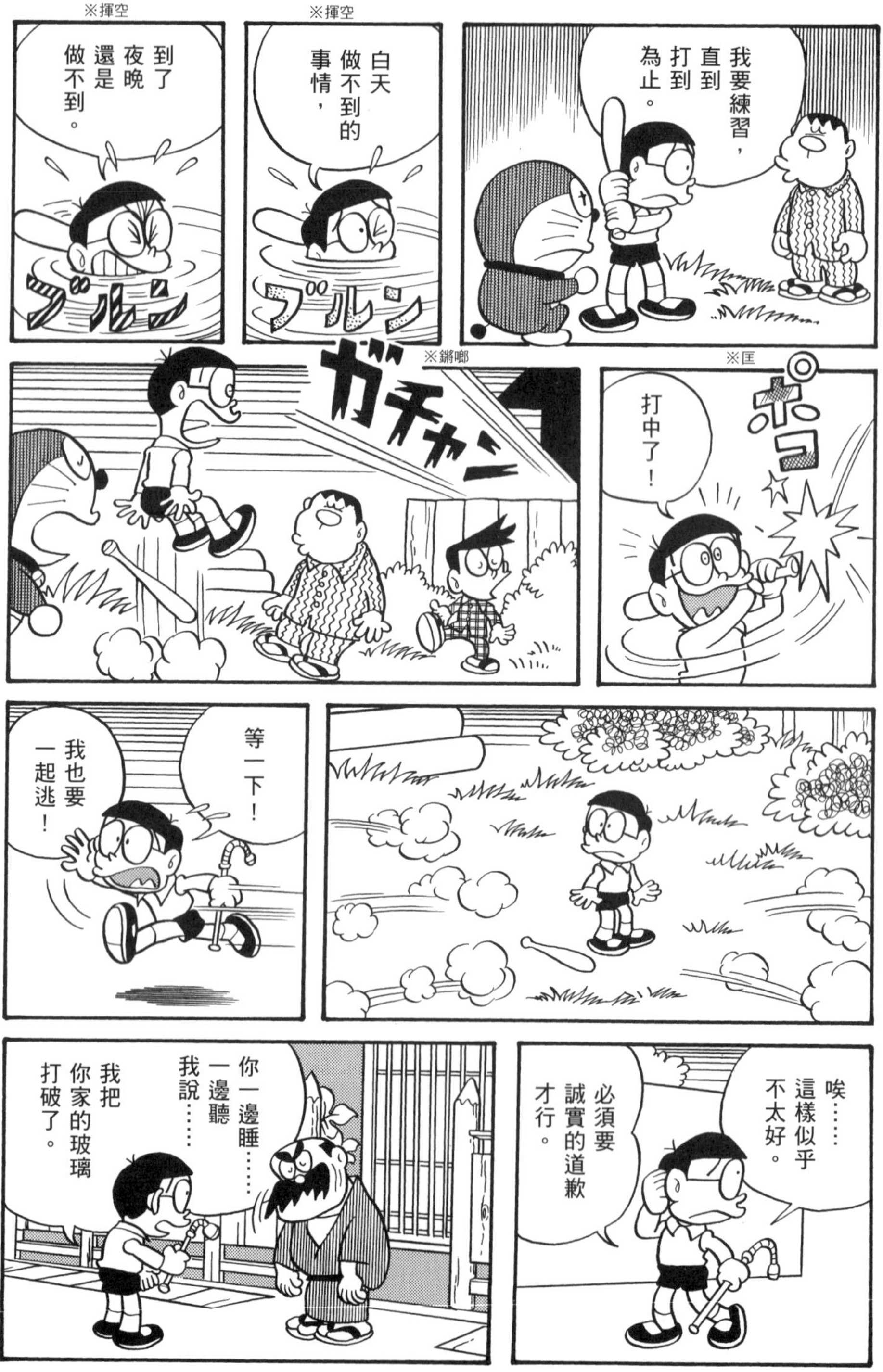

睡覺天才夢遊盒Q&A

Q 將一個人一生全部的睡眠期間加起來，約有多少年？①約十八年②約二十八年

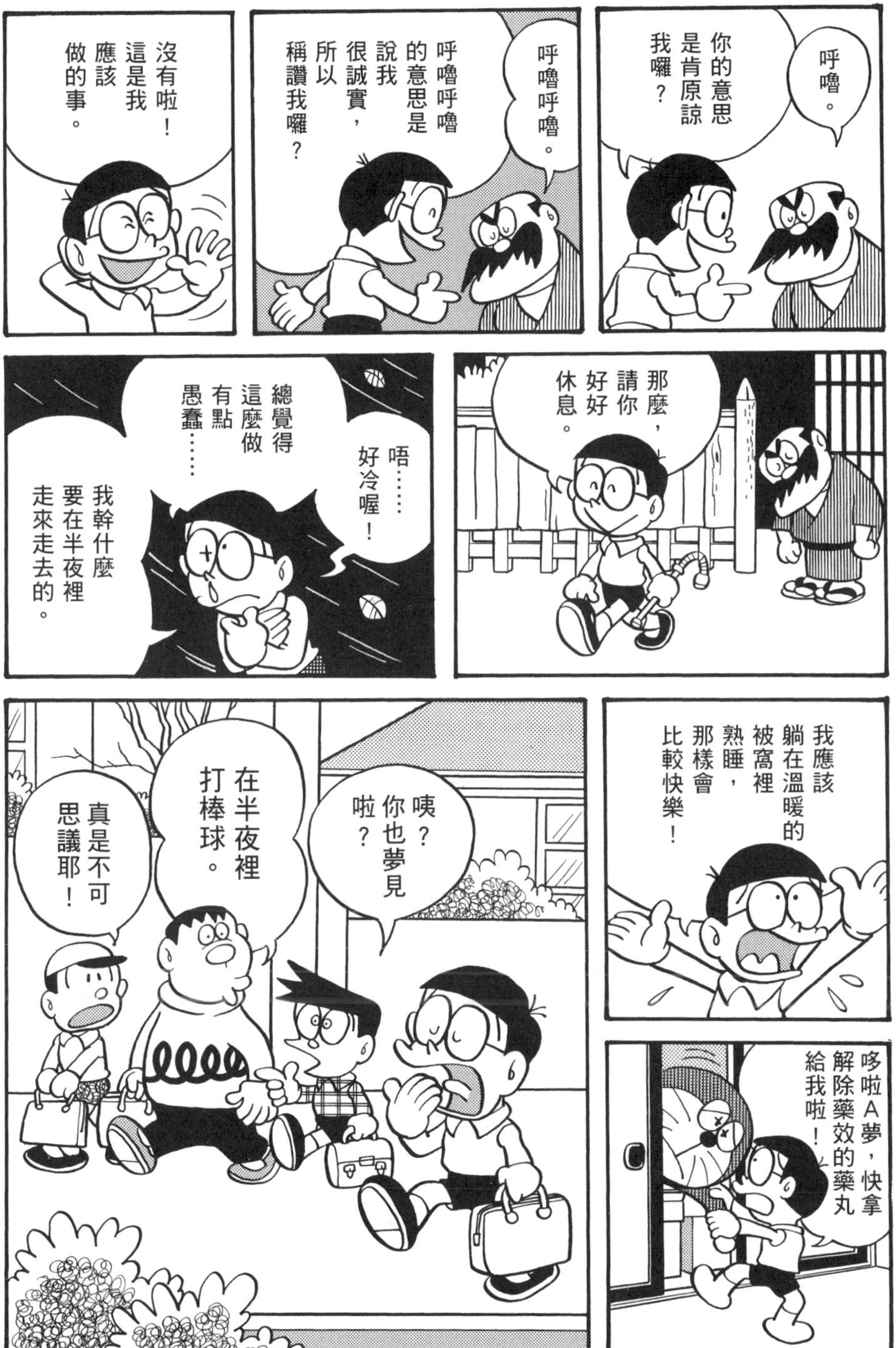

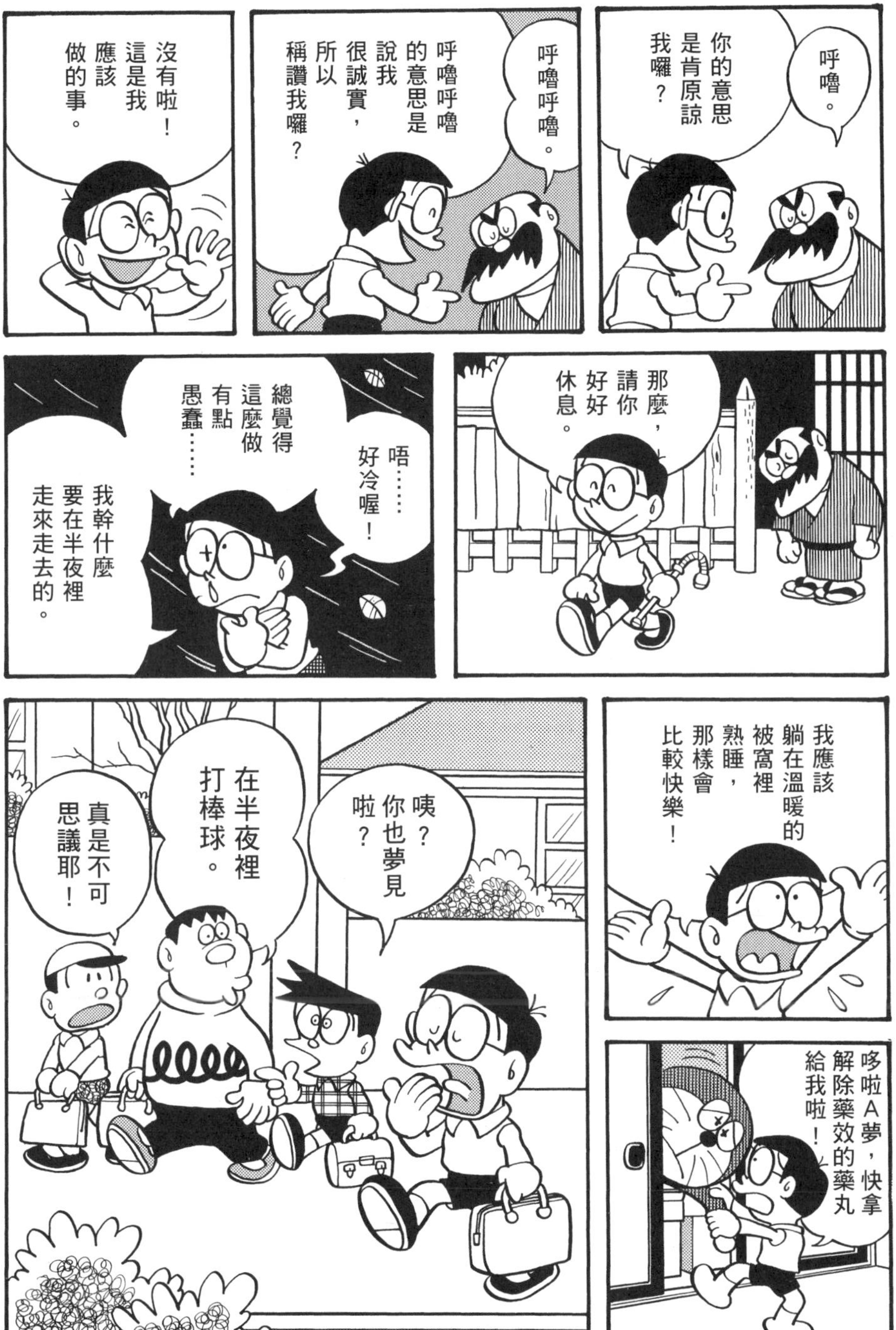

A ②約二十八年。以一天平均睡八小時計算，若活到平均壽命八十五歲，大約就是二十八年。

「人工冬眠」可以改變未來？

讓不冬眠的老鼠成功冬眠？

根據二〇二〇年筑波大學櫻井教授等人發表的研究結果，只要刺激老鼠大腦下視丘的特定神經，就能讓原本不冬眠的老鼠進入近似冬眠的狀態。此時老鼠體溫會下降超過攝氏十度，氧氣消耗量減少約八分之一，而且幾乎不活動。

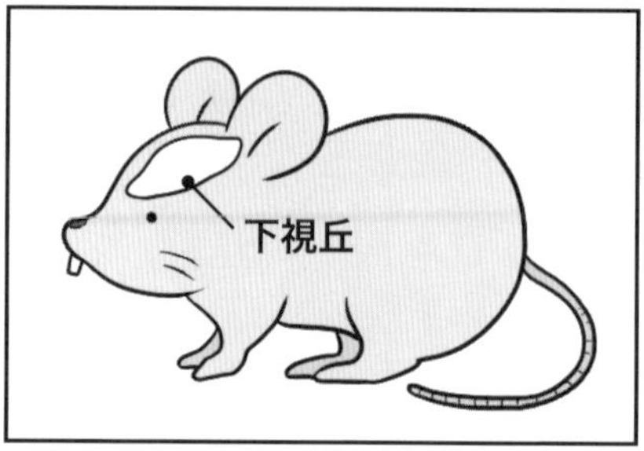

▲位於老鼠腦部的下視丘

冬眠中的松鼠與熊不僅不吃食物，也盡量不消耗氧氣，以低體溫狀態降低代謝量。代謝指的是以化學方式變化攝取至體內的物質，將不需要的物質排出體外的反應。由於冬眠中幾乎不吃，自然不需要將老廢物質排出體外。

總而言之，研究團隊成功以人工方式製造出類似冬眠的狀態。

人類冬眠的日子也會到來？

冬眠最大的好處是只要維持低活動狀態，醒來後身體就能恢復原狀。

照理說，處於低體溫、低代謝狀態時，會對身體造成一些傷害，醒來後應該會留下後遺症。但冬眠不會對運動能力和記憶能力造成影響。

不只是老鼠，此研究也成功讓體型比老鼠大十倍的實驗大鼠進入冬眠狀態。這項結果顯示出，即使是不冬眠或休眠的哺乳類動物，也能進入冬眠狀態。

換句話說，或許人類有一天也會開始冬眠。

若有這一天，絕對能為醫療和宇宙開發領域帶來長足的進步。

人工冬眠技術將為未來醫療界帶來革命性進展？

遭遇意外受重傷，或是突發急性心肌梗塞、腦出血等狀況，氧氣就無法傳送至身體各處。這種情形拖得越久，救治機率就越低。

在遇到緊急狀況，必須儘快將患者送醫治療時，如果能夠透過人工冬眠的方式就能提高治癒機率。這是因為冬眠期間氧氣消耗量極低，可以避免器官細胞缺氧等情形發生。讓患者進入冬眠狀態，可以爭取運送和找出治療方法的時間。

此外，運用人工冬眠技術還能夠讓器官的保存時間比過去更長，對於需要移植器官的患者來說，可以獲得更多的機會。不僅如此，罹患現今醫療技術無法治癒的絕症患者，也能透過冬眠狀態，靜靜等待新的治療方法誕生。

隨著人工冬眠的研究日新月異，醫療界的未來前景將不可限量。

冬眠狀態下的太空旅行不再是夢想

人工冬眠技術也能運用在太空探索領域。

外太空沒有人類呼吸所需的氧氣，能從地球帶過去的食物也有限。也就是說，若能實踐冬眠狀態的太空旅行，就能減少帶上外太空的氧氣與食物。此外，冬眠期間還能延緩老化與身體功能衰退的速度，可利用太空船將人類運送至距離地球五千七百萬公里（最短距離）的火星。

事實上，歐洲太空總署（ESA）與科學家們參考熊的冬眠機制，研究如何讓增重後的太空人進入到冬眠狀態，開創新的太空旅行型態。

相信人類在冬眠狀態下前往火星的日子就在眼前！

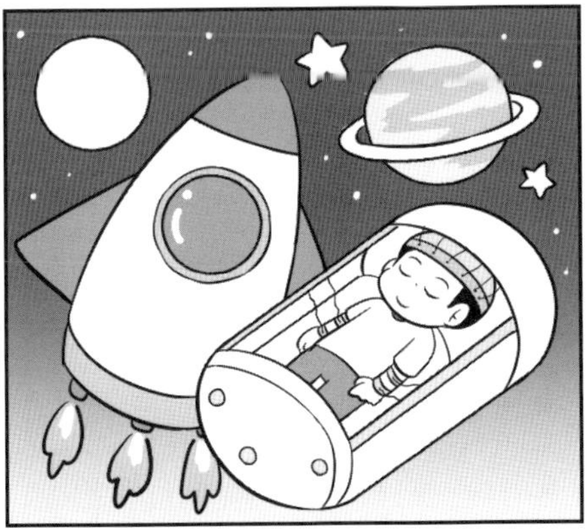

▲處於冬眠狀態進行太空旅行

後記

全家一起讓孩子睡得更好

西野精治
（史丹佛大學睡眠與生理時鐘研究所所長）

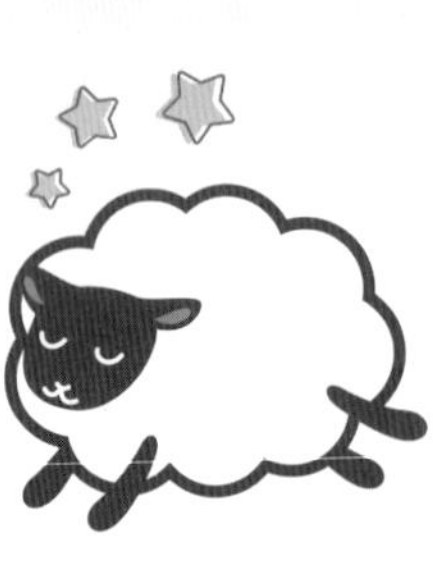

在我的認知裡，這麼久以來，沒有任何一部漫畫比《哆啦A夢》更受全球孩子的喜愛。我從以前就知道大雄是一個超級愛睡過頭的孩子，也知道哆啦A夢習慣睡在壁櫥裡（雖然不知道為什麼），而且《哆啦A夢》也推出了許多與夢境、睡眠有關的漫畫內容。由於這個緣故，這一次擔任《哆啦A夢知識大探索：睡覺天才夢遊盒》的日本版審訂，個人深感榮幸。

我是一名精神科醫生，對腦部功能十分感興趣，睡眠醫學更是我的專業，我從一九八七年就到美國研究睡眠。如今全世界有許多睡眠研究者，不分日夜積極研究睡眠主題。在七十年前，也就是在一九五〇年代發現快速動眼期之前，醫界完全不認為睡眠是值得研究的題材。因為當時的人認為，睡覺除了消除睡意和疲勞之外，沒有重要作用。但隨著快速動眼期的發現，專家瞭解了人類會在快速動眼期做夢，整理並鞏固記憶，吸引更多研究學者投入睡眠研究。

從此之後，專家發現人類在睡眠期間分泌荷爾蒙、調整自律神經、修復身心、增強免疫力。不僅如此，優質睡眠有助於預防生活習慣病、精神病和傳染病。最近最令人矚目的話題，還包括腦脊髓液可以在睡眠期間清洗腦中產生的老廢物質；睡得不好，將提高罹患精神疾病和失智症的風險。

本書已強調許多次，幼童的睡眠有助於促進腦部發展，比成年人的睡眠更重要。大眾對睡眠的關注程度一年比一年高，日本人的睡眠時間卻一年比一年短。與發現快速動眼期的七十年前相較，大人小孩的睡眠時間都短少一小時，主要原因在於夜貓子的人變多，就寢時間越來越晚。

如今已經是二十四小時全天候運作的社會，促進了夜貓子的生活型態。新冠疫情爆發也讓一般人的就寢時間越拖越晚。孩子的睡眠也受到影響，不正常的睡眠型態導致學習能力低下、身體出問題，更讓孩子不想上學。若不儘快改善睡眠，未來一定會衍生出更嚴重的問題。

因此，本書想藉助哆啦A夢的力量，改善孩子的睡眠問題。

睡眠醫學的歷史尚淺，還沒釐清所有謎團，也有許多不清楚的地方，這是不爭的事實。儘管現狀如此，身為睡眠研究家，我將盡一切力量傳達正確知識，希望各位閱讀這本《哆啦A夢》，不只欣賞大雄和出木杉同學的互動，也要和家人重新認識睡眠的重要性。我就是秉持著這樣的心情審訂本書內容，衷心希望未來的主人翁能藉由本書打造健全身心。

最後，與《哆啦A夢》一樣聞名全球的《花生漫畫》，也有許多與失眠症、睡眠有關的內容。讓我不禁聯想，這兩部漫畫不只是貓型機器人哆啦A夢，與狗狗史努比提供許多睡眠話題的這一點有異曲同工之妙。作者藤子・F・不二雄和查爾斯・蒙羅・舒茲這兩名偉大漫畫家，日夜勤奮不懈的趕稿，一定也有睡眠問題。祈願目前檯面上的漫畫大師都能做好睡眠管理，創造出萬世流芳的漫畫作品。

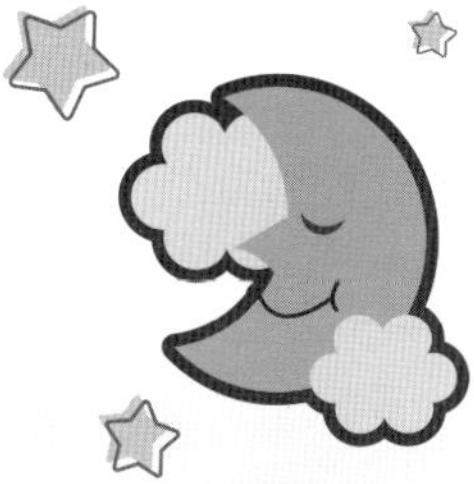

西野精治

史丹佛大學醫學系精神科教授兼睡眠與生理時鐘研究所（SCN Lab）所長。醫生、醫學博士。一九五五年出生於大阪府，一九八七年從當時就讀的大阪醫科大學研究所，前往史丹佛大學醫學系精神科睡眠研究所留學。專心致力於會突然睡著的「猝睡症」研究，找出發病原因。二〇一九年成立BRAIN SLEEP股份有限公司，目前擔任最高研究顧問。

哆啦A夢知識大探索 15

睡覺天才夢遊盒

●漫畫／藤子・F・不二雄

●原書名／ドラえもん探究ワールド── ねむりと夢のふしぎ

●日文版審訂／Fujiko Pro、西野精治

●日文版封面設計／有泉勝一（Timemachine）

●日文版版面設計／山內菜央、高島光子（DAI-ART PLANNING）

●日文版撰文／入澤宣幸（第一至四章）、高橋 MIKA（第五、六章）

●插圖／深藏　●日文版企劃協助／BRAIN SLEEP　●日文版製作／酒井Kawori

●日文版編輯／渡邊光里（3season）、高品南（小學館）

●翻譯／游韻馨　●台灣版審訂／蔡宇哲

【參考文獻、網站】

《最高睡眠法》（西野精治／悅知文化）、《睡眠新常識：忍不住要告訴你的最新睡眠改善法，史丹佛教授教你科學新機制！》（西野精治／晨星）、《睡眠障礙　以科學力量克服現代國民病》（西野精治／KADOKAWA）、《史丹佛大學「黃金90分鐘」睡眠法：睡不著沒關係！「最高睡眠法」西野精治49個QA對策，用科學終結睡眠困擾》（西野精治／墨刻）、《牛頓式　超圖解　最強且最有趣！睡眠》（審訂：柳澤正史／Newton Press）、《睡覺睡得更愉快：睡眠的祕密》（著：維基・伍德蓋特、譯：山崎正浩／創元社）、《夜行動物圖鑑》（審訂：今泉忠明／主婦之友社）、《睡眠雜學》（編著：宮崎總一郎、林　光緒、內田　直／中外醫學社）、《睡眠雜學2》（編著：宮崎總一郎、北濱邦夫、堀 忠雄／中外醫學社）、BRAIN SLEEP股份有限公司官網

發行人／王榮文
出版發行／遠流出版事業股份有限公司
地址：104005 台北市中山北路一段 11 號 13 樓
電話：(02)2571-0297　傳真：(02)2571-0197　郵撥：0189456-1
著作權顧問／蕭雄淋律師

2024 年 10 月 1 日 初版一刷　2025 年 7 月 5 日 初版三刷
定價／新台幣 350 元（缺頁或破損的書，請寄回更換）

ISBN 978-626-361-872-5
遠流博識網　http://www.ylib.com　E-mail:ylib@ylib.com

◎日本小學館正式授權台灣中文版
●發行所／台灣小學館股份有限公司
●總經理／齋藤滿
●產品經理／黃馨瑝
●責任編輯／李宗幸
●美術編輯／蘇彩金

國家圖書館出版品預行編目資料 (CIP)

睡覺天才夢遊盒 / 日本小學館編輯撰文；藤子・F・不二雄漫畫；游韻馨翻譯. -- 初版. -- 台北市：遠流出版事業股份有限公司，2024.10
面；　公分. --（哆啦 A 夢知識大探索；15）

譯自：ドラえもん探究ワールド：ねむりと夢のふしぎ
ISBN 978-626-361-872-5（平裝）

1.CST: 睡眠　2.CST: 漫畫

411.77　113012232

DORAEMON TANKYU WORLD
—NEMURI TO YUME NO FUSHIGI—
by FUJIKO F FUJIO

※ 本書為 2022 年日本小學館出版的《ねむりと夢のふしぎ》台灣中文版，在台灣經重新審閱、編輯後發行，因此少部分內容與日文版不同，特此聲明。